Dieter Loew
Norbert Rietbrock
Herausgeber

Phytopharmaka in Forschung und klinischer Anwendung

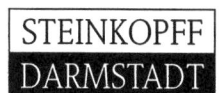

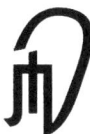

Anschrift der Herausgeber:

Prof. Dr. Dr. DIETER LOEW
Prof. Dr. NORBERT RIETBROCK
Abteilung für Klinische Pharmakologie
Klinikum der Johann Wolfgang Goethe-Universität
Sandhofstraße 74
60590 Frankfurt am Main

Die Deutsche Bibliothek – CIP-Einheitsaufnahme

Phytopharmaka in Forschung und klinischer Anwendung /
Dieter Loew; Norbert Rietbrock Hrsg. – Darmstadt:
Steinkopff, 1995

ISBN-13:978-3-642-85435-4   e-ISBN-13:978-3-642-85434-7
DOI: 10.1007/978-3-642-85434-7

NE: Loew, Dieter [Hrsg.]

Verlagsredaktion: Dr. Maria Magdalene Nabbe – Herstellung: Heinz J. Schäfer
Umschlaggestaltung: Erich Kirchner, Heidelberg

Gesamtherstellung: graphoprint, Koblenz

Gedruckt auf säurefreiem Papier

Einleitung

Pflanzliche Arzneimittel sind ein wichtiger Bestandteil der Pharmakotherapie, sei es in der ärztlichen Versorgung des Patienten oder im Rahmen der Selbstmedikation nach fachkompetenter Beratung durch den Arzt oder den Apotheker. Sie werden seit der Antike nach dem Prinzip „Trial and Error" angewandt. Was sich bewährte, wurde in den sich ständig vergrößernden Arzneimittelfundus aufgenommen oder verworfen. Der Fortschreibung und Ausweitung lag selten wissenschaftliches Erkenntnismaterial zugrunde. Bei diesen traditionellen Arzneimitteln handelte es sich meist um praktische Erfahrungen und Beobachtungen, die von Generation zu Generation mündlich oder schriftlich weitergereicht wurden.

Im Arzneimittelgesetz (§ 3 Abs. 2 AMG II) sind Phytopharmaka definiert als Stoffe aus „Pflanzen, Pflanzenteilen und Pflanzenbestandteilen in bearbeitetem oder unbearbeitetem Zustand". Phytopharmaka unterliegen wie alle Arzneimittel der Zulassungspflicht, d. h. dem Nachweis der Qualität, Wirksamkeit und Unbedenklichkeit. Mit der 5. AMG-Novelle vom 9. August 1994 hat der Gesetzgeber in den § 109 und § 109a für traditionelle Arzneimittel eine Erleichterung im Zulassungsverfahren geschaffen. Von diesen außerhalb der Apotheke freiverkäuflichen bzw. freiverkäuflichen und/oder apothekenpflichtigen traditionellen Phytopharmaka sind die Phytopharmaka abzugrenzen, welche einen höheren Indikationsanspruch fordern. Mit Recht sind an diese rationalen Phytopharmaka die gleichen Anforderungen zu stellen wie an chemisch-synthetische Arzneimittel. Hierzu gehören wissenschaftliches Erkenntnismaterial zum pharmakologischen Wirkprofil, soweit möglich zur Pharmakokinetik, zur Toxikologie und klinische Studien zum beanspruchten Anwendungsgebiet.

Der Rückblick zur Phytopharmakaforschung zeigt, daß die pharmakologische Grundlagenforschung in den letzten Jahrzehnten vorrangig bei den Herstellerfirmen betrieben wurde. Soweit sie an den Hochschulen Beachtung fand, war sie den Pharmakognosten, Phytochemikern und Phytoanalytikern vorbehalten. Von hier kamen die wichtigen Impulse zu pharmakologisch relevanten Inhaltsstoffen und ihren Wirkungen. Inzwischen sind von einigen Pflanzen und von anderen sog. Leitsubstanzen die wirksamkeitsbestimmenden Inhaltsstoffe als Ersatz zur pharmazeutischen Qualitätssicherung bekannt, so daß die Reproduzierbarkeit experimenteller Versuche und klinischer Ergebnisse gewährleistet ist.

Es ist eine große Herausforderung an die klinische Pharmakologie, sich mit den pflanzlichen Arzneimitteln wissenschaftlich auseinanderzusetzen, um den therapeutischen Stellenwert von rationalen Phytopharmaka zu überprüfen.

DIETER LOEW
NORBERT RIETBROCK

Inhaltsverzeichnis

I. Phytopharmaka in der Forschung, Pharmakologie und Wirkungsmechanismus

Crataegi folium cum flore

G. Siegel, U. Casper

Institut für Physiologie, Fachbereich Humanmedizin, Universitätsklinikum Benjamin Franklin, FU Berlin

Der günstige Einfluß von Crataegus-Extrakten bei leichten Formen der Herzinsuffizienz ist seit langem bekannt. Weißdorntrockenextrakt aus Blättern mit Blüten und standardisiert auf 2,2 % Flavonoide (Lichtwer Pharma, Berlin, LI 132) zeigt im pharmakologisch und klinisch relevanten Konzentrationsbereich 1–100 mg/l ($5,2 \cdot 10^{-8}$ bis $5,2 \ 10^{-6}$ Mol/l Flavonoide, mittleres Molekulargewicht 425 g/Mol) drei Hauptwirkungen im Herz-Kreislauf-System:
- positive Inotropie bei nur mäßig gesteigertem Sauerstoffverbrauch,
- Vasodilatation von Koronar- und Skelettmuskelgefäßen bei erhöhtem Blutfluß,
- Verlängerung der Refraktärzeit am Myokard, eine Wirkung ohne arrhythmogenes Potential.

Positive Inotropie des Herzmuskels verlangt immer auch eine verbesserte Energiezufuhr über die Herzkranzgefäße, sofern die Wirkung über einen längeren Zeitraum anhalten soll. Daher muß die beschriebene Kombination aus Herzkraftzunahme und Koronarerweiterung als für das Arbeitsmyokard therapeutisch besonders günstig hervorgehoben werden [1–3]. Die im Gegensatz zu bislang untersuchten Inodilatatoren verlängerte effektive Refraktärzeit könnte auf einen neuen inotropen Mechanismus deuten [8].

Positive Inotropie

Weißdornextrakt wirkt im Sinne einer Amplitudenerhöhung positiv inotrop, wobei die Wirkung innerhalb von 5 min einsetzt. An isolierten Kardiomyozyten der Ratte ergibt das Mechanogramm eines typischen Kontraktionsexperimentes eine Zunahme der Kontraktionsamplitude um 16% bei 30 mg/l und um 23% bei 60 mg/l Crataegus-Extrakt (Abb. 1). Gleichzeitig ist die Kontraktionsdauer deutlich verlängert (16% bzw. 83%) [14]. In Abbildung 2 ist die Konzentrations-Wirkungskurve als relative Steigerung der Kontraktionsamplitude, bezogen auf die jeweilige Kontrollmessung, dargestellt. Über 120 mg/l Extraktkonzentration ist eine weitere Zunahme der Kontraktion nicht mehr erreichbar. Im Gewebsverband wurde an Langendorff-Präparationen des Meerschweinchens eine Zunahme der Ventrikelkontraktion schon bei 3 mg/l Weißdornextrakt um 10,2 mN, bei 10 mg/l um 12,1 mN (Steigerungsrate 25% bzw. 30%) beobachtet [8].

Diese positive Inotropie am isolierten Herzen wird durch eigene Befunde vom Hundepapillarmuskel bestätigt (Abb. 3). In diesem Experiment nahm die Kontraktionsamplitude bereits unter 1,9 mg/l Crataegus-Extrakt (10^{-7} Mol/l Flavonoide) um 0,471 mN (Steigerungsrate 8,4%) zu [19]. Gleichzeitig veränderte sich das intrazellulär abgeleitete Aktionspotential der Herzmuskelzellen. Bei dieser, noch nicht einmal halbmaximalen Weißdornextraktkonzentration nahmen Überschuß ($\Delta V = 5,9$ mV; Steigerungsrate 40,7%) und maximale Anstiegssteilheit ($\Delta \dot{V}_{max} = 7,1$ V/s; Steigerungsrate 18,4%) deutlich zu, während das Membranruhepotential praktisch gleich blieb. In Tabelle 1 sind diese Änderungen in Aktionspotential und Kontraktion aus drei umfangreichen Versuchen zusammengestellt. Die schon am einzelnen Aktions-

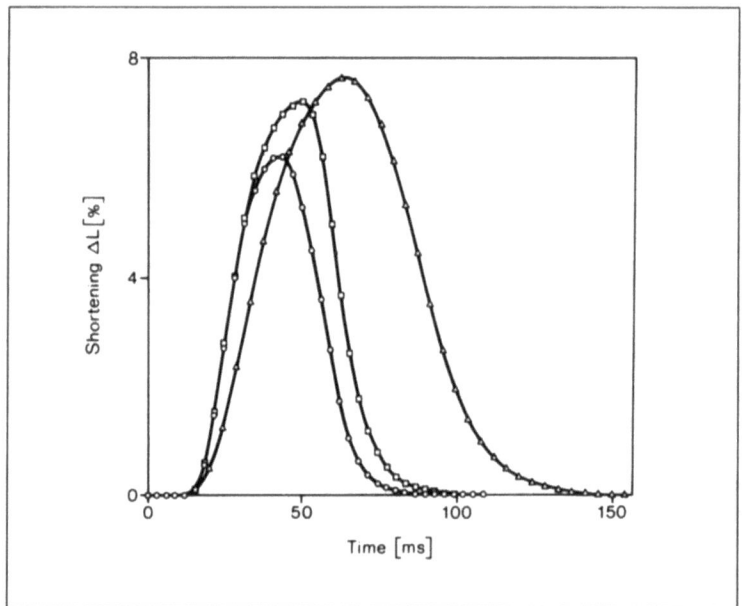

Abb. 1. Wirkung von Crataegus-Extrakt auf die Kontraktionsamplitude isolierter Herzmuskelzellen der Ratte. Die Verkürzung der Kardiomyozyten in Prozent der diastolischen Zellänge wurde gemessen. ○ Kontrolle; □ Crataegus-Extrakt (30 mg/l); △ Crataegus-Extrakt (60 mg/l) [14].

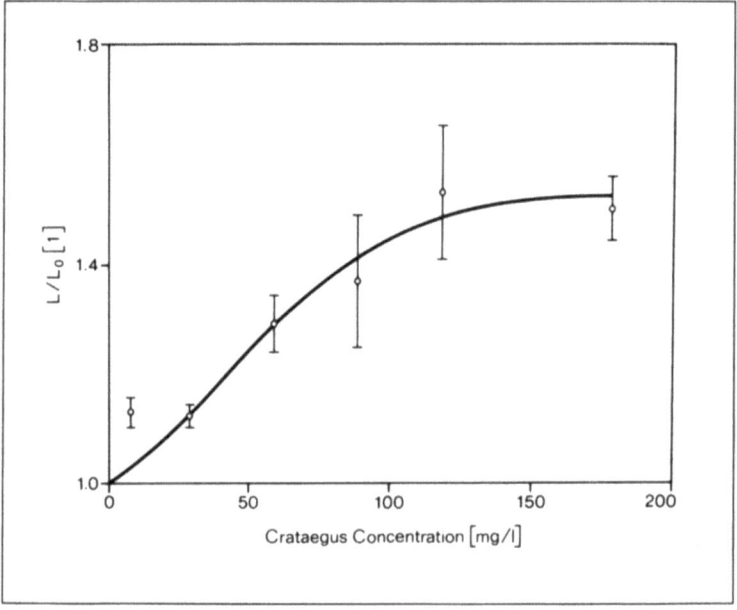

Abb. 2. Konzentrationsabhängige Wirkung von Crataegus-Extrakt auf die Änderung der Kontraktionsamplitude relativ zur Kontrolle von isolierten Herzmuskelzellen der Ratte [14].

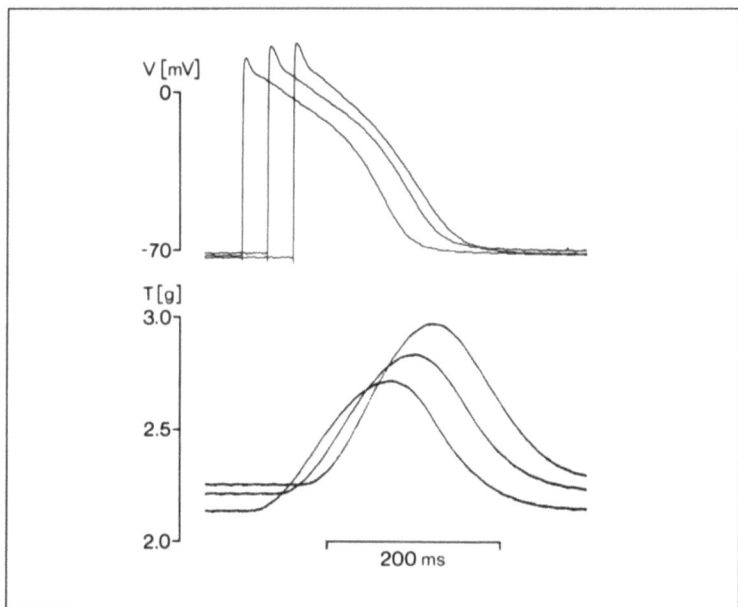

Abb. 3. Aktionspotentiale und Kontraktionen vom Papillarmuskel des Hundes in ihrer zeitlichen Zuordnung (Originalregistrierung aus drei Versuchsserien). *Linke Registrierungen:* Kontrollen in normaler Krebslösung; *mittlere Registrierungen:* Experimente in Krebslösung mit 10^{-7} Mol/l Flavonoidkonzentration; *rechte Registrierungen:* Experimente in Krebslösung mit 10^{-5} Mol/l Flavonoidkonzentration.

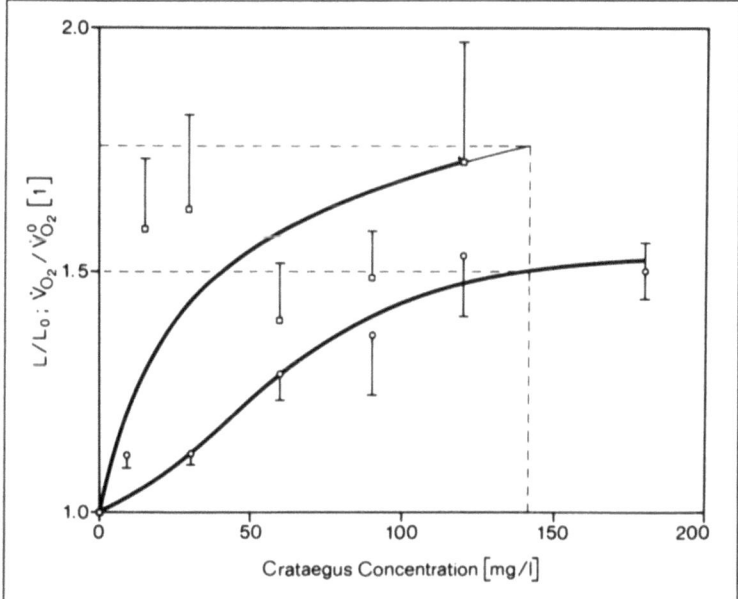

Abb. 4. Wirkung von Crataegus-Extrakt auf Kontraktionsamplitude (O) und O_2-Gesamtverbrauch (□) relativ zu Kontrollexperimenten ohne den Extrakt an isolierten Kardiomyozyten der Ratte [14].

potential und seiner zugehörigen Kontraktion beobachteten Wirkungen des Weißdornextraktes finden sich bestätigt.

Der positiv inotrope Effekt von Crataegus ist mit einem vergleichsweise bescheidenen Sauerstoffverbrauch gekoppelt [14]. An isolierten Kardiomyozyten der Ratte führte eine durch Crataegus-Extrakt ausgelöste Erhöhung der Kontraktionsamplitude um 50 % zu einem Anstieg des Sauerstoffverbrauchs um 76 % (Abb. 4). Andere positiv inotrope Eingriffe, wie β-Rezeptorstimulation mit Isoprenalin oder Erhöhung der extrazellulären Ca^{2+}-Konzentration, ergaben ungünstigere Ergebnisse (Tabelle 2). Bei einer wiederum 50 %igen Zunahme der Kontraktionsamplitude steigt der O_2-Verbrauch unter Isoprenalin um 120 %, durch Ca^{2+}-Ionen sogar um 130 % [14]. Dieser Vergleich beweist, daß die Herzkraft durch Weißdornextrakt energetisch effizient gestärkt wird.

Tabelle 1. Veränderungen des Aktionspotentials und der Kontraktion am Hundepapillarmuskel unter der Einwirkung von Crataegus-Extrakt (n = 3 Versuche*).

	Kontrolle	Flavonoid-konzentration [10^{-7} Mol/l]	Flavonoid-konzentration [10^{-5} Mol/l]	
Ruhepotential	69,7 ± 1,1	69,3 ± 1,4	−68,3 ± 1,4	mV
Aktionspotentialamplitude	81,4 ± 3,6	81,4 ± 3,9	82,7 ± 4,9	mV
Überschuß	11,7 ± 0,8	12,1 ± 0,1	14,2 ± 0,3	mV
Relative Änderung		+3,0	+21,1 (P<0,05)	%
Maximale Anstiegssteilheit	46,8 ± 4,4	63,5 ± 3,8	71,2 ± 4,0	V/s
Relative Änderung		+35,6 (P<0,04)	+52,0 (P<0,0007)	%
Aktionspotentialdauer ($t_{AP/60}$)	143,1 ± 4,4	138,7 ± 2,7	129,7 ± 2,3	ms
Relative Änderung		−3,1	−9,4 (P<0,006)	%
Ruhetonus	2122 ± 39	2185 ± 44	2244 ± 49	mg
Kontraktonsamplitude	639 ± 18	658 ± 18	688 ± 12	mg
Relative Änderung		+3,0	+7,6 (P<0,09)	%
Kontraktionsfläche	112 ± 3	115 ± 3	119 ± 2	mg·s
Relative Änderung		+2,4	+6,2 (P<0,15)	%

* Ein Versuch setzte sich aus mehreren Kontrollserien in normaler Krebslösung, Applikationsserien mit 10^{-7} und 10^{-5} Mol/l Flavonoidkonzentration in Krebslösung und schließlich wiederum Kontrollserien in normaler Krebslösung zusammen. Es wurden 11 Kontrollserien vor Gabe von Crataegus-Extrakt, 14 Applikationsserien mit 10^{-7} Mol/l, 19 Applikationsserien mit 10^{-5} Mol/l Flavonoidkonzentration und 15 Kontrollserien nach Gabe von Crataegus-Extrakt durchgeführt. In einer Versuchsserie wurden jeweils 6 Aktionspotentiale und Kontraktionen in Folge registriert.

Tabelle 2. Steigerung des inotropiebedingten Sauerstoffverbrauchs und des Energieverbrauchs für ionale Transportprozesse bei 50 %iger Erhöhung der Kontraktionsamplitude (modifiziert nach [14]).

Substanz	Gesamt-sauerstoffverbrauch	Energieverbrauch Ionencycling
Crataegus-Extrakt	+ 76%	+ 68%
Isoprenalin	+120%	+250%
Ca^{2+}	+130%	+300%

Vasodilatation und Blutfluß

Am Gefäßmuskel wird Kontraktion in der Regel nicht durch Aktionspotentiale, sondern einfach durch Membrandepolarisation erzeugt, Relaxation durch Hyperpolarisation, also zunehmende Negativierung des Membranpotentials [18]. In Abbildung 5 ist die stationäre Aktivierungskurve dargestellt, die die Ankopplung des Gefäßtonus an das Membranpotential zeigt. Die Aktivierungskurve nimmt einen sigmoiden Verlauf, wobei das Ruhepotential der Gefäßmuskelzellen bei etwa –60 mV liegt. Der hervorgehobene Punkt auf der Kurve repräsentiert Membranruhepotential und Wandspannung unter Normalbedingungen. Ausgehend vom Ruhepotential, bei dem eine endliche Offenwahrscheinlichkeit der spannungsabhängigen Ca^{2+}-Kanäle existiert, werden durch Hyperpolarisation solche Ca^{2+}-Kanäle geschlossen, Ca^{2+}-Einstrom aus dem Extrazellulärraum in das Myoplasma vermindert und damit die intrazelluläre Ca^{2+}-Aktivität reduziert [24]. Abnahme des Gefäßtonus ist die Folge. Eine Membrandepolarisation ruft die entgegengesetzten Prozesse hervor. 2–3 mV Hyperpolarisation oder Depolarisation halbieren oder verdoppeln den Gefäßtonus, der also äußerst empfindlich auf Potentialänderungen reagiert [18,21].

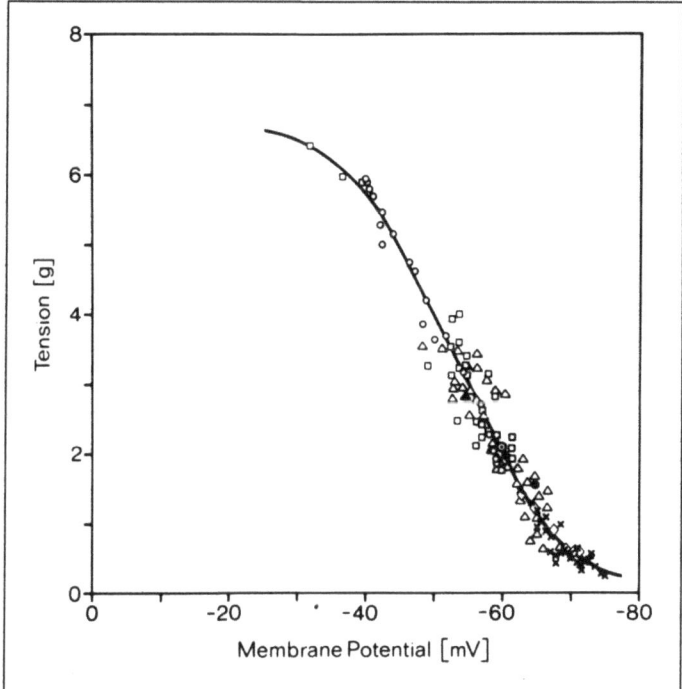

Abb. 5. Stationäre Aktivierungskurve: Abhängigkeit der mechanischen Kraftentwicklung vom Membranpotential isolierter Karotissegmente des Hundes. Das Membranpotential wurde durch Variation der extrazellulären H^+- (Δ), K^+- ($\square$), Ca^{2+}- ($\bullet$), Noradrenalin- ($\bigcirc$) sowie Prostazyklinkonzentration ($\diamond$) oder durch Erniedrigung der Sauerstoffspannung ($\times$) geändert. Der hervorgehobene Punkt auf der Kurve ($\odot$) gibt Membranpotential und Kraft unter Normalbedingungen an.

Die Voraussetzung für eine Gefäßerweiterung, nämlich eine Hyperpolarisation der glatten Gefäßmuskelzellmembran, ist unter Crataegus-Extrakt erfüllt. Abbildung 6 demonstriert an Herzkranzgefäßen des Menschen, daß Crataegus sowohl an normalen als auch an arteriosklerotischen Koronarien tatsächlich eine hyperpolarisierende und relaxierende Wirkung entfaltet [19]. An normalen Arterien hyperpolarisierte Weißdornextrakt das Membranpotential der Gefäßmuskelzellen konzentrationsabhängig von $-60,1 \pm 0,3$ mV (n=12) auf $-63,1 \pm 0,5$ mV (n=6; P < 0,0001), an arteriosklerotischen Koronarien von $-59,0 \pm 0,3$ mV (n=10) auf $-61,3 \pm 0,5$ mV (n=5; P < 0,002). Entsprechend nahm die Wandspannung normaler Koronargefäße von $1,218 \pm 0,043$ g (n=12) auf $1,048 \pm 0,056$ g (n=6; P < 0,04), die arteriosklerotischer Koronargefäße von $1,736 \pm 0,048$ g (n=5) auf $1,597 \pm 0,042$ g (n=5; P < 0,07) ab. So betrug die maximale Erschlaffung in den Kontrollen 0,170 g (14 % des Ruhetonus), bei den arteriosklerotischen Gefäßen aber immer noch 0,139 g (8 % des Ruhetonus). Dieser Befund ist unter klini-

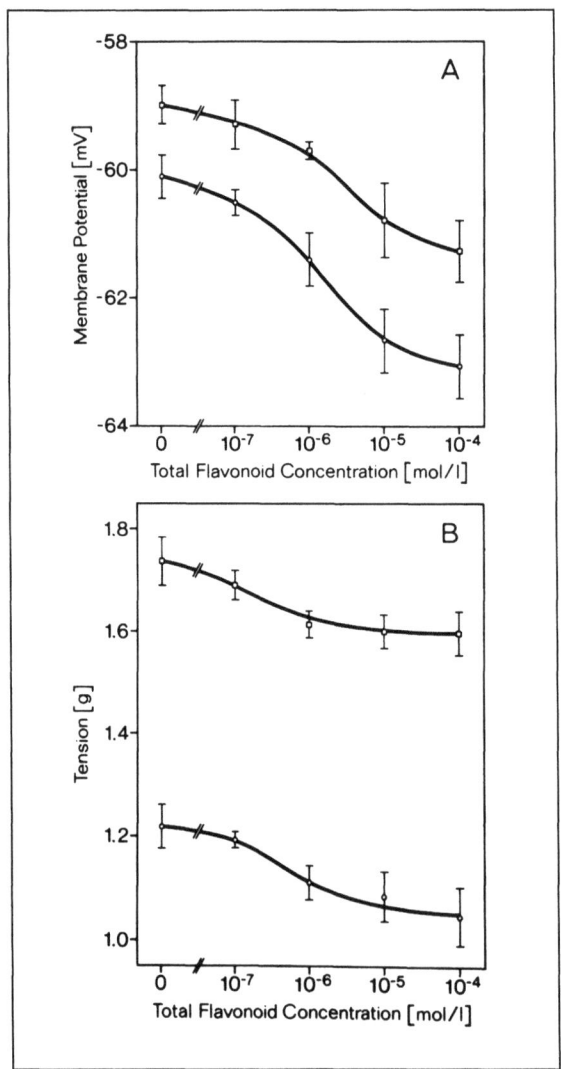

Abb. 6. Membranpotential (A) und Wandspannung (B) normaler (○) und arteriosklerotischer Koronararterienstreifen (□) des Menschen im Vergleich als Funktion der Flavonoidkonzentration. Die Präparate wurden 15 min lang bei jeder Konzentrationsstufe inkubiert.

schem Gesichtspunkt besonders bedeutsam, da bei entsprechendem Alter des Patienten die herzunterstützende Behandlung meistens durch sklerotische Gefäße limitiert wird. Die verminderte Gefäßreagibilität bei Arteriosklerose äußert sich auch in einer Verschiebung des EC_{50}-Wertes, der halbmaximalen Wirkung auf Membranpotential und Wandspannung, von $0,96 \cdot 10^{-6}$ Mol/l Flavonoidkonzentration bei normalen auf $1,7 \cdot 10^{-6}$ Mol/l bei arteriosklerotischen Herzkranzgefäßen [19]. Letztere haben aufgrund verminderter Prostazyklinsynthese und/oder -freisetzung einen erhöhten Tonus [20,21], der aber durch Crataegus teilweise reduziert und somit günstig beeinflußt werden kann.

Eine weitere Eigenschaft von Crataegus ist hier hilfreich: Die Membran der glatten Muskelzellen in arteriosklerotischen Koronarien muß bei gleicher Erschlaffung weniger hyperpolarisieren. Eliminiert man den Parameter „Flavonoidkonzentration" aus den simultan gemessenen Konzentrations-Wirkungskurven in Abb. 6 und trägt die entwickelte Kraft gegen das Membranpotential bei identischen Flavonoidkonzentrationen auf, so erhält man die stationären Aktivierungskurven normaler und arteriosklerotischer Gefäßsegmente (Abb. 7) [18,22]. Die Kurven repräsentieren hyperpolarisatorische Sektionen aus den sigmoiden Aktivierungskurven und sind unmittelbar mit der Aktivierungskurve in Abbildung 5 vergleichbar. Beide Kurvenausschnitte in Abbildung 7 verlaufen in etwa parallel, wobei die Aktivierungskurve arteriosklerotisch veränderter Gefäße zu deutlich höheren Wandspannungen und zu depolarisierteren Potentialen verschoben ist. Dies drückt sich in einem unterschiedlichen Kopplungsgrad „Potentialänderung pro Einheitskraft" aus. Der mittlere Kopplungsgrad normaler Gefäße von $54,6 \pm 2,1$ mV/g (n=5) ist bei arteriosklerotischen Koronarien auf $36,5 \pm 0,9$ mV/g (n=5; P < 0,0001) gesenkt, das heißt, sklerotische Gefäße ändern ihre Kraft potentialsensitiver [19]. Ferner kann aus den Aktivierungskurven sowohl für normale als auch für arteriosklerotische Herzkranzgefäße geschlossen werden, daß Crataegus seine vasorelaxierende Wirkung über geringfügige Membranhyperpolarisationen von nur wenigen Millivolt entfaltet. An Langendorff-Präparaten des Meerschweinchens wurde dieser gefäßerweiternde Effekt direkt nachgewiesen [8]. Der koronare Blutfluß $\dot{V}_{cor}$ nimmt unter 3–10 mg/l Crataegus-Extrakt im Mittel von $11,3 \pm 0,1$ ml/min (n=2) auf $18,1 \pm 2,2$ ml/min (n=2; P < 0,1) zu. Unter Zuhilfenahme unserer Messungen der Wandspannung, bedeuten diese Daten auf den Menschen übertragen eine

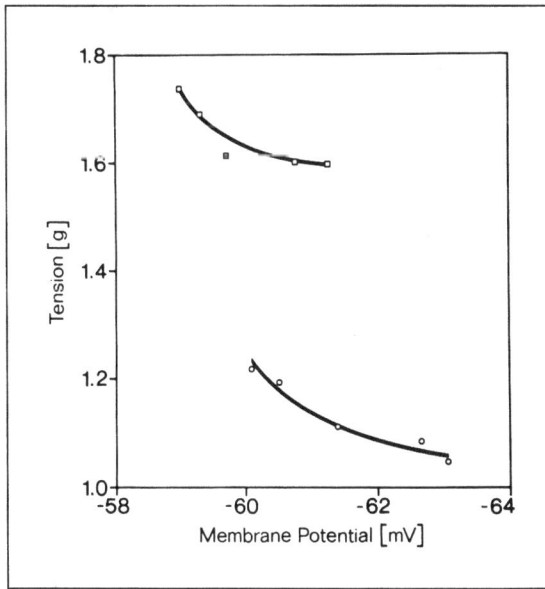

Abb. 7. Mechanische Kraftentwicklung als Funktion des Membranpotentials an normalen (○) und arteriosklerotischen Koronararteriensegmenten (□) des Menschen (stationäre Aktivierungskurve). Membranpotential und Tonus wurden durch Variation der Flavonoidkonzentration in der Krebslösung geändert.

$\dot{V}_{cor}$-Steigerung von 255 ml/min auf 264 ml/min bei einer Weißdornextraktkonzentration von nur 1,9 mg/l. Sofern die Plasmakonzentrationen von Crataegus-Extrakt 3-10 mg/l erreichen, ist mit einer Steigerung der Durchblutung um circa 60 % zu rechnen [vgl. 8].

Refraktärzeit

An isolierten Kardiomyozyten der Ratte wurde die apparente Refraktärzeit unter dem Einfluß des β-Sympathomimetikums Isoprenalin (10^{-8} Mol/l) ohne und mit steigenden Crataegus-Extraktkonzentrationen bestimmt (Abb. 8). Nach Einwirkung von Isoprenalin war die Refraktärzeit von 137 ms auf 87 ms signifikant verkürzt [14]. Hingegen hatte die Zugabe des Extraktes in einer Konzentration von 60 mg/l eine deutliche Verlängerung der Refraktärzeit auf 248 ms, bei doppelter Konzentration auf 563 ms zur Folge. Eine Weißdorn-Extraktkonzentration von 1 mg/l führte am Ventrikelmyokard von Langendorff-Präparationen des Meerschweinchens zu einer Verlängerung der effektiven Refraktärzeit um Δt_{ref} = 8,8 ms, bei 10 mg/l um Δt_{ref} = 12,5 ms [8]. Die Relation Refraktärzeitänderung/positive Inotropie war im Gegensatz zu den Inodilatatoren Milrinon (10^{-4} Mol/l) mit –1,32 ms/mN, Amrinon ($5 \cdot 10^{-4}$ Mol/l) mit –0,65 ms/mN, Digoxin ($7 \cdot 10^{-7}$ Mol/l) mit –0,40 ms/mN und Adrenalin (10^{-5} Mol/l) mit –0,28 ms/mN allein unter Crataegus-Extrakt (10 mg/l) mit +2,54 ms/mN positiv. Das bedeutet, daß nur Crataegus in klinisch relevanter Dosierung in dieser Auswahl positiv inotroper Substanzen gleichzeitig eine Verlängerung der effektiven Refraktärzeit hervorrief.

Ähnlich sind in dieses Bild Latenzzeitmessungen bis zum Auftreten der ersten Extrasystole einzureihen, die an zwei Rattenkollektiven vorgenommen wurden, deren Ernährung einmal aus Standardkost allein, zum anderen aus 1% Crataegus-Trockenextrakt zur Standardkost über vier Monate bestand (Abb. 9) [10]. Ebenso signifikant verlängert waren in der Crataegus-

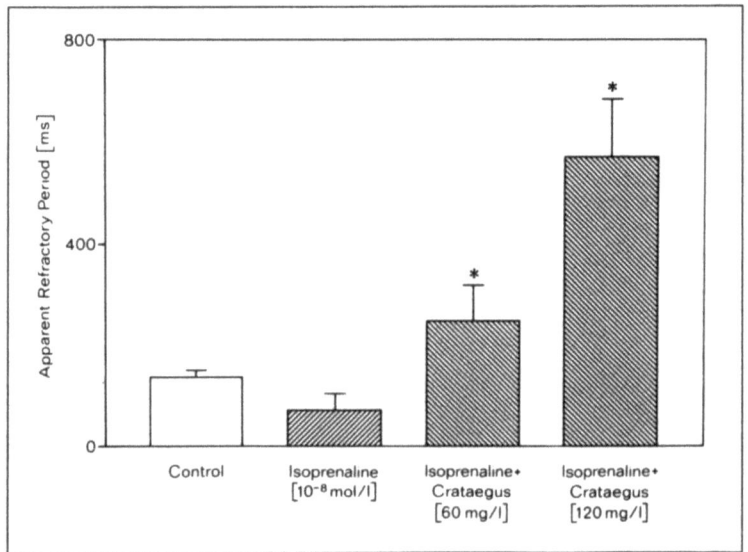

Abb. 8. Apparente Refraktärzeit während β-Stimulation mit Isoprenalin (10^{-8} Mol/l) und stufenweiser Zugabe von Crataegus-Extrakt (60 mg/l; 120 mg/l) an isolierten Kardiomyozyten der Ratte [14].

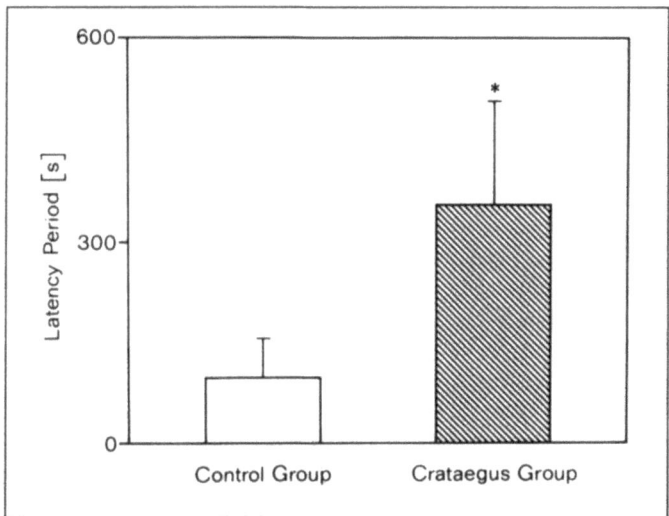

Abb. 9. Latenzzeit nach Beginn einer 110 min Ischämie bis zum Auftreten der ersten Extrasystole. *Links:* Kontrollgruppe mit Standardkost (n=15); *rechts:* Crataegus-Gruppe mit einem Zusatz von 1% Crataegus-Trockenextrakt zur Standardkost über vier Monate (n=15) [10].

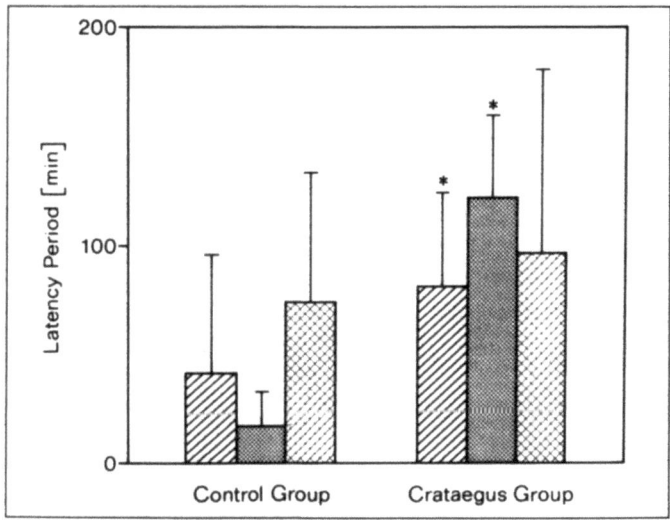

Abb. 10. Latenzzeit nach Beginn einer 110 min Ischämie bis zum Auftreten einer malignen Arrhythmie. *Links:* Kontrollgruppe mit Standardkost (n=15); *rechts:* Crataegus-Gruppe mit einem Zusatz von 1% Crataegus-Trockenextrakt zur Standardkost über vier Monate (n=15). ▨Salven von Extrasystolen;▦Tachykardieperioden (im Gegensatz zum Flattern sind P-Wellen erkennbar);▧Flimmer- und Flatterperioden [10].

Gruppe die Latenzzeiten bis zum ersten Auftreten einer malignen Arrhythmie nach einer 110 min Ischämieperiode. Abbildung 10 zeigt, daß die Latenzzeiten für Salven von Extrasystolen, Tachykardieperioden oder Flimmer- und Flatterperioden bei den zusätzlich mit Weißdorn gefütterten Tieren um 30–560% verlängert sind.

Diskussion

Alle Krankheitsgeschehen und ihre Folgeerscheinungen, seien sie entzündlicher, degenerativer oder traumatischer Art, können therapeutisch-prognostisch umso erfolgreicher angegangen werden, je besser das betroffene Organ durchblutet wird. Daher sind Arzneimittel, die neben ihrer Hauptwirkung für eine gute Gewebsperfusion sorgen, als besonders günstig einzustufen. Ergänzend zu ihrer therapeutischen Zielgröße haben eine ganze Reihe von Phytopharmaka aufgrund vielfältiger Inhaltsstoffe eine solche permissive Wirkstoffkomponente. Oftmals können diese Einzeleffekte nicht auf spezifische Inhaltsstoffe zurückverfolgt werden, weil die komplexe und abgestimmte Zusammensetzung des Phytopharmakons erst in ihrer Gesamtheit die helfende oder heilende Wirkung garantiert. So wird Crataegus erfolgreich zur Behandlung der Herzinsuffizienz eingesetzt, um eine Stärkung der Herzkraft zu erzielen. Diese Hauptwirkung kommt deshalb so günstig zum Tragen, weil der permissive Effekt der Koronarerweiterung die blutchemischen und energetischen Voraussetzungen hierfür schafft. Daher wollen wir uns zunächst mit der Erweiterung der Herzkranzgefäße unter Weißdornextrakt befassen.

Wirkung von Crataegus-Extrakt auf die Koronargefäße

Die gefäßrelaxierende Wirkung an Koronararterien des Menschen kann als therapeutisch ideale Unterstützung der Crataegus-Wirkung am Arbeitsmyokard aufgefaßt werden. Ein ähnlich kooperativer Effekt gilt auch für den Skelettmuskel und seine Gefäße. Damit stellt sich die Frage nach den Ursachen der unter Crataegus beobachteten Membranhyperpolarisation der glatten Gefäßmuskelzellen, die für die Vasodilatation verantwortlich ist. Ruft man sich die Verteilung adrenerger Rezeptoren beim Menschen in Erinnerung, so kommen die ausschließlich an den Herzkranz- und Skelettmuskelgefäßen vorhandenen β_2-Rezeptoren als Kandidaten für eine Hyperpolarisation und Gefäßerschlaffung in Frage [4]. Nehmen wir einmal an, Crataegus sei als „first messenger" ein β-Agonist, so würde nach der Interaktion am Rezeptor die Adenylylzyklase über ein G_s-Protein aktiviert und als „second messenger" zyklisches 3',5'-Adenosinmonophosphat (cAMP) gebildet [15]. Dieses stimuliert seinerseits eine cAMP-abhängige Proteinkinase (cA-PK), die als Hauptwirkung den Ca^{2+}-aktivierten K^+-Kanal phosphoryliert und damit seine Offenwahrscheinlichkeit erhöht [16,20,21]. Membranhyperpolarisation ist die Folge. Außerdem befördert die cA-PK den aktiven Auswärtstransport von Ca^{2+}-Ionen aus der Muskelzelle und hemmt gleichzeitig den passiven Ca^{2+}-Einstrom $I_{Ca(s)}$ [25]. Diese Wirkungen reduzieren die intrazelluläre Ca^{2+}-Aktivität. Weiterhin phosphoryliert cA-PK die Myosin-Leichtkettenkinase (MLCK), wodurch deren Ca^{2+}-Sensitivität reduziert wird [7]. Das Zusammenspiel dieser Mechanismen führt zur Vasodilatation.

Aus Abbildung 5 folgt, daß der wirksame Bereich von Crataegus-Extrakt im nichtlinearen, hyperpolarisatorischen Teil der Aktivierungskurve liegt. Experimentelle Bestätigung erfährt diese Aussage durch Vergleich mit den in Abbildung 7 dargestellten Ausschnitten der Aktivierungskurven für normale und arteriosklerotische Koronararterien, die prinzipiell in ihren hyperpolarisatorischen Sektionen übereinstimmen. Demnach bedeutet die durch Crataegus-Extrakt ausgelöste Membranhyperpolarisation, daß Inhaltsstoffe in diesem Extrakt K^+-kanalöffnende Eigenschaften besitzen (phytopharmakologischer K^+-Kanalöffner) [19].

Abbildung 11 skizziert die membranphysiologische Wirkungskette des gefäßerweiternden Einflusses von Weißdorn. Crataegus-Extrakt öffnet zusätzliche K^+-Kanäle und führt so zu einer Membranhyperpolarisation. Spannungsabhängige Ca^{2+}-Kanäle werden durch diese Hyperpolarisation geschlossen, der Ca^{2+}-Einstrom in die Gefäßmuskelzellen nimmt ab und damit auch die intrazelluläre freie Ca^{2+}-Konzentration. Gefäßerweiterung ist die Folge. Ent-

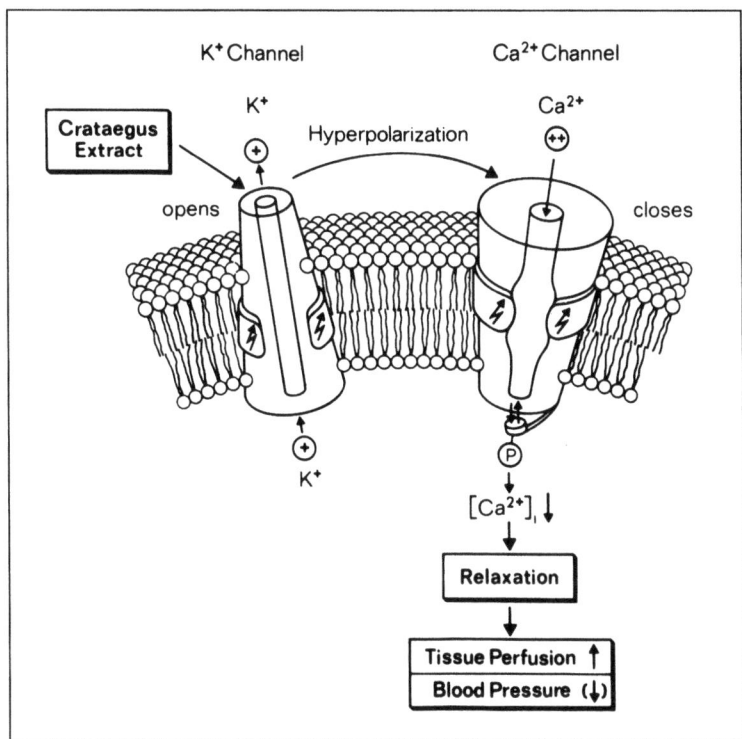

Abb. 11. Wirkung von Crataegus-Extrakt auf spannungsabhängige K$^+$- und Ca^{2+}-Kanäle in der Membran von Gefäßmuskelzellen.

sprechend unserer Aktivierungskurve und Untersuchungen am einzelnen Ionenkanal ist die Kopplung zwischen Membranpotential und Tonus sehr eng [11,22]. Bei einer phytotherapeutisch relevanten Flavonoidkonzentration von 10^{-6} Mol/l (19,2 mg/l Crataegus-Extrakt) beobachteten wir eine Membranhyperpolarisation von 1,3 mV [19]. Bei einem Ruhemembranpotential von –60,1 mV, einem K$^+$ Gleichgewichtspotential von –89,7 mV [23] und einer K$^+$-Leitfähigkeit von 335 pS korrespondiert diese Hyperpolarisation mit der Öffnung von nur *einem* zusätzlichen K$^+$-Kanal à 20 pS Einzelkanalleitfähigkeit pro Zelle (eine Zelle hat etwa 50 000 Ca^{2+}-aktivierbare K$^+$-Kanäle [5]). Die K$^+$-Kanaloffenwahrscheinlichkeit P$_{open}$ nimmt von 0,00034 auf 0,00036 zu, die K$^+$-Leitfähigkeit um $\Delta g_K+ =$ 23 pS oder +6,7%. Gleichzeitig wird die Ca^{2+}-Kanaloffenwahrscheinlichkeit um 16,9% reduziert [vgl. 11], das heißt, *ein* spannungsabhängiger Ca^{2+}-Kanal von 2000 wird zusätzlich geschlossen. Der Gefäßtonus reagiert also gegenüber kleinen Änderungen des Membranpotentials extrem sensitiv. Daher bewirkt eine hyperpolarisatorische Änderung des Membranpotentials um nur wenige Millivolt wie unter Crataegus-Extrakt eine substantielle Erweiterung des Gefäßdurchmessers. Wie wir gesehen haben, ist bei unverändertem Blutdruck die Gewebsperfusion deutlich verbessert. Dies läßt sich zum Beispiel an der Zunahme des koronaren Blutflusses demonstrieren [8]. Da diese Wirkungen unter dem Aspekt der β_2-Rezeptoreninteraktion auf den Herz- und Skelettmuskel beschränkt bleiben, ist unter Crataegus nur mit einer geringfügigen Senkung des systemischen Blutdrucks zu rechnen. In diesem Kontext soll erwähnt werden, daß die sowohl am glatten Gefäßmuskel als auch am Herzmuskel vermutete β-agonistische Wirkung von Weißdornextrakt beispielsweise durch Applikation von β-Blockern oder durch die Bestimmung des cAMP-Spiegels in Koronargefäßen und im Herzmuskel verifiziert werden muß.

Wirkung von Crataegus-Extrakt auf den Herzmuskel

Für die Deutung der positiven Inotropie ist die Beobachtung von besonderer Bedeutung, daß die nach β-Stimulation mit Isoprenalin (10^{-8} Mol/l) stark erhöhte Kontraktionsamplitude durch Crataegus-Extrakt konzentrationsabhängig vermindert wird (Abb. 12) [14]. Eine mögliche Erklärung hierfür ist die Gegenwart einer β-agonistisch wirkenden Komponente im Extrakt, deren Effektivität gegenüber einem natürlichen β-Sympathomimetikum allerdings eingeschränkt ist. Dies wäre beispielsweise durch eine gegenüber dem physiologischen Transmitter Noradrenalin nach rechts zu höheren Konzentrationen hin verschobene Dosis-Wirkungskurve oder eine verminderte Affinität zum β-Rezeptor gegeben [19]. In dieselbe Richtung weisen Studien am perfundierten Meerschweinchenherzen nach Langendorff, nach denen Flavonoide aus Crataegus die Phosphodiesterase (PDE) hemmen und damit zum cAMP-Anstieg führen [17]. Als β-Agonist sollte Weißdornextrakt katecholaminähnliche Effekte auf die elektrischen und mechanischen Erscheinungen am Myokard haben. Unter Noradrenalin wurden im wesentlichen eine Beschleunigung der maximalen Anstiegssteilheit sowie eine Zunahme der Kontraktionskraft des Arbeitsmyokards (positive Inotropie) beobachtet [26]. Unsere Messungen am Papillarmuskel erhärten die Theorie einer β-Rezeptorstimulation durch Crataegus. Die Zunahme der maximalen Anstiegssteilheit und des Overshoot im Aufstrich des Aktionspotentials beweist, daß der schnelle Ca^{2+}-Einstrom ($I_{Ca,f}$) in die Herzmuskelzellen erhöht ist [13,19]. Die Steigerung kommt durch Bindung des „first messenger" Crataegus an den β-Rezeptor, eine G-Protein vermittelte Synthese des „second messenger" cAMP und die anschließende cA-PK-induzierte Phosphorylierung des spannungsabhängigen Ca^{2+}-Kanals zustande.

Der vermehrte Ca^{2+}-Influx bewirkt, daß über den „Ca^{2+}-induced Ca^{2+}-release mechanism" (CICR) Ca^{2+}-Ionen vermehrt aus den intrazellulären Speichern des sarkoplasmatischen Retikulums in das Myoplasma freigesetzt werden [vgl. 6]. Erhöhter Ca^{2+}-Einstrom von außen und gesteigerte Ca^{2+}-Freisetzung aus „storage sites" bewirken den positiv inotropen Effekt, wie er in einer Zunahme der Kontraktionsamplitude und -fläche zum Ausdruck kommt. Zusammenfassend lassen die Ergebnisse den Schluß zu, daß sich alle, sowohl am Koronargefäß als auch am Herzmuskel beobachteten elektrischen und mechanischen Änderungen lückenlos in das Konzept einer β-Rezeptorstimulation durch Crataegus-Extrakt einfügen.

Bezieht man diese Überlegungen zur β-agonistischen Wirkung von Weißdorn in die periodische Dynamik neurovegetativer Regulationen des Menschen ein, so muß konsequenterweise eine therapeutisch bedeutsame Abhängigkeit der Crataegus-Wirkung vom aktuellen neurovegetativen Status gefolgert werden. In Abbildung 13 steht die Kontraktionsamplitude bei hohem Parasympathikotonus ohne oder bei minimalem Besatz der β-Rezeptoren in Kontrollen der bei hohem Sympathikotonus und maximalem Besatz der β-Rezeptoren unter Noradrenalin gegenüber [19]. Wird Weißdornextrakt im ersten Fall bei den Kontrollen appliziert, so tritt Crataegus bei steigender Konzentration mit immer mehr freien β-Rezeptoren in Wechselwirkung. Die Kontraktionskraft nimmt bis zu einem Maximum zu (positiv inotrope Wirkung). Alle β-Rezeptoren sind durch Crataegus besetzt.

Umgekehrt zeigt sich bei vollständigem Besatz der β-Rezeptoren mit Katecholaminen eine vielfach größere Kontraktionsamplitude als in den Kontrollen. Die Gabe von Crataegus-Extrakt in steigender Dosierung führt jedoch jetzt zu einer Abnahme der Kontraktion (negativ inotrope Wirkung bezogen auf den Noradrenalineffekt). Noradrenalin wird aus seinen Rezeptorbindungsstellen von Crataegus konzentrationsabhängig und kompetitiv verdrängt. Sind alle β-Rezeptoren durch Crataegus besetzt, so ergibt sich nach schrittweiser Reduktion der Kon-

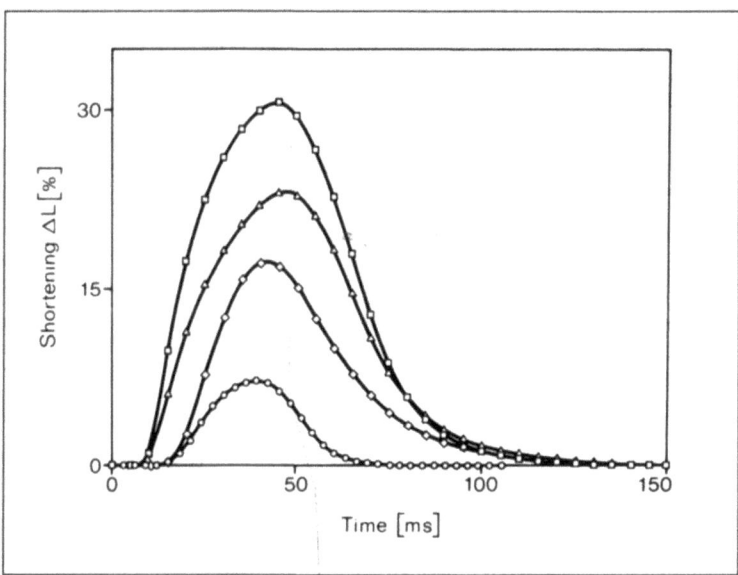

Abb. 12. Wirkung von Crataegus-Extrakt auf die Kontraktionsamplitude isolierter Herzmuskelzellen der Ratte während β-Stimulation mit Isoprenalin. Die Verkürzung der Kardiomyozyten in Prozent der diastolischen Zellänge wurde gemessen. ○ Kontrolle; □ Isoprenalin (10^{-8} Mol/l); △ Isoprenalin (10^{-8} Mol/l) + Crataegus-Extrakt (60 mg/l); ◇ Isoprenalin (10^{-8} Mol/l) + Crataegus-Extrakt (120 mg/l) [14].

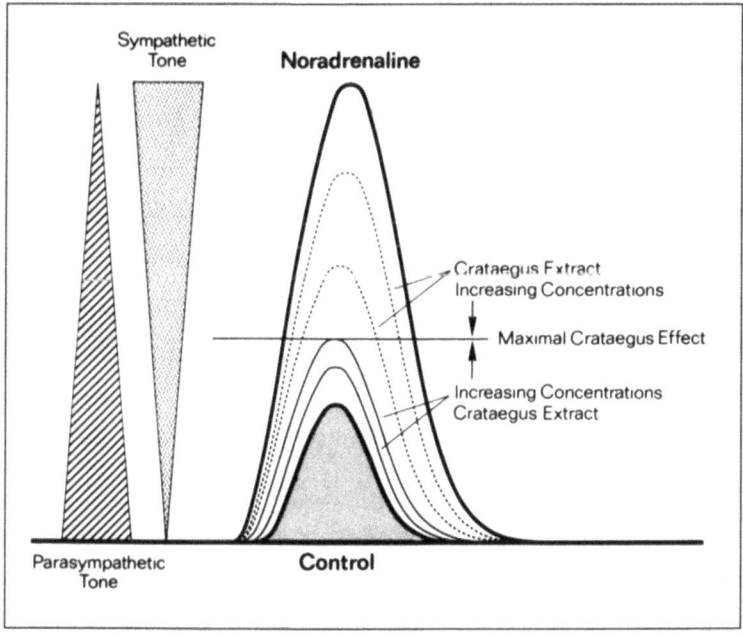

Abb. 13. Abhängigkeit der Crataegus-Wirkung auf die Kontraktionsamplitude des Herzens vom neurovegetativen Status. Kontroll- und Noradrenalinkontraktion sind stark eingezeichnet, die Effekte verschiedener Crataegus-Extraktkonzentrationen liegen dazwischen. Weitere Erläuterungen im Text.

traktionsamplitude wiederum der maximale Weißdorneffekt. In der Wirkung ähnelt diese Abnahme der Kontraktion dem negativ inotropen Effekt der β-Blocker. Vom Mechanismus her handelt es sich aber um die kompetitive Verdrängung des physiologischen Neurotransmitters durch das weniger wirksame β-Sympathomimetikum Crataegus.

Daher kann der maximale Crataegus-Effekt von zwei Seiten her erreicht werden: Aus „parasympathischer Ruhelage" oder aus „sympathischer Streßsituation" [19]. Im ersteren Fall wird eine deutliche Zunahme der Kontraktion beobachtet; im letzteren werden die Belastungsspitzen „gekappt", die Herzkraft wird auf einen niedrigeren Schongang reduziert, der aber immer noch höher liegt als in den Kontrollen bei parasympathischer Ruhelage. Beide Wirkungen sind erwünscht, der Patient kann auf eine „neurovegetative Mittellage" eingestellt werden.

Wirkung von Crataegus-Extrakt auf die Refraktärität

Weißdornextrakt hat im Gegensatz zu anderen bislang untersuchten Inodilatatoren eine Verlängerung der effektiven Refraktärzeit zur Folge, was auf einen neuen inotropen Mechanismus hindeuten könnte [8]. Die Relation Refraktärzeitänderung/positive Inotropie ist bei einer Extraktkonzentration von 1 mg/l mit +2,54 ms/mN deutlich positiv. Bei Anwendung einer Tagesdosis von 900 mg Crataegus-Extrakt dürfte sich im Blut eine Flavonoidkonzentration von $9{,}3 \cdot 10^{-8}$ Mol/l oder eine Extraktkonzentration von 1,8 mg/l einstellen [12,19]. Die am Meerschweinchen gemessene Verlängerung der effektiven Refraktärzeit um 8,8 ms ist demnach für einen klinisch relevanten Konzentrationsbereich repräsentativ. Kritisch muß hier jedoch angemerkt werden, daß bei einer Aktionspotentialdauer von 282,4 ms am Papillarmuskel des Meerschweinchens diese Refraktärzeitänderung lediglich 3,1% der Dauer ausmacht [9]. Es ist daher sicherlich notwendig, mit intrazellulärer Ableittechnik unter Einsatz der Doppelpulsreizung die Änderungen der absoluten und relativen Refraktärzeit bei Applikation von Crataegus am Ventrikelaktionspotential des Menschen zu bestimmen, ehe endgültige Schlüsse auf eine signifikante Refraktärzeitverlängerung gezogen werden können. Festzuhalten bleibt dennoch, daß die bisherigen Untersuchungen in Richtung einer Refraktärzeitverlängerung am Myokard weisen. Eine solche Wirkung würde im Gegensatz zu anderen positiv inotropen Substanzen ein arrhythmogenes Potential ausschließen.

Literatur

1. Ammon HPT, Händel M (1981) Crataegus, Toxikologie und Pharmakologie. Teil I: Toxizität. Planta Med 43: 105–120
2. Ammon HPT, Händel M (1981) Crataegus, Toxikologie und Pharmakologie. Teil II: Pharmakodynamik. Planta Med 43: 209–239
3. Ammon HPT, Händel M (1981) Crataegus, Toxikologie und Pharmakologie. Teil III: Pharmakodynamik und Pharmakokinetik. Planta Med 43: 313–322
4. Bevan JA, Halpern W, Mulvany MJ (1991) The resistance vasculature. Humana Press, Totowa, New Jersey
5. Bolton TB, Beech DJ, Komori S, Prestwich SA (1990) Voltage- and receptor-gated channels. Prog Clin Biol Res 327: 229–243
6. Breemen C van, Saida K (1989) Cellular mechanisms regulating $[Ca^{2+}]_i$ smooth muscle. Annu Rev Physiol 51: 315–329
7. Gilbert EK, Weaver BA, Rembold CM (1991) Depolarization decreases the $[Ca^{2+}]_i$ sensitivity of myosin light-chain kinase in arterial smooth muscle: comparison of aequorin and fura 2 $[Ca^{2+}]_i$ estimates. FASEB J 5: 2593–2599
8. Joseph G, Zhao Y, Klaus W (1995) Comparative studies on the effect of Crataegus extract and different positive inotropic substances on the effective refractory period of ventricular myocardium. Naunyn-Schmiedeberg's Arch Pharmacol 351 (Suppl): R103

9. Katayama S, Narimatsu A, Suzuki R, Iijima T, Taira N (1987) Changes in membrane potentials and currents of ventricular cells of the guinea pig heart by a new cardiotonic drug, MCl-154. Jpn J Pharmacol 44: 481–488

10. Müllner S, Heinle H, Meierkord S, Al Makdessi S, Sweidan H, Jacob R (1995) Auswirkungen einer Vorbehandlung mit Crataegus oxyacantha auf Infarktzone, Lactatdehydrogenase-Spiegel und Arrhythmieinzidenz beim Langendorff-Präparat der Ratte. Z Kardiol 84 (Suppl 1): 236

11. Nelson MT, Patlak JB, Worley JF, Standen NB (1990) Calcium channels, potassium channels, and voltage dependence of arterial smooth muscle tone. Am J Physiol 259: C3-C18

12. Nieder M (1991) Pharmakokinetik der Ginkgo-Flavonole im Plasma. Münch med Wschr 133 (Suppl 1): 61-62

13. Noble D (1984) The surprising heart: a review of recent progress in cardiac electrophysiology. J Physiol (Lond) 353: 1–50

14. Pöpping S, Fischer Y, Kammermeier H (1994) Crataegus-Wirkung auf Kontraktion und O_2-Verbrauch isolierter Herzzellen. Münch med Wschr 136 (Suppl 1): S39–S46

15. Robishaw JD, Foster KA (1989) Role of G proteins in the regulation of the cardiovascular system. Annu Rev Physiol 51: 229–244

16. Sadoshima JI, Akaike N, Kanaide H, Nakamura M (1988) Cyclic AMP modulates Ca-activated K channel in cultured smooth muscle cells of rat aortas. Am J Physiol 255: H754–H759

17. Schuessler M, Gronwald B, Hölzl J, Fricke U (1993) Cardiac effects of flavonoids from *Crataegus* species. Planta Med 59 (Suppl): A688

18. Siegel G (1986) Membranphysiologische Grundlagen der peripheren Gefäßregulation. Physiol akt 1: 31-52

19. Siegel G, Casper U, Walter A, Hetzer R (1994) Weißdorn-Extrakt LI 132. Dosis-Wirkungs-Studie zum Membranpotential und Tonus menschlicher Koronararterien und des Hundepapillarmuskels. Münch med Wschr 136 (Suppl 1): S47–S56

20. Siegel G, Rückborn K, Schnalke F, Grote J (1992) Membrane physiological reactions of human arteriosclerotic coronary arteries to hypoxia. J Cardiovasc Pharmacol 20 (Suppl 12): S217–S220

21. Siegel G, Schnalke F, Schaarschmidt J, Müller J, Hetzer R (1991) Hypoxia and vascular muscle tone in normal and arteriosclerotic human coronary arteries. J Vasc Med Biol 3: 140–149

22. Siegel G, Walter A, Bostanjoglo M, Jans AWH, Kinne R, Piculell L, Lindman B (1989) Ion transport and cation-polyanion interactions in vascular biomembranes. J Membrane Sci 41: 353–375

23. Siegel G, Walter A, Rückborn K, Schnalke F, Buddecke E, Schmidt A, Lindman B (1993) Maintenance of the Na^+ distribution in the arterial wall. In: Seventh symposium on salt, Vol II, edited by Kakihana H, Hardy HR Jr, Hoshi T, Toyokura K, Amsterdam, London, New York, Tokyo: Elsevier Science Publ, pp 395–407

24. Siegel G, Walter A, Schnalke F, Schmidt A, Buddecke E, Loirand G, Stock G (1991) Potassium channel activation, hyperpolarization, and vascular relaxation. Z Kardiol 80 (Suppl 7): 9–24

25. Sperelakis N, Ohya Y (1990) Cyclic nucleotide regulation of Ca^{2+} slow channels and neurotransmitter release in vascular muscle. Prog Clin Biol Res 327: 277–298

26. Weidmann S (1956) Elektrophysiologie der Herzmuskelfaser. Medizinischer Verlag Hans Huber, Bern, Stuttgart

Für die Verfasser: Prof. Dr. med. G. Siegel,
Institut für Physiologie, Freie Universität Berlin,
Arnimallee 22,
14195 Berlin

Neuroprotektive Wirkungen des Ginkgo-biloba-Extrakts und seiner Inhaltsstoffe

K. Rupalla, H. Oberpichler-Schwenk, J. Krieglstein

Institut für Pharmakologie und Toxikologie der Philipps-Universität Marburg

Der Extrakt aus den Blättern des Ginkgo-Baumes (EGb 761) wird seit bald 30 Jahren zur Behandlung von peripheren und zerebralen Durchblutungs- und Hirnleistungsstörungen eingesetzt. Eine Vielzahl von Untersuchungen konnten pharmakologische Wirkungen des Extraktes belegen. Neben der Beschreibung der pharmakologischen Eigenschaften von EGb 761 ist es eine Zielsetzung der jüngeren Ginkgo-Forschung, diese Wirkungen definierten Bestandteilen des Gesamtextraktes, der sich aus Flavonoiden, Terpenlactonen und organischen Säuren zusammensetzt, zuzuordnen.

Inhaltsstoffe von EGb 761

Der Extrakt wird aus den Blättern von Ginkgo biloba L. durch ein mehrstufiges Extraktionsverfahren gewonnen und auf seinen Gehalt an Flavonolglykosiden und Terpenlactonen standardisiert. Die chemischen Strukturen der Flavonolglykoside sind vor allem von Kämpferol und Quercetin abgeleitet. Bei den Terpenlactonen handelt es sich im wesentlichen um Ginkgolid A, B, C und J sowie Bilobalid (Abb. 1). Der Extrakt enthält außerdem einige organische Säuren, die unter anderem als Lösungsvermittler für die als Reinsubstanzen schwer wasserlöslichen Terpenlactone wirken [9].

Für experimentelle Zwecke wurde EGb 761 säulenchromatographisch in eine Flavon- und eine Nichtflavonfraktion getrennt. Die Flavonfraktion enthielt die Flavonolglykoside sowie Proanthocyanidine, die Nichtflavonfraktion bestand aus den Terpenlactonen und organischen Säuren.

Pharmakologische Wirkungen von EGb 761

Steigerung der Hirndurchblutung

Bereits erste Untersuchungen zur pharmakologischen Charakterisierung des Ginkgo-Extraktes konnten zeigen, daß EGb 761 zu einer deutlichen Durchblutungssteigerung peripherer Gefäße führt [20]. Eine Studie an narkotisierten Katzen lieferte Hinweise auch auf eine Steigerung der zerebralen Durchblutung. Den Nachweis einer Steigerung der Hirndurchblutung durch EGb 761 konnte mit Hilfe einer autoradiographischen Methode erbracht werden [13]. Der Extrakt erhöhte den lokalen zerebralen Blutfluß in nahezu allen untersuchten Regionen um 50 bis 100 %. Die Nichtflavonfraktion bewirkte eine ähnliche Steigerung der zerebralen Durchblutung wie

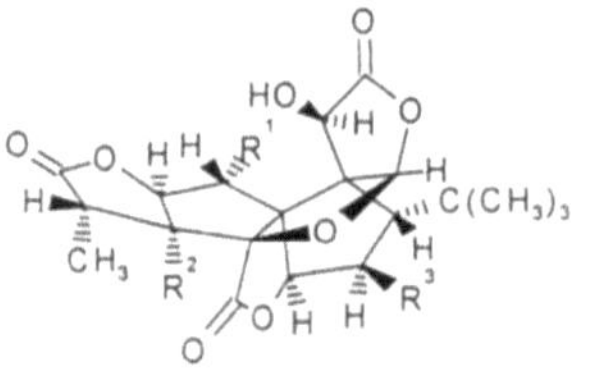

Ginkgolide (2.8 - 3.4)

	R^1	R^2	R^3
Ginkgolid A	H	OH	H
Ginkgolid B	OH	OH	H
Ginkgolid C	OH	OH	OH
Ginkgolid J	H	OH	OH

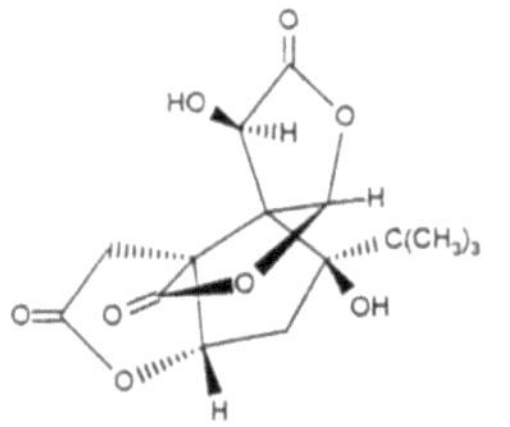

Bilobalid (2.6 - 3.2)

Abb. 1. Chemische Strukturformeln von Ginkgolid A, B, C und J sowie von Bilobalid. Der prozentuale Anteil der Inhaltsstoffe in EGb 761 ist in Klammern angegeben. [14]

Tabelle 1. Erhöhung des lokalen zerebralen Blutflusses bei normoxischen Ratten durch EGb 761 und die Nichtflavonfraktion.

		Lokaler zerebraler Blutfluß [ml/100gxmin]		
	Kontrolle	EGb 761 130 mg/kg	Nichtflavonfraktion 60 mg/kg	Flavonfraktion 40 mg/kg
Cortex occipitalis	157 ± 40	253 ± 86*	210 ± 40*	179 ± 36
Cortex parietalis	144 ± 45	218 ± 64*	196 ± 24*	154 ± 21
Cortex frontalis	134 ± 32	227 ± 73**	210 ± 36**	162 ± 38
Hypothalamus	109 ± 30	167 ± 45**	158 ± 24**	139 ± 28
Hippocampus	138 ± 32	176 ± 47	194 ± 33**	166 ± 30
Nucleus accumbens	138 ± 45	305 ± 131**	256 ± 55**	148 ± 30
Substantia nigra	118 ± 41	186 ± 42**	141 ± 16*	133 ± 33

Der lokale zerebrale Blutfluß wurde mit Hilfe von ^{14}C-Iodantipyrin [22] 20 min nach intravenöser Applikation der Pharmaka bestimmt. Angegeben sind die Mittelwerte ± Standardabweichung aus 5–9 Versuchen. * $p < 0{,}05$, ** $p < 0{,}01$ im Vergleich zur Kontrolle, Varianzanalyse, Duncan-Test.

EGb 761 selbst, während die Fraktion mit den flavonoiden Substanzen keine signifikanten Änderungen des Blutflusses hervorrief [16] (Tabelle 1).

Erhöhung der Hypoxietoleranz und Verbesserung des zerebralen Energiestoffwechsels

Ein weit verbreitetes Modell zur Charakterisierung neuroprotektiver Substanzen war vor einigen Jahren die letale Hypoxie. Hier wurden Ratten oder Mäuse einem letalen Sauerstoffmangel ausgesetzt, und zwar entweder durch plötzliches Absenken des Umgebungsluftdruckes auf 180 mm Hg entsprechend einem O_2-Partialdruck von ca. 23,7 mm Hg (hypobare Hypoxie) oder durch Einbringen der Tiere in eine O_2-arme Atmosphäre, d.h. 3,3 bis 4 % O_2 (hypoxische Hypoxie). Bestimmt wurde die Hypoxietoleranz von Versuchstieren. Neuroprotektive

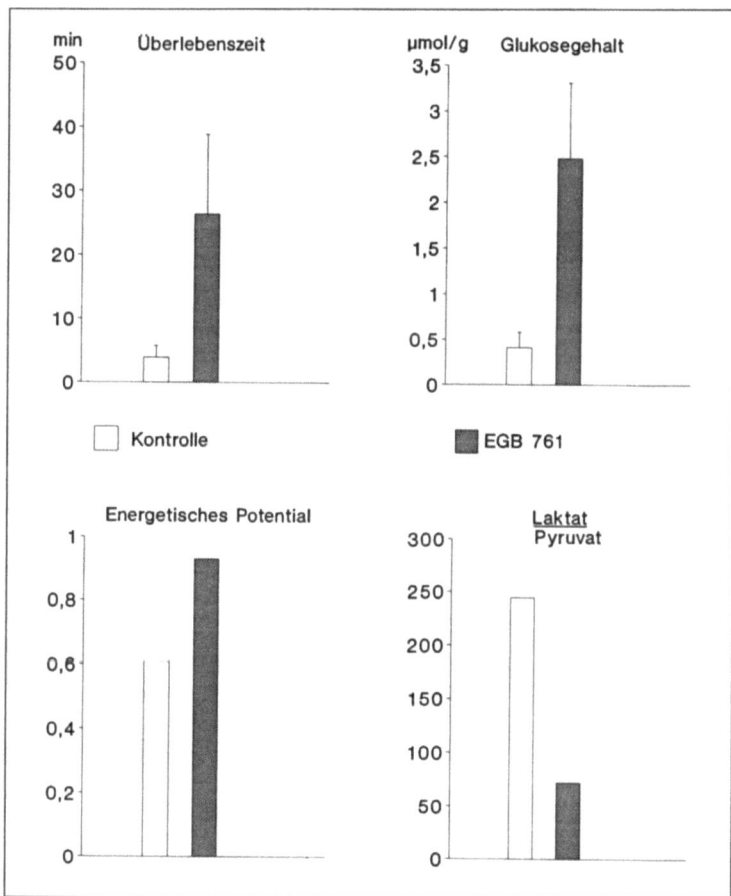

Abb. 2. Verlängerte Überlebenszeit und verbesserter zerebraler Energiestoffwechsel von Ratten in hypobarer Hypoxie nach Applikation von EGb 761. Die hypobare Hypoxie an Ratten wurde durch plötzliches Absenken des Umgebungsluftdruckes auf 180 mm Hg entsprechend einem O_2-Partialdruck von ca. 23,7 mm Hg induziert. Gemessen wurde der Zeitraum vom Beginn der Hypoxie bis zum Atemstillstand (= Überlebenszeit). Unmittelbar nach Atemstillstand wurde der zerebrale Energiestoffwechsel durch Einfrieren der Köpfe in flüssigem Stickstoff gestoppt. Die Substrate des Energiestoffwechsels wurden aus dem kortikalen Gewebe isoliert und enzymoptisch bestimmt. [11]

Substanzen zeichneten sich dadurch aus, daß sie die Zeit bis zum Verlust der Spontanatmung der Tiere verlängerten. Die Überlebenszeit von Mäusen und Ratten unter letalen hypoxischen Bedingungen wurde durch EGb 761 in eindrucksvoller Weise verlängert. So betrug in einer Versuchsreihe die Überlebenszeit der unbehandelten Ratten im Mittel vier Minuten, wohingegen die mit EGb 761 behandelten Tiere ca. 25 Minuten überlebten [11]. Untersuchungen des Energiestatus der Rattenhirne nach Atemstillstand zeigten, daß im zerebralen Rindengewebe der mit EGb 761 behandelten Tiere sowohl der Glukosegehalt als auch der Gehalt an energiereichen Phosphaten normal war, während diese Parameter bei Kontrollratten zu diesem Zeitpunkt bereits dramatisch abgesunken waren. Auch der Laktat/Pyruvat-Quotient war durch Gabe des Extraktes wesentlich niedriger als bei den Kontrolltieren (Abb. 2) [11]. EGb 761 verzögerte also den Zusammenbruch des zerebralen Energiestoffwechsels infolge der Hypoxie. Eine Verlängerung der Überlebenszeit unter Hypoxie konnte auch mit der Nichtflavonfraktion von EGb 761 erzielt werden, während die Flavonfraktion keine Wirkung zeigte [16].

Verringerung des zytotoxischen Ödems

Unter ischämischen Bedingungen kommt es, schneller als unter Hypoxie, zum Zusammenbruch energieabhängiger Prozesse. Infolge der Inaktivierung von Membranpumpen brechen die Ionengradienten zusammen, Natriumionen (Na$^+$) und Wasser strömen in die Zellen, und es kommt zur Bildung eines zellulären Ödems. Dieses zytotoxische Ödem verschärft die Mangeldurchblutung, insbesondere in den Randgebieten eines Infarkts. Ein experimentelles zytotoxisches Hirnödem an Ratten kann durch die mehrtägige Gabe von Triäthylzinn (TÄZ) über das Trinkwasser erzeugt werden. Es ist auf die weiße Substanz beschränkt und gekennzeichnet durch eine Auflockerung der Myelinschichten bis zur Vakuolenbildung und durch ein Anschwellen der perivaskulären Astrozytenfortsätze. Weiterhin wurde ein Anstieg des Wasser- und des Na$^+$-Gehalts im Hirngewebe gemessen. Erhielten die Tiere während der zweiwöchigen TÄZ-Exposition gleichzeitig täglich 100 mg/kg EGb 761 p.o., blieb der Anstieg sowohl des Wasser- als auch des Na$^+$-Gehaltes aus [18]. Auch die planimetrische Ausmessung des prozentualen Anteils der Vakuolenfläche, die unter alleiniger Gabe von Triäthylzinn stark erhöht war, ergab eine deutliche Reduktion der Vakuolenbildung durch EGb 761. Es wurde postuliert, daß die TÄZ-bedingte Hemmung von ATPase-Aktivitäten, die verringerte ATP-Synthese, die Reduktion der zerebralen Durchblutung und die erhöhte Kapillarpermeabilität durch EGb 761 aufgehoben werden. EGb 761 konnte außerdem die Resorption eines während der Gabe von Triäthylzinn bereits entwickelten Ödems beschleunigen [22]. Elektronenmikroskopisch und histochemisch wurde bei mit EGb 761 behandelten Ratten eine Aktivierung der Astrozyten festgestellt; diese phagozytierten das durch TÄZ geschädigte Myelin. Vergleichbare Effekte konnten die Autoren auch durch die Anwendung von Bilobalid erzielen, einem Inhaltsstoff der Nichtflavonfraktion von EGb 761.

Interessanterweise konnte sowohl die Steigerung der zerebralen Durchblutung als auch die Erhöhung der Hypoxietoleranz nur für die Nichtflavonfraktion nachgewiesen werden, obwohl man bis dahin davon ausging, daß die Radikalfängereigenschaften der Flavonfraktion das wirksame Prinzip des Extrakts darstellen. Die Radikalfängereigenschaften der im EGb 761 enthaltenen Flavonoide wurden zwar in vitro nachgewiesen, deren Bedeutung für die zerebralen Wirkungen von EGb 761 ist allerdings angesichts der schlechten Permeation dieser hydrophilen Verbindungen durch die Blut-Hirn-Schranke zweifelhaft. Die nachfolgenden Untersuchungen über die wirksamen Bestandteile von EGb 761 konzentrieren sich daher auf die Nichtflavonfraktion.

Neuroprotektive Wirkungen der Inhaltsstoffe von EGb 761

Neuroprotektion durch Ginkgolide

Die Untersuchungen zur neuroprotektiven Wirkung der Ginkgolide wurden an Tiermodellen der fokalen und globalen Ischämie durchgeführt. Am Modell der fokalen zerebralen Ischämie der Maus wird durch Elektrokoagulation der Arteria cerebri media (MCA) ein Infarkt erzeugt. Nach vollständiger Ausbildung des Infarktgebietes – in der Regel zwei Tage nach Gefäßverschluß – erfolgt dann die Bestimmung der Infarktoberfläche, die hier proportional zum Infarktvolumen ist [1]. Neuroprotektive Substanzen sind in der Lage, die Infarktoberfläche und somit das Infarktvolumen zu verringern. Es zeigte sich, daß Ginkgolid A und B die Infarktgröße signifikant reduzieren konnten, während die Ginkgolide C und J an diesem Modell keine Wirkung zeigten (Abb. 3) [14]. Ginkgolid A und B wurden weiter an einem Modell der globalen Ischämie der Ratte untersucht. Durch Abbinden der Karotiden und eine Senkung des systemischen mittleren Blutdrucks auf etwa 40 mmHg wird bei der Ratte die Blutversorgung des Vorderhirns für 10 Minuten unterbrochen. Diese globale Vorderhirnischämie führt nach einigen Tagen zum Untergang von Neuronen im CA1- und CA3-Band des Hippocampus. Nach präischämischer Gabe von Ginkgolid A und Ginkgolid B war der Anteil der geschädigten Neurone im CA1- und CA3-Band des Hippocampus nach sieben Tagen signifikant geringer als bei Kontrolltieren (Abb. 4) [17].

Für den postischämischen neuronalen Zelltod spielen exzitatorische Mechanismen eine bedeutende Rolle. Exzitatorische Aminosäuren, vor allem Glutamat, werden während einer Ischämie vermehrt freigesetzt [4] und führen zur exzessiven Stimulation von Neuronen und schließlich zu deren Untergang [6]. Die Neurotoxizität exzitatorischer Aminosäuren ist *in vitro* darstellbar, und zwar führt eine Inkubation kultivierter Neuronen mit 1 mM Glutamat zu einer umfangreichen neuronalen Schädigung. Es konnte gezeigt werden, daß der neurotoxische Effekt von Glutamat durch die gleichzeitige Einwirkung von Ginkgolid A oder B dosisabhängig reduziert wurde (Abb. 5) [21].

Pharmakologische Wirkmechanismen der Ginkgolide

Ginkgolid A und B sind Antagonisten des plättchenaktivierenden Faktors (PAF) [5], der offenbar bei vielen physiologischen und pathophysiologischen Prozessen als Mediator wirkt [19]. Spezifische PAF Rezeptoren finden sich auch im Gehirngewebe [8]; sie sind vor allem auf präsynaptischen und mikrosomalen Membranen lokalisiert [15]. Unter ischämischen Bedingungen kommt es zur PAF-Bildung und -Freisetzung, wenn infolge einer Aktivierung von Phospholipasen Membranlipide angegriffen werden und neben verschiedenen Fettsäuren (darunter Arachidonsäure) auch Lyso-PAF als Vorstufe von PAF freigesetzt wird [10]. PAF bewirkt eine Erhöhung der intrazellulären freien Kalziumkonzentration [12], auch indirekt durch eine Verstärkung der Glutamatfreisetzung [7]. Intrazelluläre freie Kalziumionen sind Botenstoffe (second messenger) für eine Vielzahl von Reaktionen. Ihre Konzentration muß daher fein reguliert werden. Eine Erhöhung der zytosolischen Kalziumkonzentration kann deletäre Reaktionen in Gang setzen und wird u.a. für den postischämischen neuronalen Zelltod verantwortlich gemacht [24]. Neben der Störung der Kalziumhomöostase kann PAF, vermutlich direkt über intrazelluläre Rezeptoren, die Genexpression beeinflussen und erhöht so beispielsweise die Transkription des Gens der induzierbaren Zyklooxygenase [2]. Die Hemmung dieser PAF-induzierten deletären Reaktion könnte die neuroprotektive Wirkung der Ginkgolide erklären. Tatsächlich konnte Ginkgolid B die PAF-induzierte Erhöhung der intrazellulären freien Kalzi

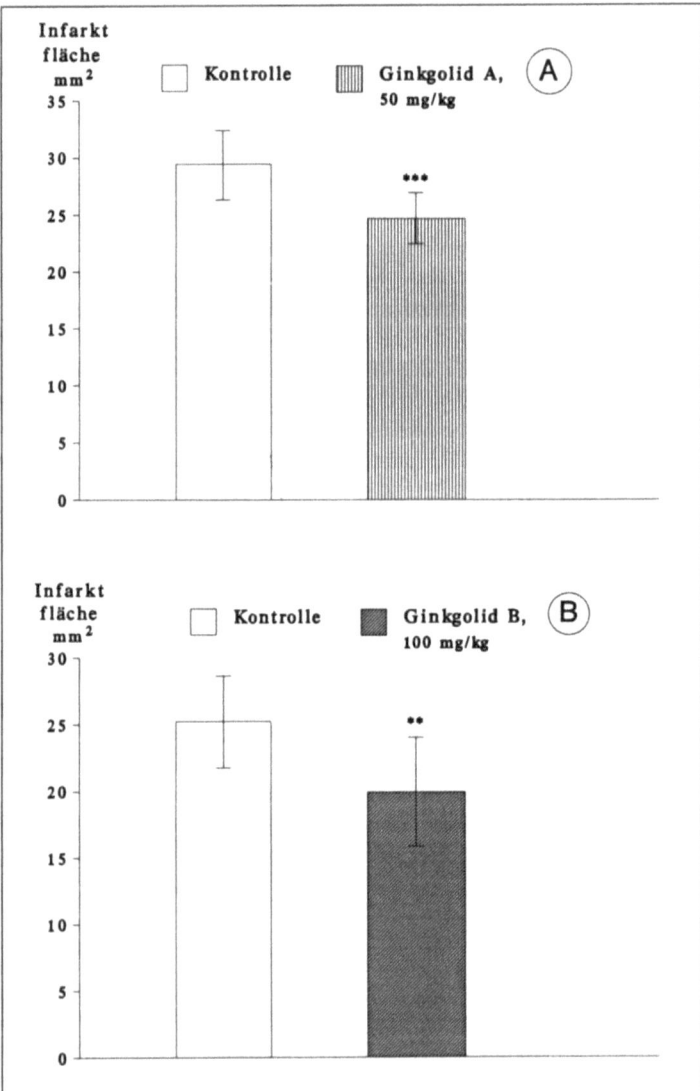

Abb. 3. Ginkgolid A und B verringern die Infarktoberfläche nach MCA-Okklusion bei der Maus. Die Ischämie wurde durch irreversiblen Verschluß der Arteria cerebri media (MCA) mittels Elektrokoagulation induziert. 48 h nach MCA-Okklusion wurden die Infarktoberflächen durch Tuscheinjektion in den linken Herzventrikel dargestellt und die Gehirne mit Formaldehydpuffer fixiert. Die Infarktoberfläche wurde mit Hilfe eines Bildanalysesystems bestimmt. Die subkutane Applikation der Ginkgolide erfolgte 30 min vor Beginn der Ischämie. Angegeben sind die Mittelwerte ± Standardabweichung aus 11–14 Versuchen. ** p < 0,01, *** p < 0,001, Student's-Test. [14]

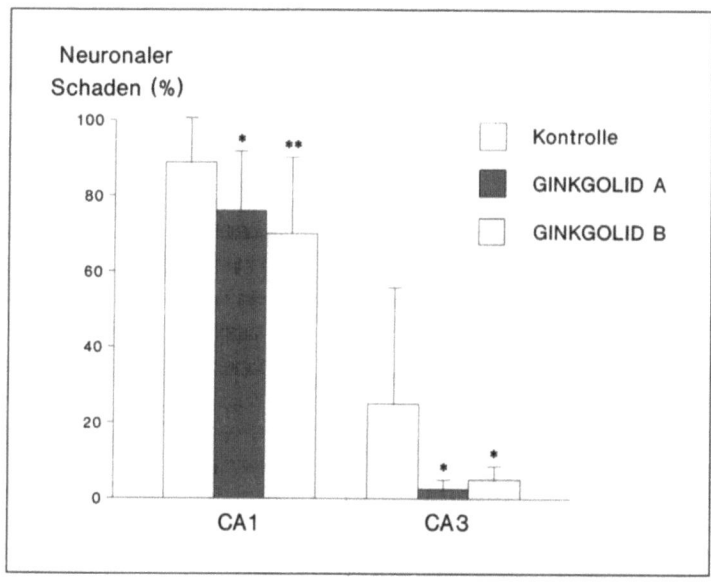

Abb. 4. Eine subkutane Applikation der Ginkgolide A und B reduziert die ischämische Zellschädigung im CA1-und CA3-Band des Hippocampus der Ratte nach 10minütiger Vorderhirnischämie gefolgt von 7 Tagen Erholung. Die Ginkgolide wurden 1 h vor und 1 h nach Ischämie appliziert- Mittelwert ± Standardabweichung aus 10 Kontrollen, 9 mit Ginkgolid A behandelten und 8 mit Ginkgolid B behandelten Tieren. * p < 0,05, ** p < 0,01 (Kruskal-Wallis-H-Test). [17]

umkonzentration in verschiedenen Zellsystemen aufheben [3]. Auch die dargestellten *in-vitro*-Befunde sprechen dafür, daß die Ginkgolide einen direkten Einfluß auf die unter ischämischen Bedingungen ablaufenden pathophysiologischen Prozesse in Neuronen besitzen.

Neuroprotektion durch Bilobalid

Neuere Untersuchungen zeigen, daß auch Bilobalid neuroprotektiv wirkt. Die Infarktgröße infolge einer MCA-Okklusion an der Maus wurde bei präischämischer Applikation bereits durch 5 mg/kg Bilobalid signifikant reduziert (Abb. 6) [14]; sogar bei postischämischer Applikation war Bilobalid wirksam. Die Substanz war damit an diesem Modell potenter als die Ginkgolide, die erst bei 50–100 mg/kg effektiv waren. Auch *in vitro* konnte Bilobalid signifikant den glutamatinduzierten neuronalen Schaden sowohl in Mischkulturen (Cokulturen von Nerven- und Gliazellen) als auch in reinen Neuronenkulturen verringern (Abb. 7) [14].

Pharmakologische Wirkmechanismen von Bilobalid

Über die Wirkungsmechanismen des Bilobalids ist noch nicht viel bekannt. Wie bereits oben erwähnt, konnte für Bilobalid eine antiödematöse Wirkung festgestellt werden [23]. Diese Eigenschaft könnte gerade bei einer fokalen Ischämie durch Verbesserung der Durchblutung im Randgebiet des Infarkts für den beobachteten zerebroprotektiven Effekt eine Rolle spielen. Allerdings legen die Befunde *in vitro* die Vermutung nahe, daß Bilobalid auch eine direkte Wirkung auf Neurone besitzt, so daß die Wirkung *in vivo* wahrscheinlich nicht allein auf dem

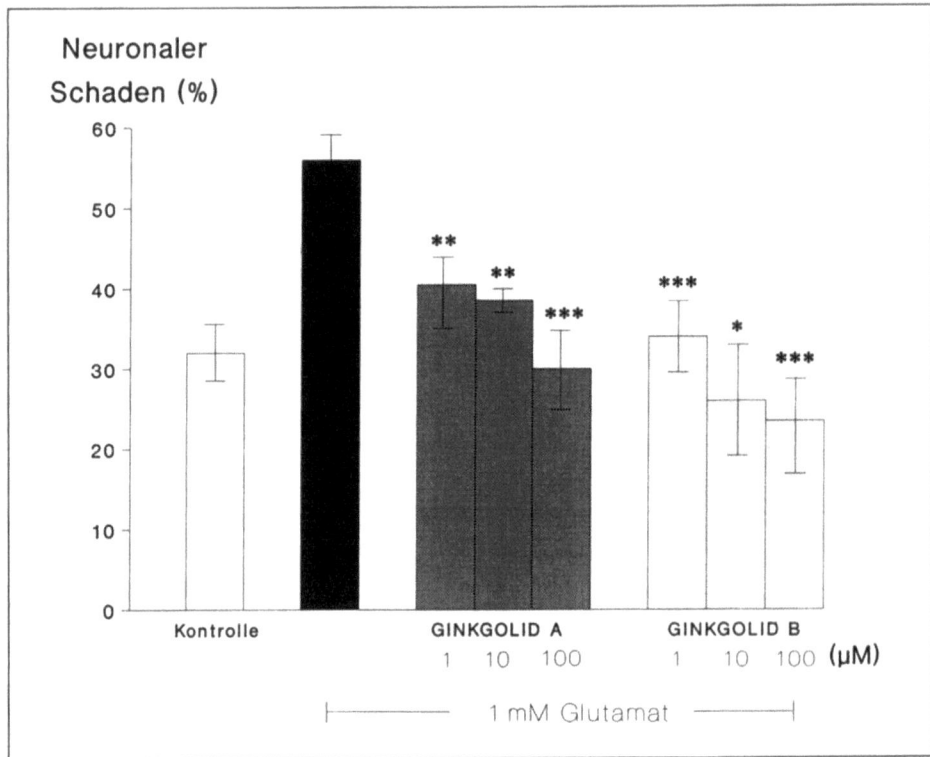

Abb. 5. Neuroprotektiver Effekt von Ginkgolid A und B. Am 6. Kulturtag wurden kultivierte telenzephalische Hühnerneurone für 60 min mit 1 mM L-Glutamat inkubiert. Die Bestimmung der Zellvitalität erfolgte nach 18 h mit Hilfe der Trypanblau-Ausschlußmethode. Die Ginkgolide waren während der Glutamatinkubation und 18 h nachher im Medium präsent. Angegeben sind die Mittelwerte ± Standardabweichung aus 3–5 Versuchen. ** p < 0,01, *** p < 0,001 im Vergleich zu mit Glutamat behandelten Kontrollen, Varianzanalyse, Duncan-Test. [21]

antiödematösen Effekt des Bilobalids beruht. Es ist notwendig, die Mechanismen der neuroprotektiven Wirkung von Bilobalid weiter aufzuklären.

Zusammenfassung

Für die zerebroprotektiven Eigenschaften von EGb 761 sind wahrscheinlich die nichtflavonoiden Bestandteile des Extrakts verantwortlich. Sowohl Ginkgolid A und Ginkgolid B als auch Bilobalid haben sich in verschiedenen Modellen als neuroprotektiv erwiesen. Dabei zeigte sich, daß Bilobalid schon in niedrigen Dosen sogar nach postischämischer Applikation (vgl. Abb. 6) wirksam war. Der Effekt des Bilobalids ist somit vergleichbar mit bekannten potenten Neuroprotektiva wie Kalzium- oder NMDA-Antagonisten. Die zur Erzielung der neuroprotektiven Wirkung *in vivo* notwendigen hohen Dosen von Ginkgolid A und B haben möglicherweise pharmakokinetische Ursachen.

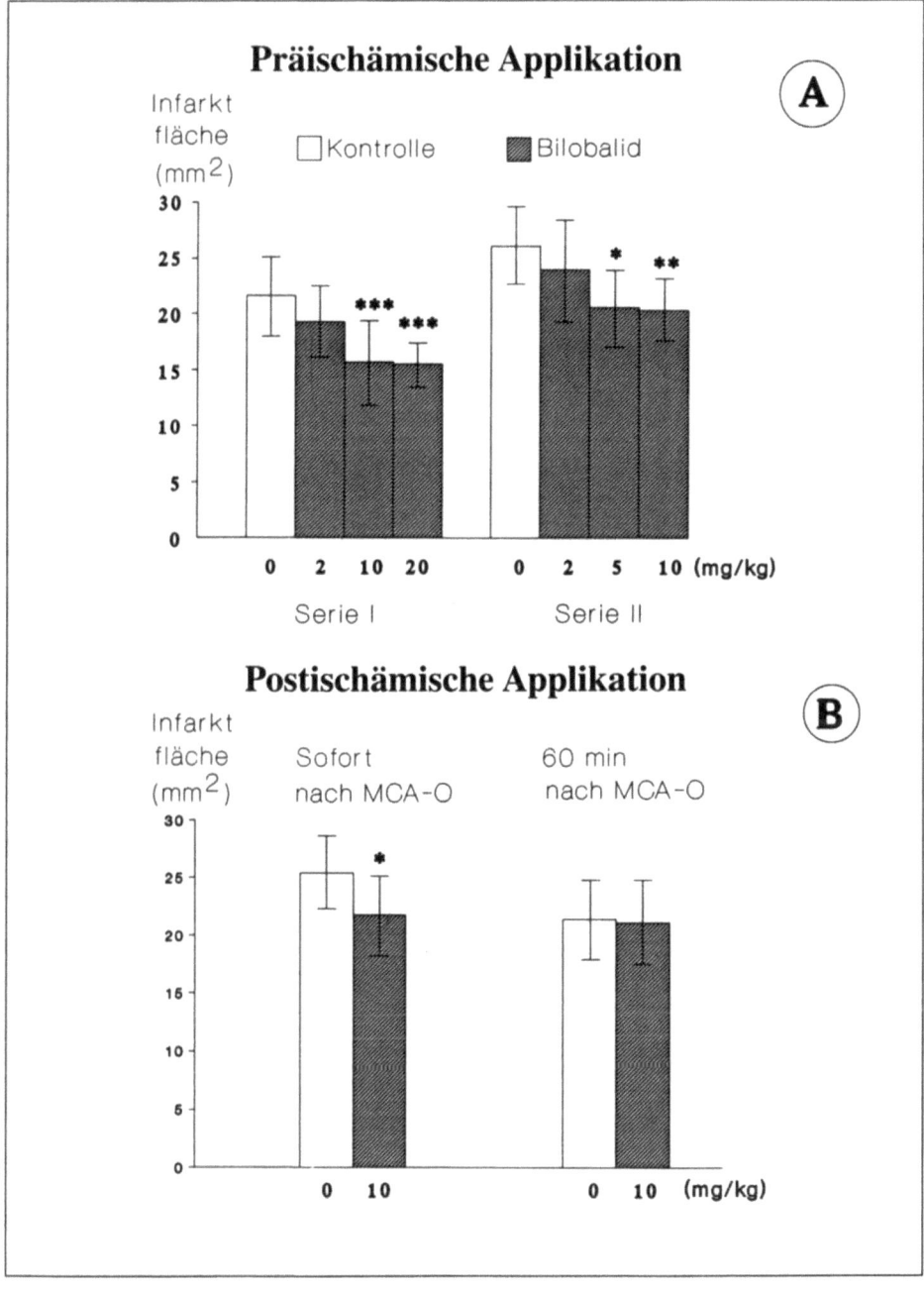

Abb. 6. Bilobalid verringert sowohl nach präischämischer als auch nach postischämischer Applikation die Infarktfläche nach MCA-Okklusion bei der Maus. Die Ischämie wurde durch irreversiblen Verschluß der Arteria cerebri media (MCA) mittels Elektrokoagulation induziert. 48 h nach MCA-Okklusion wurden die Gehirne durch Tuscheinjektion in den linken Herzventrikel perfundiert und in Formaldehydpuffer fixiert. Die Infarktfläche wurde mit Hilfe eines Bildanalyse-Systems bestimmt. **A** Bilobalid wurde 30 min vor Beginn der Ischämie subkutan verabreicht. **B** Die Substanz wurde entweder sofort oder 60 min nach Ischämie den Tieren subkutan appliziert. Angegeben sind die Mittelwerte ± Standardabweichung von 9–14 Versuchen. * $p < 0{,}05$, ** $p < 0{,}01$, *** $p < 0{,}001$, Kruskal-Wallis-H-Test. [14]

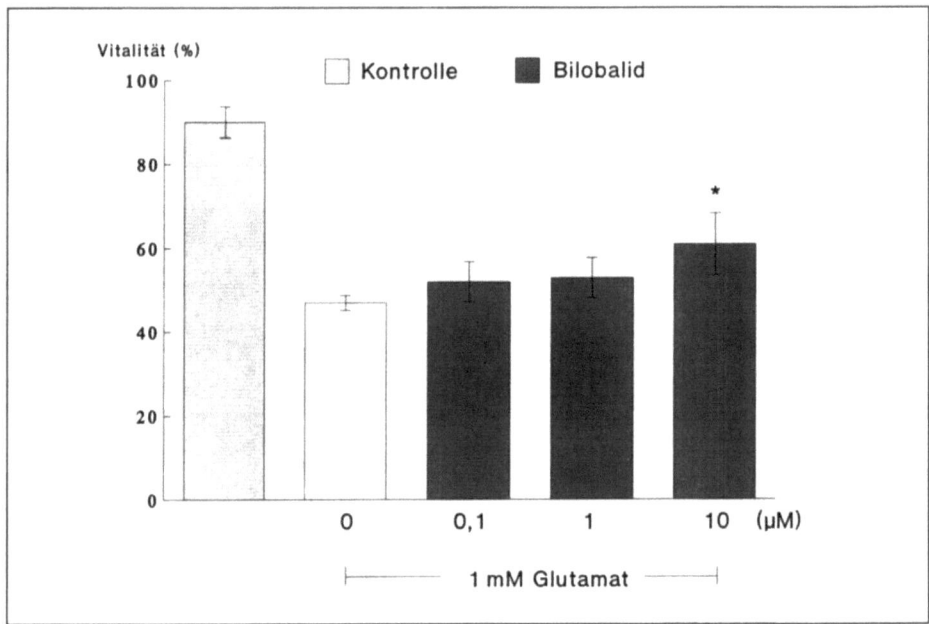

Abb. 7. Nachweis eines neuroprotektiven Effekts von Bilobalid an kultivierten Neuronen. Eine exzitatorische neuronale Schädigung wurde an primären hippocampalen Mischkulturen der Ratte durchgeführt. Dem Kulturmedium wurde am 14. Kulturtag für 1 h 1 mM L-Glutamat zugesetzt. Die Bestimmung der Zellvitalität erfolgte nach 18 h mit Hilfe der Trypanblau-Ausschlußmethode. Bilobalid war während und 18 h nachher im Medium präsent. Angegeben sind die Mittelwerte ± Standardabweichung aus 6 Versuchen. * p < 0,05, Kruskal-Wallis-H-Test. [14]

Literatur

1. Backhauß C, Karkoutly C, Welsch M, Krieglstein J (1992) A mouse model of focal cerebral ischemia for screening neuroprotective drug effects. J Pharmacol Meth 27:27–32
2. Bazan NG (1994) Signals, messages and genes in cerebral ischemia: novel sites for neuroprotection. In: Krieglstein J, Oberpichler H (eds) Pharmacology of Cerebral Ischemia 1994. medpharm Scientific Publishers, Stuttgart, S 3–15
3. Baroggi N, Cachia H, Etienne A, Braquet P (1985) PAF-acether-induced cell activation studied on platelet and mast cell with flourescent probes: specific inhibition by a new antagonist, BN 52021. Prostaglandins 30: 700
4. Benveniste H, Drejer J, Schousboe A, Diemer NH (1984) Elevation of the extracellular concentrations of glutamate and aspartate in rat hippocampus during transient cerebral ischemia monitored by intracerebral microdialysis. J Neurochem 43: 1369–1374
5. Braquet P, Spinnewyn B, Braquet M, Bourgain RH, Taylor JE, Etienne A, Drieu K (1985) BN 52021 and related compounds: a new series of highly specific PAF-acether receptor antagonists isolated from Ginkgo biloba. Blood Vessels 16: 559–572
6. Choi DW (1988) Glutamate neurotoxicity and diseases of the nervous system. Neuron 1: 623–634
7. Clark GD, Happel LT, Zorumski CF, Bazan NG (1992) A novel presynaptic receptor that modulates the release of exicitotoxic neurotransmitters. In: Krieglstein J, Oberpichler H (eds) Pharmacology of Cerebral Ischemia 1992. Wissenschaftliche Verlagsgesellschaft, Stuttgart, S 377–390
8. Domingo MT, Spinnewyn B, Chabrier PE, Braquet P (1988) Presence of specific binding sites for platelet-activating factor (PAF) in brain. Biochem Biophys Res Commun 151: 730–736
9. Drieu K (1986) Préparation et définition de l'extrait de Ginkgo biloba. Presse Méd 15: 1455–1457

10. Goracci G (1990) PAF in the nervous system: biochemistry and pathophysiology: In: Krieglstein J, Ober-pichler H (eds) Pharmacology of Cerebral Ischemia 1990. Wissenschaftliche Verlagsgesellschaft, Stuttgart S 377–390

11. Karcher L, Zagermann P, Krieglstein J (1984) Effect of an extract of Ginkgo biloba on rat brain energy metabolism in hypoxia. Naunyn-Schmiedeberg's Arch Pharmacol 327: 31–35

12. Kornecki E, Ehrlich YH (1988) Neuroregulatory and neuropathological actions of the ether-phospholipid platelet-activating factor. Science 240: 1792–1794

13. Krieglstein J, Beck T, Seibert A (1986) Influence of an extract of Ginkgo biloba on cerebral blood flow and metabolism. Life Sci 39: 2327–2334

14. Krieglstein J, Ausmeier F, El-Abhar H, Lippert K, Welsch M, Rupalla K, Henrich-Noack P (1995) Neuro-protective effects of Ginkgo biloba constituents. Eur J Pharmaceutical Sci 3: 39–48

15. Marcheselli VI, Rossowska MJ, Domingo MT, Braquet P, Bazan NG (1990) Distinct platelet-activating fac-tor binding sites in synaptic endings and intracellular membranes of rat cerebral cortex. J Biol Chem 265: 9140–9145

16. Oberpichler H, Beck T, Abdel-Rahman M, Bielenberg GW, Krieglstein J (1988) Effects of Ginkgo biloba constituents related to protection against brain damage caused by hypoxia. Pharmacol Res Commun 20: 349–368

17. Oberpichler H, Sauer D, Roßberg C, Mennel HD, Krieglstein J (1990) PAF antagonist ginkgolid B reduces postichemic neuronal damage in rat brain hippocampus. J Cereb Blood Flow Metab 10: 133–135

18. Otani M, Chatterjee SS, Gabard B, Kreutzberg GW (1986) Effect of an extract of Ginkgo biloba on trie-thyltin-induced cerebral edema. Acta Neuropathol 69: 54–65

19. Peruche B, Oberpichler-Schwenk H, Krieglstein J (1991) Der Plättchenaktivierende Faktor (PAF) – Phy-siologie, Pathophysiologie, Pharmakologie. Dtsch Apoth Ztg 43: 2211–2222

20. Peter H, Fisel J, Weisser W (1966) Zur Pharmakologie der Wirkstoffe von Ginkgo biloba. Arzneimittel-forsch/Drug Res 16: 719–725

21. Prehn JHM, Krieglstein J (1993) Platelet-activating factor antagonists reduce excitotoxic damage in cultu-red neurons from chick telencephalon and protect the rat hippocampus and neocortex from ischemic injury in vivo. J Neurosci Res 34: 179–188

22. Sakaruda O, Kennedy C, Jehle J, Brown JD, Carbin GL, Sokoloff L (1978) Measurement of local cerebral blood flow with iodo-C14-antipyrine. Am J Physiol 234: 59–66

23. Sancesario G, Kreutzberg GW (1986) Stimulation of astrocytes affects cytotoxic brain edema. Acta neuro-pathol 72: 3–14

24. Siesjö B (1991) The role of calcium in cell death. In: Price D, Aguayo A, Thoenen H (eds) Neurodegene-rative Disorders: Mechanisms and Prospects for Therapy. Wiley & Sons, Chichester, PP 35–59

Für die Verfasser:
Josef Krieglstein
Philipps-Universität Marburg
Institut für Pharmakologie und Toxikologie
Ketzerbach 63
35032 Marburg

Pharmakologische Untersuchungen zur zentralnervösen Wirkung und zum Wirkungsmechanismus der Kava-Droge (Piper methysticum Forst) und ihrer kristallinen Inhaltsstoffe

R. Kretzschmar

Forschung und Entwicklung Knoll AG, Ludwigshafen

Einleitung

In jüngster Zeit finden vermehrt industriell-pharmazeutische Präparationen aus dem Wurzel-stock des auf den Inseln des Südpazifik beheimateten Strauchgewächses Piper methysticum Forst (Rauschpfeffer, Kava-Kava) Anwendung in der Pharmakotherapie von psychomotori-schen Unruhe-, Angst- und Spannungszuständen. Es stellt sich die Frage, ob die pharmakolo-gischen Eigenschaften der exotischen Droge Poly- und Melanesiens, die dort seit altersher von den Eingeborenen zur Zubereitung eines schmerzlindernden, entspannenden und schlafberei-tenden Trankes (Kava, Kava-Kava, Yangona) verwendet wird, eine solche pharmakotherapeu-tische Anwendung in unserer Zeit rechtfertigen und wenn ja, auf welchen pharmakologischen Wirkungsqualitäten und welchem Mechanismus die therapeutische Wirkung beruht. Dazu gibt es eine Fülle von Untersuchungen, die zu einem großen Teil in den Jahren 1958-1971 erarbei-tet wurden und durch neuere Arbeiten ab 1988 Ergänzung finden. Die wissenschaftliche Beschäftigung mit dem Wurzelstock in Deutschland begann bereits Ende des vergangenen Jahrhunderts, als Lewin [30] auf die ursprünglich von Johann Georg Forster [7], naturwissen-schaftlicher Begleiter von James Cook auf seiner zweiten Weltumseglung, erstmals ein-schließlich ihres Gebrauches beschriebene Pflanze hinwies und die ersten kristallinen Inhalts-stoffe, Methysticin (M), Dihydromethysticin (DHM) und Yangonin (Y) isoliert worden waren [3, 10, 41, 48]. Borsche et al. konnten noch die Verbindungen Kawain (K) und Dihydrokawain

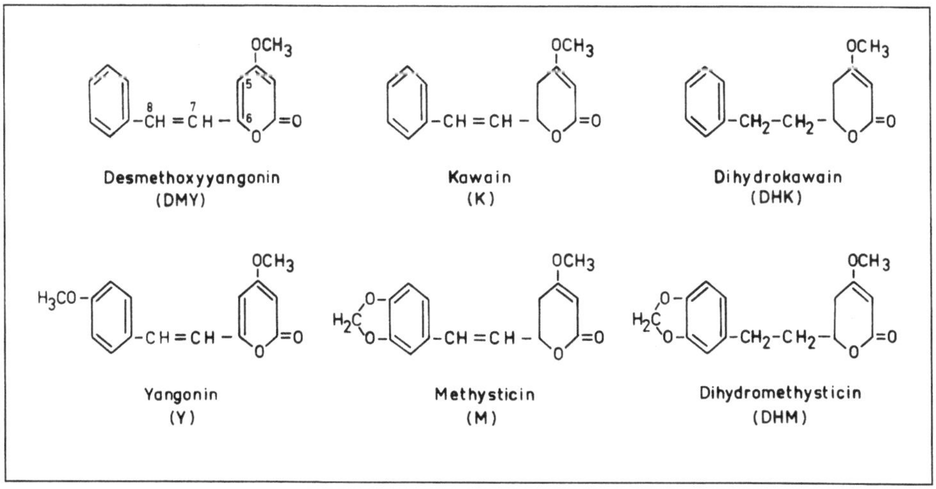

Abb. 1. Strukturformeln natürlicher Kava-Pyrone

(DHK) isolieren sowie die Struktur der meisten dieser Inhaltsstoffe als C6-aryl-substituierte α-Pyrone (sog. Kava-Pyrone) aufklären, ohne ihnen eine Wirkung zuordnen zu können. Das Vorhandensein eines weiteren quantitativ wesentlichen α-Pyrons, Desmethoxy Yangonin (DMY), bestätigten Gottlieb und Mors [11], nachdem Klohs et al. [20] diese Verbindung als Compound A beschrieben hatten. Bis heute sind insgesamt 9 kristalline α-Pyronverbindungen isoliert worden [13, 15].

Abbildung 1 zeigt die Struktur der sechs wesentlichen Pyronverbindungen, die in der Droge, abhängig von der territorialen Herkunft, in unterschiedlichen Mengenverhältnissen vorliegen. Der Gesamtpyrongehalt der Rohdroge beträgt etwa 5–8 %, wobei die Styrylverbindungen K, M und Y mit etwa 1–2 % jeweils die Hauptinhaltsstoffe bilden. Die in der Seitenkette hydrierten α-Pyrone DHK und DHM sowie das DMY sind mit 0,5–1 % geringer enthalten [13]. Die heutigen pharmazeutischen Präparationen enthalten mit lipophilen Extraktionsmitteln hergestellte Trockenextrakte mit einem angereicherten Pyrongehalt von ca. 30 %. Damit lassen sich Einzeldosierungen von 70 bis zu 130 mg Gesamtpyrone formulieren.

Pharmakologische Eigenschaften

Die aus einer lipophilen Fraktion der Rohdroge gewonnenen kristallinen Kava-Pyrone sind generell sehr schwer wasserlöslich, was ihre pharmakologische Bearbeitung lange Zeit nur unzureichend ermöglichte. Lewin [30] und später Schübel [44] haben im Tierexperiment analgetische, narkotische und lokalanästhetische Wirkungen von als „Kava-Harz" beschriebenen lipophilen Extrakten der Kava-Wurzel aufgefunden, wohingegen Reinkristalle ohne Wirkung blieben. Die ersten beschriebenen Wirkungen mit Reinpyronen betrafen die etwas hydrophileren doppelt ungesättigten Strukturen DHK und DHM [12, 47]. Erst die Technik der Suspension bzw. Lösung der Reinpyrone durch Erwärmen in pflanzlichen Ölen [12, 23], Polyäthylenglykol [39] oder in Suspensionsträgern, wie z. B. Tween [20], brachte einen Durchbruch für die In-vivo-Anwendung der Pyrone im Tierexperiment. Für die In-vitro-Anwendung konnten alkoholische Lösungen oder Lösungen in DMSO eingesetzt werden.

Eine Fülle pharmakologischer Wirkungen der Kava-Pyrone, überwiegend am zentralen Nervensystem, aber auch an peripheren Organen, wie Herz- und glatte Darmmuskulatur, sowie antiphlogistische Eigenschaften, wurde beschrieben, wobei insbesondere die Arbeitsgruppen um Meyer und Kretzschmar in zahlreichen Arbeiten [21–29, 33–40] den Nachweis erbrachten, daß die kristallinen Inhaltsstoffe der Droge, die Kava-Pyrone, in ihrer Gesamtheit Träger der pharmakologischen Wirkung des Kava-Trankes sind. Aus heutiger Sicht ist die Aussage berechtigt, daß sich die Kava-Pyrone im wesentlichen nur quantitativ voneinander unterscheiden. Quantitative Unterschiede bestehen vor allem hinsichtlich der Wirkungsstärke und der Pharmakokinetik. Selbst das lange Zeit als unwirksam beschriebene Y konnte von uns als ein wesentlicher Träger der Wirkung der Droge erkannt werden [21, 24]. Die beschriebenen motilitätshemmenden Effekte eines pyronfreien wäßrigen Kava-Extraktes [5, 17] traten nur nach i. p.-, nicht aber p. o.-Gabe auf und sollten damit artifizieller Natur sein.

Im folgenden sollen die pharmakologischen Untersuchungen referiert werden, die den Kava-Pyronen eine Verantwortlichkeit für therapeutisch nutzbare Eigenschaften der Kava-Droge zuweisen:

→ analgetische Wirkung,
→ muskulärentspannende Wirkung,
→ tranquilisierende Wirkung,
→ schlafbegünstigende Wirkung.

Auf weitere pharmakologische Eigenschaften, wie antikonvulsive und lokalanästhetische Wirkung, wird weiterhin kurz eingegangen. Die beschriebenen peripheren Wirkungen, wie die antiphlogistische [36], die antiarrhythmische [22] und die glattmuskulär spasmolytische [25, 35] Wirkung werden hier nicht abgehandelt.

Antinozizeptive Wirkung

Die in der ethnographischen Literatur [u. a. 30] beschriebene schmerzlindernde Wirkung des Kava-Trankes findet in den Ergebnissen der pharmakologischen Untersuchungen zur antinozizeptiven Wirkung der Kava-Pyrone ihr Äquivalent. Brüggemann und Meyer [2] fanden DHK und DHM nach intraperitonealer Applikation ab 100 mg/kg dosisabhängig analgetisch wirksam, indem im Brennstrahltest an Mäusen der Schmerzreflex (tail flick) verzögert wurde. In wirksamen Dosen zeigten die Tiere jedoch auch andere Einwirkungen, wie Muskelrelaxation, Sedation und Körpertemperatursenkung. Eine vergleichbare Wirkung beschrieben Jamieson et al. [15, 17] im Wärmebadtest an Mäusen für DHK, DHM, K und M sowie einen lipophilen Kava-Extrakt (150 mg/kg). Vergleichbare Wirkungen wurden für Diazepam als Prototyp muskelrelaxierender Tranquilizer nicht gefunden. Die antinozizeptive Wirkung scheint damit unabhängig von der für Kava-Pyrone charakteristischen zentralmuskelrelaxierenden Wirkung zu bestehen.

Muskulärentspannende Wirkung

Eine lähmende Wirkung auf die Skelettmuskulatur bis hin zur Unfähigkeit zum Stehen und Gehen ist nach dem Genuß großer Mengen eines Kava-Trankes mehrfach beschrieben worden [8, 30, 42]. Motorisch lähmende Wirkungen des Kava-Harzes haben Lewin [30] und Schübel [44] an verschiedenen Tierspezies gefunden sowie van Veen [47] für DHK, Hänsel und Beiersdorff [12] für DHM und Klohs et al. [20] zusätzlich für K und M. Die eigentümliche muskelrelaxierende Wirkung der Kava-Pyrone, die bei unbeeinflußtem Wachheitszustand bereits in niedrigen Dosen auftritt, haben Meyer und Kretzschmar [39] als zentralmuskelrelaxierende Eigenschaft erstmals charakterisiert. Wie bei der experimentellen Substanz Mephenesin führen die Kava-Pyrone relativ selektiv zu einer Hemmung des tonischen Dehnungsreflexes ohne Beeinflussung von anderen Fremd- und Eigenreflexen sowie der EEG-Aktivierungsreaktion in diesen Dosen. Als Angriffspunkt der Substanzen wurden die Formatio reticularis und damit die von hier ausgehenden facilitatorischen Bahnen für das spinale motorische System diskutiert. Die bei passiver Dehnung eines Muskels (z. B. M gastrocnemius) des wachen Kaninchens auftretende elektromyographisch registrierbare Gegenspannung kann durch intravenöse Injektion der Kava-Pyrone dosisabhängig gehemmt werden. Y erwies sich dabei als wirksamstes Einzelpyron. Die mittleren Hemmdosen betrugen 3,7 mg/kg Y, 7,4 mg/kg M, 12,5 mg/kg K bzw. 17,0 mg/kg DHM. Vergleichsweise betrug die mittlere Hemmdosis von Mephenesin 13,0 mg/kg und von Diazepam 0,2 mg/kg [21, 28]. Erwähnenswert ist ferner, daß die Wirkung nach Y deutlich länger anhält als nach Applikation der 5,6-hydrierten Pyrone. An Ratten wurde der tonische Dehnungsreflex der Hinterpfote beispielsweise mit 8,8 mg/kg Y und mit 12,9 mg/kg K zu 50 % nach intravenöser Injektion gehemmt. Die Kombination beider Pyrone war überadditiv mit bereits 5,3 mg/kg wirksam [21] (Tabelle 1). Andere Fremdreflexe, wie Pinnareflex und Rückenhautreflex, benötigen 2-3 bzw. bei Kombination 5 mal höhere Dosen. Bei intraperitonealer oder peroraler Applikation ist Y jedoch weniger wirksam als beispielsweise M oder DHM, was auf die eingangs geschilderten Löslichkeitsprobleme bzw. Resorptionsschwierigkeiten der im Pyronring ungesättigten, d. h. konjugierten Pyrone Y und DMY im Vergleich zu den gesättigten α-Pyronverbindungen zurückgeführt werden muß. So liegen mittlere den tonischen Dehnungsreflex hemmende Dosen von Y an Mäusen oder Ratten etwa

10–20 % bzw. 50–60 % höher als von M bzw. DHM (Tabelle 2). Die weiteren Angaben in Tabelle 2 zeigen den Abstand der muskelrelaxierend wirksamen Dosen von den zu Ataxie und komplettem Verlust von Stell- und Haltereflexen (Seitenlage) führenden Pyrondosen sowie den letalen Dosenbereich. Dieser Abstand ist bei Y erheblich größer als bei M und DHM (sowie auch K und DHK). Interessanterweise zeigen Kombinationen von Y mit einem der im Pyronring gesättigten α-Pyrone M oder DHM auch bei oraler und i. p.-Applikation ein überadditives Verhalten in bezug auf die Muskelrelaxation, ein Verhalten, das für Ataxie, Seitenlage und Letalität nicht zutrifft. Es muß auf eine aus gemeinsamer Lösung bzw. Suspension verbesserte Resorption von Y in niedrigen Dosen geschlossen werden.

In kausalem Zusammenhang mit der Muskelrelaxation muß auch die bei kleinen Nagetieren gefundene Senkung der Körpertemperatur durch die Kava-Pyrone gesehen werden [21, 29, 33]. Auch hierbei zeigen Kombinationen von Y mit beispielsweise M überadditive Wirkung [21, 29].

Tabelle 1. Wirkung der Kava-Pyrone Yangonin (Y) und Kawain (K) sowie ihrer Mischung im Verhältnis 1:1 auf den tonischen Dehnungsreflex der Hinterextremität (TDR), den Pinnareflex (PiR) und den Rückenhautreflex (RHR) der wachen Ratte nach i. v.-Applikation (21).

Pyron bzw. Pyronmischg.	Wirkungsmaximum nach Injektion in min	Mittlere reflexhemmende Dosen ($\bar{x} \pm s_{\bar{x}}$) in mg/kg i. v.		
		TDR	PiR	RHR
Y	2-4	8,8±1,22	21,5±2,35	21,0±2,93
K	1-2	12,9±1,53	24,2±1,44	21,0±1,84
Y+K (1:1)	2-5	5,3±1,01	27,0±1,27	25,0±2,12

Tabelle 2. Zentralmuskelrelaxierende Wirkung, Neurotoxizität und akute Letalität der Kava-Pyrone Yangonin (Y), Dihydromethysticin (DHM) und Methysticin (M) sowie von Pyrongemischen im Verhältnis 1:1 an der Maus (i. p.) und der Ratte (p. o.) (21).

Pyron bzw. Pyrongemisch	Mittlere effektive Dosis ($\bar{x} \pm s_{\bar{x}}$) in mg/kg							
	Muskelhypotonie		Ataxie		Seitenlage		akute Letalität	
	Maus i. p.	Ratte per os	Maus i. p.	Ratte per os	Maus i. p.	Ratte per os	Maus i. p.	Ratte per os
Y	115±8.5	150±11.2	> 1500	> 1500	> 1500	> 1500	> 1500	> 1500
DHM	70±5.4	102± 9.8	178±16.3	243±19.5	225±12.7	325±21.6	420±20.0	710±54.3
DHM + Y (1:1)	76±7.8	98±11.8	276±20.9	368±40.3	325±27.5	455±28.4	640±30.2	998±84.0
M	95±6.2	138± 9.6	240±53.6	360±22.5	300±27.5	520±38.0	530±29.9	> 900
M + Y (1:1)	98±9.5	128±12.5	290±24.5	446±31.6	385±31.6	675±84.0	680±26.9	> 900

Tranquilisierende Wirkung

Auch für eine tranquilisierende, d. h. angstbeseitigende, gleichgültig machende Wirkung des Kava-Trankes liegen Hinweise in der ethnographischen Literatur vor [42, 47]. Mit ihren pharmakologischen Untersuchungen zur muskulärentspannenden Wirkung der Kava-Pyrone, die in auffallender Ähnlichkeit zu der der Benzodiazepine steht, haben Meyer und Kretzschmar [39] auch eine für den Menschen tranquilisierende Wirkung postuliert. Diese Eigenschaft haben später Duffield et al. [5] anhand der konditionierten Vermeidungsreaktion (CAR) von Ratten getestet. Dosisabhängige inhibitorische Wirkungen wurden in Dosen über 100 mg/kg eines lipophilen Kava-Extraktes (Kava-Harz, enthaltend 36,7 % K, 19,2 % DHK, 15,0 % Y und 13,3 % DMY) gefunden. So hemmten 125 mg/kg i. p. die CAR um 18 % , höhere Dosen beeinflußten auch das allgemeine motorische Verhalten i. S. einer Sedation und Ataxie.

Holm et al. [14] haben in Untersuchungen an wachen Katzen mit chronisch implantierten kortikalen, subkortikalen und muskulären Elektroden neben der Reduktion des Muskeltonus eine Veränderung der elektrischen Aktivität im Mandelkern mit Ausbildung hochamplitudiger Deltawellen und Alpha- und Beta-Synchronisation nach 50 und 100 mg/kg i. p. eines α-pyronhaltigen Extraktes gefunden, wobei die Reizschwelle der EEG-Weckreaktion nicht beeinflußt wurde. Die hippokampale Antwort auf Reizung des Mandelkernes erfuhr eine signifikante Amplitudensteigerung. Weitere amygdalofugale Projektionen liefen ebenfalls verstärkt ab. Die Befunde lassen Schlüsse auf eine tranquilisierende Wirkung der Kava-Pyrone zu.

Schlafbegünstigende Wirkung

In der ethnographischen Literatur wird berichtet, daß nach dem Genuß größerer Mengen des Kava-Trankes ein überwältigendes Schlafbedürfnis auftritt [8, 30, 42, 47]. Aus der großen Zahl der tierexperimentellen Untersuchungen lassen sich einige damit in Zusammenhang stehende Befunde herausheben. An kleinen Nagetieren wird das Motilitätsverhalten durch alle Kava-Pyrone dosisabhängig vermindert [12, 21, 33], ein Effekt, der allgemein als sedative Wirkung interpretiert wird. Eine Verstärkung und Verlängerung der Wirkung verschiedener Narkotika durch Kava-Pyrone [16, 20, 21, 29, 33] kann ebenfalls herangezogen werden, ebenso eine Hemmung der EEG-Weckreaktion [21, 28, 29], für die allerdings höhere Dosen erforderlich sind als zur Auslösung einer Muskelrelaxation. Es ist daher anzunehmen, daß die muskuläre Entspannung durch Wegfall wesentlicher afferenter Aktivierungseinflüsse auf das Schlaf-Wach-Verhalten eine wesentliche Ursache der schlafbegünstigenden Wirkung der Kava-Pyrone ist. So führten auch niedrigere Dosen, als zur Hemmung der EEG-Weckreaktion erforderlich sind, am wachen Kaninchen zur Synchronisation und vermehrten Spindelaktivität im kortikalen EEG [21, 28, 29]. Auch Holm et al. [14] haben in ihren Versuchen an freibeweglichen Katzen eine signifikante Reduktion des aktiven Wachseins und Zunahme des synchronisierten Schlafes gefunden, ohne daß die Reizschwelle der EEG-Weckreaktion erhöht war.

Weitere zentralnervöse Wirkungen

Die Kava-Pyrone besitzen interessante Wirkungen bei experimentell hervorgerufenen Krämpfen. In der Regel lassen sich tonische Krämpfe dosisabhängig hemmen, unabhängig davon, ab sie durch elektrische Reizzufuhr oder durch chemische Krampfgifte, wie Pentetrazol, Pikrotoxin, Bemegrid oder Strychnin, ausgelöst werden [20, 23, 26, 27, 34, 37, 40]. Demgegenüber werden klonische Krampfäquivalente ähnlich wie bei Phenytoin verstärkt, ohne daß es dabei zu einer Senkung der Schwelle für klonische Krämpfe kommt. Insbesondere in den Untersuchungen zur antikonvulsiven Wirkung gegen den maximalen Elektroschock (MES) konnten wir nachweisen, daß Y und DMY bei i.v.-Anwendung sowie in hohen Dosen auch bei i. p.-Applikation eine qualitativ vergleichbare Wirkung wie die 5,6-hydrierten Kava-Pyrone besitzen [23, 40] und daß Kombinationen der 5,6-hydrierten Pyrone mit Y oder DMY überadditiv wirken [21, 24, 29]. Die Untersuchungen haben ferner gezeigt, daß zwischen den Pyronen eindeutige Unterschiede in pharmakokinetischer Hinsicht bestehen. K und DHK zeigen nach oraler Applikation an der Maus einen raschen Wirkungseintritt und ein Maximum der Wirkung nach etwa 10 min. Die Wirkung klingt ebenso rasch innerhalb von 30–45 min wieder ab. M und DHM werden dagegen langsamer aufgenommen und erreichen ihr Wirkungsmaximum nach 30–60 min. Ihre Wirkung hält bis zu 2–3 Stunden an. Nach Y tritt die Wirkung erheblich verzögert ein. Erst 2 Stunden nach Applikation wird der maximale Schutzeffekt erreicht, und nach 4 Stunden ist die Wirkung noch nicht vollständig abgeklungen [23]. Mischungen aller Pyrone ergeben daher nicht nur einen überadditiven Effekt, sondern führen auch zu einer verlängerten Wirkung bei raschem Wirkungseintritt.

Einen äußerst interessanten Befund stellt eine in sehr niedrigen, eng begrenzten Dosen der 5,6-hydrierten Kava-Pyrone aufgefundene Erhöhung der Zahl tonisch krampfender Tiere bei Injektion mittlerer Krampfdosen von Pentetrazol und Bemegrid dar [23, 24]. Y und DMY wurden in entsprechenden Untersuchungen bisher nicht geprüft. Der demnach zum Teil biphasische Wirkungstyp der Kava-Pyrone entspricht keinem der bekannten Antiepileptika, wurde aber von uns auch für Procain als charakteristisch gefunden [23], das als Lokalanästheticum Ähnlichkeiten mit den Kava-Pyronen aufweist, deren oberflächen- und infiltrationsanästhetische Wirkung eingehend untersucht worden ist [38, 40]. Als Antiepileptika erscheinen die Kava-Pyrone aber aus Gründen der experimentell erhobenen Befunde insgesamt nicht geeignet.

Untersuchungen zur Pharmakokinetik

Die Untersuchungen zum zeitlichen Verlauf der Wirkung der Kava-Pyrone im Tierexperiment [2, 15, 23, 33, 34] wurden nur durch wenige chemisch-analytische Untersuchungen zum pharmakokinetischen Verhalten begleitet. Durch UV-spektro-photometrische Bestimmungen der Pyronkonzentrationen im Blut von Mäusen nach dünnschichtchromatographischer Auftrennung von Chloroformextrakten haben wir den interessanten Befund einer signifikanten Erhöhung der Konzentration von Y erhoben, wenn dieses gemeinsam mit einem 5,6-hydrierten Pyron, z. B. M, i. p. verabreicht wurde, während die Konzentration von M nicht verändert war [21, 24] (Tabelle 3). Somit kann als Ursache der überadditiven Wirkung von Kombinatio-

Tabelle 3. Konzentration der Kava-Pyrone Yangonin (Y) und Methysticin (M) im Blut von Mäusen nach i. p.-Applikation der Pyrone sowie ihrer Mischung im Verhältnis 2:1 (21).

Pyrondosis mg/kg i.p.		Zeitpunkt der Blutentnahme nach Injektion in min	mittlere Pyronkonzentration im Blut ($\bar{x}\pm s_{\bar{x}}$) in mg/L (µmol/L)	
Y	M		Y	M
100	–	30	2,1±0,70 (8,1±0,27)	–
–	50	30	–	11,7±1,13 (42,7±4,12)
100	50	30	4,8±0,78 (18,6±0,30)	10,0±1,19 (40,1±4,01)
40	–	20	0,8±0,18 (3,1±0,07)	–
–	20	20	–	4,1±0,86 (14,9±3,14)
40	20	20	2,1±0,25 (8,1±0,10)	4,9±0,90 (17,9±3,28)

nen von Y oder auch DMY mit 5,6-hydrierten Pyronen eine Verbesserung der Resorption der schwerlöslichen ungesättigten Pyrone angenommen werden. Möglicherweise findet Vergleichbares auch beim Barrieretransport in das ZNS statt, da sich auch entsprechende Kombinationen bei intravenöser Applikation im MES [21] sowie auf den tonischen Dehnungsreflex [21] überadditiv wirksam verhielten. Mit einer erheblich verbesserten Methodik (Gas-Chromatographie-Massenspektrometrie) haben Keledjian et al. [19] diesen Befund bestätigt, indem sie nach Applikation eines Kava-Harzes erheblich mehr Y im Gehirn von Mäusen wiederfanden als nach Applikation einer höheren Dosis von Y allein. So fanden sie 15 min nach i. p.-Applikation von 120 mg/kg Kava-Harz, enthaltend 18 mg/kg Y, eine max. Y-Konzentration im Gehirn von ca. 5 µg/g Feuchtgewicht. Demgegenüber erreichten 100 mg/kg Y allein verabreicht nur minimale Konzentrationen von 1–2 µg/g. Die entsprechenden Gehirnkonzentrationen von K, DHK und DMY, im Extrakt enthalten mit ca. 44, 23 und 16 mg/kg, betrugen ca. 28, 11 und 2,5 µg/g Feuchtgewicht. Die Untersuchungen von Keledjian et al. [19] zeigen darüber hinaus, übereinstimmend mit unseren UV-spektrophotometrischen Untersuchungen der Plasmakonzentrationen [21] und den Untersuchungen zur Pharmakodynamik, die deutlich längere Verweildauer von Y im Organismus im Vergleich zu K oder DHK, die ihrerseits ein deutlich früheres Maximum erreichen.

Untersuchungen zum Mechanismus der zentralnervösen Wirkungen der Kava-Pyrone

Das geschilderte Wirkungsprofil aus zentraler Muskelrelaxation, Tranquilisation, Schlafinduktion, Narkosepotenzierung und antikonvulsiver Wirkung gegen tonische Krämpfe läßt am ehesten vermuten, daß Effekte am GABAergen System neben einer durch lokalanästhetische Wirkung offensichtlichen Hemmung des zellulären Natriumeinstromes involviert sind.

Untersuchungen zur möglichen Beeinflussung des GABAergen Systems durch Kava-Pyrone sind von Davies et al. [4] u. Jussofie et al. [18] durchgeführt worden. Während Davies et al. mit Reinpyronen in Konzentrationen von 50 µM/ – 1 mM nur eine geringe Interaktion an der GAB_A- sowie Benzodiazepinbindungsstelle an gewaschenen synaptosomalen Membranen des Mäuse- oder Rattengehirns fanden, die sich in Ex-vivo-Experimenten mit Reinpyronen und einem Kava-Harz (100–300 mg/kg i.p.) auch nicht wiederfand, haben Jussofie et al. am Rattengehirn in vitro eindeutig zeigen können, daß ein lipophiler Kava-Extrakt die Bindung von (^{3}H) Muscimol am $GABA_A$-Rezeptor konzentrationsabhängig verstärkt mit IC_{50}-Werten um 200–300 µM. Die Wirkung war an Hippocampus, Amygdala und Medulla oblongata stärker ausgeprägt als am zerebralen Cortex und fehlte am Kleinhirn. Dieser Wirkung der Kava-Pyrone lag eine Steigerung der Zahl der Bindungsstellen (B max) um das 2–2,5 fache mit 100 µM bzw. 4–4,5 fache mit 500 µM zugrunde. Diese Konzentrationen liegen im Bereich der von Keledjian et al. [19] mit 120 mg/kg Kava-Harz erzielten maximalen Pyronkonzentrationen im Gehirn von Mäusen (in der Summe ca. 48 µg/g ~ 200 µM). Die von uns im Blut von Mäusen gefundenen Pyronkonzentrationen [21] nach 50–200 mg/kg M bzw. 100–300 mg/kg DHK liegen mit 40–140 bzw. 50–150 µM ebenfalls im von Jussofie et al. [18] am $GABA_A$-Rezeptor wirksam beschriebenen Pyronkonzentrationsbereich.

Eindeutige Unterschiede zur pharmakologischen Wirkung der klassischerweise am $GABA_A$-Rezeptor-Komplex interagierenden Benzodiazepine sind aber für die Kava-Pyrone festzustellen: Hemmung der arousal reaction erst in hohen Dosen, keine antikonvulsive Wirkung gegen klonische Krämpfe, Verstärkung tonischer Krämpfe in sehr niedrigen Dosen sowie antinozizeptive Wirkung. Es ist daher anzunehmen, daß weitere Mechanismen am pharmakodynamen Bild der Kava-Pyrone beteiligt sind. Auf die lokalanästhetische Wirkungskomponente ist schon hingewiesen worden. In jüngster Zeit haben Gleitz et al. [9] in In-vitro-Untersuchungen am mit Veratridin stimulierten Anstieg der intrasynaptosomalen Natriumkonzentration in kortikalen Synaptosomen der Ratte eine dosisabhängige Inhibition durch synthetisches ($\pm$) K in Konzentrationen von 10–400 μM (IC_{50} = 86 μM) gezeigt. Auch wir haben in Rezeptorbindungsversuchen mit K eine Interaktion ab 10 μM an der Veratridin-Bindungsstelle des Na^+-Kanales gefunden, nicht aber an der Verapamilbindungsstelle des Ca^{++}-Kanales sowie an adrenergen (α_1, α_2, β_1, β_2), serotonergen ($5HT_3$), cholinergen (M_1, M_2), gabaergen ($GABA_A$, $GABA_{uptake}$), glycinergen (strychninsensitiv) und Opiatrezeptoren [46]. Damit ist eine Beteiligung der Hemmung des spannungsabhängigen Natriumeinstromes (lokalanästhetische Komponente) am Zustandekommen der charakteristischen zentralnervösen Wirkung (wie auch einer antiarrhythmischen Wirkung) der Kava-Pyrone sehr wahrscheinlich. Keine Erklärung bilden die beiden Wirkungsmechanismen für die antinoziceptive (analgetische) Wirkungskomponente. Hierfür, wie auch z. T. für die antikonvulsive Wirkung, könnte die unlängst von uns aufgefundene Bindung der Kava-Pyrone in recht niedrigen Konzentrationen (IC_{50} 2–6 μM) an den Histamin-H_3-Rezeptor [46], der als präsynaptischer Auto- und Heterorezeptor die Freisetzung von Histamin und anderen Neurotransmittern wie Serotonin, Noradrenalin und Dopamin im ZNS moduliert [Lit. bei 31], eine kausale Rolle spielen. Für den selektiven H_3-Rezeptorantagonisten Thioperamide ist eine antinoziceptive [32] und antikonvulsive [49] Wirkung beschrieben worden. Auch für die bisher pharmakologisch nicht verifizierte psychomotorisch aktivierende Wirkung, die für die Aufnahme geringer Mengen des Kava-Trankes berichtet wurde [30], könnte eine H_3-rezeptorantagonistische Wirkungskomponente der Kava-Pyrone – wie mit Thioperamide gezeigt (43) – verantwortlich sein.

Zusammenfassung

Die kristallinen Inhaltsstoffe der Kava-Droge sind in ihrer Gesamtheit verantwortlich für die charakteristische zentralnervöse Wirkung des lipophilen Kava-Extraktes bzw. des Kava-Trankes. Sie beeinflussen sich gegenseitig pharmakodynamisch und pharmakokinetisch synergistisch. Schwer resorbierbare α-Pyrone, wie Y und DMY, gelangen dabei zu besserer Bioverfügbarkeit.

Nach heutiger Kenntnis kommen als Wirkungsmechanismen eine wahrscheinlich allosterische Beeinflussung des $GABA_A$-Rezeptor-Komplexes, eine Hemmung des spannungsabhängigen Na^+-Kanales sowie ein Angriff am H_3-Rezeptor in Betracht.

Literatur

1. Borsche W, Blount BK (1933) Untersuchungen über die Bestandteile der Kawawurzel, XIII. Mitteil. Ber dtsch chem Ges 66: 803–806
2. Brüggemann F, Meyer HJ (1963) Die analgetische Wirkung der Kawa-Inhaltsstoffe Dihydrokawain und Dihydromethysticin. Arzneim Forsch (Drug Res) 13: 407–409
3. Cuzent GH (1862) Du Kava ou Ava (Piper methysticum Forst). J Pharm 2: 85–87
4. Davies LP, Drew CA, Duffield P, Johnston GAR, Jamieson DD (1992) Kava pyrones and resin: studies on $GABA_A$, $GABA_B$ and Benzodiazepine binding sites in rodent brain. Pharmacol Toxicol 71: 120–126

5. Duffield PH, Jamieson DD, Duffield AM (1989) Effect of aqueous and lipid-soluble extracts of Kava on the conditioned avoidance response in rats. Arch int Pharmacodyn 301: 81–90
6. Duffield PH, Jamieson D (1991) Development of tolerance to Kava in mice. Clin Exp Pharmacol Physiol 18: 571–578
7. Forster JG (1786) De plantis esculentis insularum oceani australis, commentatio botanica. Berolina
8. Gajdusek DC (1967) Recent observations on the use of Kawa in the New Hebrides. In: Ethnopharmacologic search for psychoactive drugs. Raven Press, New York, S 119–125
9. Gleitz J, Beile A, Peters T (1995) (±)-Kavain inhibits veratridine-activated voltage-dependent Na⁺-channels in synaptosomes prepared from rat cerebral cortex. Neuropharmacol in Druck
10. Gobley NT (1860) Recherches chimiques sur la racine de Kawa. J Pharmac Chim 37: 19–23
11. Gottlieb OR, Mors WB (1959) Identity of compound A from Kava root with 5,6-dehydrokavain. J. Organ Chem 24: 1614
12. Hänsel R, Beiersdorff HU (1959) Zur Kenntnis der sedativen Prinzipien des Kawa-Rhizoms. Arzneim Forsch (Drug Res) 9: 581–585
13. Hänsel R, Lazar J (1985) Kawapyrone – Inhaltsstoffe des Rauschpfeffers in pflanzlichen Sedativa. Dtsch Apoth Ztg 125: 2056–2058
14. Holm E, Staed U, Heep J, Kortsik C, Behne F, Kaske A, Mennicke I (1991) Untersuchungen zum Wirkungsprofil von DL-Kavain. Zerebrale Angriffsorte und Schlaf-Wach-Rhythmus im Tierexperiment. Arzneim Forsch (Drug Res) 41: 673–683
15. Jamieson DD, Duffield PH (1990) The antinociceptive actions of Kava components in mice. Clin Exp Pharmacol Physiol 17: 495–508
16. Jamieson DD, Duffield PH (1990) Positive interaction of ethanol and Kava resin in mice. Clin Exp Pharmacol Physiol 17: 509–514
17. Jamieson DD, Duffield PH, Cheng D, Duffield AM (1989) Comparison of the central nervous system activity of the aqueous and lipid extract of Kava (Piper methysticum). Arch int Pharmacodyn 301: 66–80
18. Jussofie A, Schmiz A, Hiemke C (1994) Kavapyrone enriched extract from Piper methysticum as modulator of the GABA binding site in different regions of rat brain. Psychopharmacol 116: 469–474
19. Keledjian J, Duffield PH, Jamieson DD, Lidgaard RO, Duffield AM (1988) Uptake into mouse brain of four compounds present in the psychoactive beverage Kava. J Pharm sci 77, 1003–1006
20. Klohs MW, Keller F, Williams RE, Toekes MI, Cronheim GE (1959) A chemical and pharmacological investigation of Piper methysticum Forst. J Med Pharm Chem 1: 95–103
21. Kretzschmar R (1970) Die Bedeutung der Pyronverbindung Yangonin für das Zustandekommen der sedativen Wirkung des Rauschpfeffers (Piper methysticum Forst). Habil-Schr Universität Freiburg i. Br.
22. Kretzschmar R, Meyer HJ (1968) Der Einfluß natürlicher 5,6-hydrierter Kawa-Pyrone auf isolierte Herzpräparate und ihre antifibrillatorische Wirkung am Ganztier. Arch int Pharmacodyn 175: 1–15
23. Kretzschmar R, Meyer HJ (1969) Vergleichende Untersuchungen über die antikonvulsive Wirksamkeit der Pyronverbindungen aus Piper methysticum Forst. Arch int Pharmacodyn 177: 261–277
24. Kretzschmar R, Meyer HJ, Teschendorf HJ (1968) Yangonin – eine pharmakologisch wirksame Pyronverbindung aus Piper methysticum Forst. Arch Pharmak exp Path 260: 159
25. Kretzschmar R, Meyer HJ, Teschendorf HJ, Zöllner B (1969) Spasmolytische Wirksamkeit von arylsubstituierten α-Pyronen und wässrigen Extrakten aus Piper methysticum Forst. Arch int Pharmacodyn 180: 475–491
26. Kretzschmar R, Meyer HJ, Teschendorff HJ, Zöllner B (1969) Antagonistische Wirkung natürlicher 5,6-hydrierter Kava-Pyrone auf die Strychninvergiftung und den experimentellen lokalen Tetanus. Arch int Pharmacodyn 182: 251–268
27. Kretzschmar R, Meyer HJ, Teschendorf HJ (1970) Strychnine antagonistic potency of pyrone compounds of the Kavaroot (Piper methysticum Forst). Experientia 26: 283–284
28. Kretzschmar R, Teschendorf HJ, Ladous A, Ettehadieh D (1971) On the sedative action of the Kava rhizome (Piper methyst). Acta Pharmacol Toxicol 29 (Suppl 4): 26
29. Kretzschmar R, Teschendorf HJ (1974) Pharmakologische Untersuchungen zur sedativ-tranquilisierenden Wirkung des Rauschpfeffers (Piper methysticum Forst). Chem Ztg 98: 24–28
30. Lewin L (1886) Über Piper methysticum. Hirschwald, Berlin
31. Ligneau X, Garbarg M, Vizuete ML, Diaz J, Purand K, Stark H, Schunack W, Schwartz JC (1994) (125 J) Jodoproxyfan, a new antagonist to label and visualize cerebral histamine H_3 receptors. J Pharm Exp Ther 271: 452–459
32. Malmberg-Aiello P, Lamberti C, Ghelardini C, Giotti A (1994) Role of histamine in rodent antinociception. Br J Pharmacol 111: 1269–1279
33. Meyer HJ (1962) Pharmakologie der wirksamen Prinzipien des Kawa-Rhizoms (Piper methysticum Forst). Arch int Pharmacodyn 138: 505–536
34. Meyer HJ (1964) Untersuchungen über den antikonvulsiven Wirkungstyp der Kawa-Pyrone Dihydromethysticin und Dihydrokawain mit Hilfe chemisch induzierter Krämpfe. Arch int Pharmacodyn 150: 118–131

35. Meyer HJ (1965) Spasmolytische Effekte von Dihydromethysticin, einem Wirkstoff aus Piper methysticum Forst. Arch int Pharmacodyn 154: 449–467
36. Meyer HJ (1965) Antagonistische Wirkungen genuiner Kawa-Pyrone bei experimentellen Entzündungen und Fieber. Klin Wschr 43: 469–470
37. Meyer HJ, Meyer-Burg J (1964) Hemmung des Elektrokrampfes durch die Kawa-Pyrone Dihydromethysticin und Dihydrokawain. Arch int Pharmacodyn 148: 97–110
38. Meyer HJ, May HU (1964) Lokalanaesthetische Eigenschaften natürlicher Kawa-Pyrone. Klin Wschr 42: 407
39. Meyer HJ, Kretzschmar R (1966) Kawa-Pyrone – eine neuartige Substanzgruppe zentraler Muskelrelaxantien vom Typ des Mephenesins. Klin Wschr 44: 902–903
40. Meyer HJ, Kretzschmar R (1969) Untersuchungen über Beziehungen zwischen Molekularstruktur und pharmakologischer Wirkung C_6-arylsubstituierter 4-Methoxy-α-pyrone vom Typ der Kawa-Pyrone. Arzneim. Forsch (Drug Res) 19: 617–623
41. Nölting E, Kopp A (1874) Sur la racine de kava. Monit scientif 16: 920–923
42. Raymond WD (1951) Kava (Piper methysticum Forst). Colonial Plant Animal Products 2: 45–48
43. Sakai N, Onodera K, Maeyama K, Yanai K, Watanabe T (1991) Effects of thioperamide, a histamine H_3 receptor antagonist, on locomotor activity and brain histamine content in mastcelldeficient W/W˜ mice. Life Scienes 48: 2397–2404
44. Schübel K (1924) Zur Chemie und Pharmakologie der Kawa-Kawa (Piper methysticum, Rauschpfeffer). Arch exp Path Pharmakol 102: 250–282
45. Titcomb M (1948) Kava in Hawaii. J. Polynes Soc 57: 105–171
46. Unger L, Kretzschmar R (1995) – unveröffentlichte Befunde
47. Van Veen AG (1939) Isolation and constitution of the narcotic substance from Kawa-Kawa (Piper methysticum). Rec Trav Chim (Pays-Bas) 58: 521–527
48. Winzheimer E (1908) Beiträge zur Kenntnis der Kawawurzel. Arch Pharmazie 246: 338–365
49. Yokoyama H, Onodera K, Iinuma K, Watanabe T (1993) Effect of thioperamide, a histamine H_3 receptor antagonist, on electrically induced convulsions in mice. Europ J Pharmacol 234: 129–133

Anschrift des Verfassers:
Prof. Dr. med. Rolf Kretzschmar
Forschung und Entwicklung
Knoll AG
Postfach 210805
67008 Ludwigshafen

Pharmakologische Untersuchungen zur antidepressiven Wirkung von *Hypericum perforatum L.*[4])

H. Winterhoff[1]), V. Butterweck[1,2]), A. Nahrstedt[2]), H. G. Gumbinger[1]), V. Schulz[3]), S. Erping[1]), F. Boßhammer[1]), A. Wieligmann[1])

[1]) Institut für Pharmakologie und Toxikologie der Universität Münster,
[2]) Institut für Pharmazeutische Biologie der Universität Münster,
[3]) Lichtwer Pharma GmbH, Berlin,
[4]) Teilweise Bestandteil der geplanten Dissertation von V. Butterweck.

Einleitung

Als Ursache von Depressionen werden Serotonin- oder Katecholaminmangelzustände an spezifischen Rezeptoren im zentralen Nervensystem diskutiert [10]. Dieser Theorie entspricht der Wirkmodus der klassischen Antidepressiva, die die Wiederaufnahme von Serotonin und/oder Noradrenalin in die präsynaptische Nervenendigung hemmen oder den enzymatischen Abbau der Monoamine, beispielsweise durch eine Hemmung der Monoaminoxidase, unterdrücken. Beide Effekte führen akut zu einem erhöhten Angebot an Monoaminen. Durch die Veränderung der Monoaminkonzentration im synaptischen Spalt sowie durch Rezeptorblockade soll nach längerer Behandlungsdauer die Dichte der Neurotransmitterrezeptoren verändert werden. Allerdings reichen diese Mechanismen nicht aus, um die Wirksamkeit aller Antidepressiva zu erklären. Sie begründen auch nicht die Latenzzeit von mehreren Wochen, die zwischen dem Beginn der Pharmakotherapie und dem Eintreten der stimmungsaufhellenden Wirkung liegt [10].

Hypericum-Extrakte gehören mittlerweile in Deutschland zu den besonders häufig verordneten Antidepressiva. Das darin enthaltene Hypericin wurde zeitweise als der wirksame Inhaltsstoff angesehen [24]. Darüber hinaus wurden aber auch andere Inhaltsstoffe als Wirksubstanzen diskutiert [14]. Als Wirkmodus wurde eine MAO-Hemmung angenommen [25]. Während zahlreiche Studien die klinische Wirksamkeit von Hypericum-Zubereitungen belegen, liegen nur wenige pharmakologische Untersuchungen vor. *In vivo* fanden Okpanyi und Weischer [19] nach Gabe von Hypericum-Extrakt eine Verlängerung einer Alkoholnarkose, eine Erhöhung der Spontanmotilität, einen teilweisen Reserpinantagonismus sowie eine Unterdrückung des Aggressionsverhaltens isoliert gehaltener männlicher Mäuse. Nachteilig bei diesen Untersuchungen war jedoch, daß der Extrakt nicht phytochemisch charakterisiert, sehr hohe Dosierungen eingesetzt, 50% iges Propandiol als Lösemittel verwendet und Hypericin als Vergleichssubstanz nicht wie der Gesamtextrakt oral, sondern intraperitoneal appliziert wurden. In eigenen Pilot-Untersuchungen mit Hypericum-Extrakt wurden eine Verkürzung der Ketaminnarkose und ein geringgradiger Reserpinantagonismus festgestellt; im Hypothalamus war der Dopamingehalt erhöht [30].

In letzter Zeit sind Zweifel an der These aufgekommen, daß die MAO-Hemmung den Wirkmechanismus und Hypericin das therapeutische Wirkprinzip von Hypericum-Extrakt darstellen. Die Annahme, daß die Gesamthypericine (d.h. die Summe aus Hypericin, Pseudohypericin und deren Protoverbindungen) die wirksamen Inhaltsstoffe darstellen, ist erst kürzlich wieder in Frage gestellt worden [4]. Untersuchungen *in vitro* zeigten eine Hemmung der MAO deutlich bei einer Konzentration von 10^{-3} M; bei der noch recht hohen Konzentration von 10^{-4} M war sie nur noch schwach ausgeprägt [3, 27]. Im gleichen Dosisbereich zwischen 10^{-3} und 10^{-4} M wurde durch Hypericum-Extrakt in vitro auch die Catechol-O-methyltransferase (COMT) gehemmt, das zweite Enzym, das im ZNS die Monoamininaktivierung katalysiert [27]. Durch diese Untersuchungen wird klar, daß weder die Hemmung der MAO, noch die Hemmung von COMT durch Hypericum-Extrakte als alleinige Wirkprinzipien in Frage kommen, da wirksame Konzentrationen in vivo nicht erreicht werden dürften. Diese In-vitro-Untersuchungen zeigen damit auch, daß Hypericin nicht der einzige wirksame Inhaltsstoff des Extraktes ist: Die MAO-Hemmung des Gesamtextraktes ging deutlich über die von Hypericin hinaus; Hypericin selbst bewirkte keine COMT-Hemmung, diese Aktivität konnte der Flavonol- und Xanthonfraktion zugeordnet werden [3, 27].

Einen anderen Wirkmechanismus für Hypericum-Zubereitungen lassen Ergebnisse von Thiele, Brink und Ploch vermuten. Sie beobachteten eine ausgeprägte Hemmung der Freisetzung von Interleukin-6 durch Hypericum-Extrakt in vitro [28]. Diese Befunde könnten einen Hinweis auf eine Wirkung von Hypericum-Extrakt über eine Beeinflussung der neuroimmuno-endokrinen Regulation geben. Interleukin-6 induziert die Freisetzung von Corticotropin-Releasing-Hormon (CRH), umgekehrt moduliert CRH auch die Interleukin-6-Produktion [17, 24]. Eine Hemmung der Interleukinfreisetzung und eine daraus resultierende Absenkung der zentralen CRH-Spiegel könnte eine antidepressive Wirkung erklären. Bei Patienten mit Depression kann eine hypothalamische CRH-Übersekretion nachgewiesen werden, die Anzahl zentraler CRH-Rezeptoren bei diesen Patienten ist vermindert [7]. Diese Befunde bedürfen allerdings der Überprüfung und Bestätigung in vivo.

Insgesamt ist die Frage nach dem Wirkmechanismus von Hypericum-Extrakt aber nach wie vor ebenso offen wie die Frage nach den wertbestimmenden Inhaltsstoffen. Da eine antidepressive Wirkung nicht durch die Ergebnisse in einem einzigen Testsystem belegt wird, negative Ergebnisse in einzelnen Tests eine antidepressive Wirkung deshalb nicht ausschließen, schien es erforderlich, Hypericum-Extrakt in verschiedenen experimentellen Modellen unabhängig voneinander zu untersuchen. Als solche wurden hier die Narkosedauer und die Basaltemperatur von Versuchstieren, der „Porsolt-Test" sowie Konzentrationsmessungen zentraler Neurotransmitter und bestimmter Hormone ausgewählt.

Die Narkosedauer wurde nach einer Vorbehandlung mit Hypericum-Extrakt bestimmt, da bei Vorliegen zentraler Effekte des Extraktes eine Veränderung der Narkosezeit zu erwarten ist.

Zahlreiche zentral wirksame Substanzen beeinflussen nach akuter Gabe die Basaltemperatur von Versuchstieren [2,13]. Deshalb wurde getestet, ob die Körpertemperatur von Mäusen durch Hypericum-Extrakt beeinflußt wird, um ggf. aus dem Temperaturverlauf Hinweise darauf zu erhalten, wann ein Effekt einsetzt und wie lange er andauert.

Als vergleichsweise spezifische Prüfung auf antidepressive Wirkung wurde der „forced swimming test" nach Porsolt durchgeführt [20, 21]. Antidepressiva verkürzen die Dauer der Immobilität in diesem Test deutlich; zwischen der Wirksamkeit im Porsolt-Test und der klinischen Wirksamkeit besteht eine recht gute Korrelation [5, 26]. Allerdings muß zum einen eine unspezifische Stimulation der Motilität ausgeschlossen werden, zum anderen muß die Wirkung auch nach mehrmaliger Vorbehandlung der Versuchstiere noch nachweisbar sein. Der Porsolt-Test erlaubt nicht nur eine Prüfung der Wirksamkeit, sondern ermöglicht durch den zusätzlichen Einsatz von Antagonisten auch Schlußfolgerungen auf den Wirkmechanismus.

Antidepressiva verursachen, je nach verwendeter Substanz, einen akuten Anstieg von Serotonin, Noradrenalin oder Dopamin in bestimmten Bereichen des zentralen Nervensystems. Die Bestimmung der Monoaminkonzentrationen im ZNS nach Hypericum-Gabe sollte deshalb weitere Anhalte für die Wirkweise des Pflanzenextraktes geben. Indirekt werden dadurch weitere Hormone, wie Prolaktin, beeinflußt, deren Messung daher ebenfalls in das Prüfprogramm aufgenommen wurde.

Material und Methoden

Prüfsubstanzen und deren Zubereitung

Hypericum-Extrakt

Es wurde ein Gefriertrockenextrakt aus *Hypericum perforatum* L. der Firma Lichtwer Pharma GmbH, Berlin, Charge 93 01 01002, Prüfbezeichnung LI 160, verwendet. Der Extrakt war aus getrockneter Droge gemäß DAC 1986 Addendum 1991 mittels erschöpfender Extraktion bei 60 °C hergestellt worden. Das Verhältnis von Droge zu Extrakt (DEV) betrug 4–7 : 1. Der Extrakt war auf einen Gehalt von 0,24–0,32 % Gesamthypericin nach DAC eingestellt worden.

Prüfsubstanzen

Imipramin-HCI, Bupropion®, Haloperidol, Firma Sigma-Chemicals, Deisenhofen; Hypericin, TLC-rein und mittels HPLC überprüft, Fa. Roth, Karlsruhe; Sulpirid: Dogmatil®, Fa. Synthelabo GmbH, Puchheim.

Herstellung der Prüfzubereitungen

Für die Tierexperimente wurde Hypericum-Extrakt ebenso wie Hypericin und die anderen Testsubstanzen in einem Volumen von 0,16 ml Ethanol vorgelöst und danach in einem Volumen von 10 ml/kg Körpergewicht gleichmäßig in Wasser suspendiert.

Analytik

Herstellung der Extraktlösungen für die Analytik

Als Lösungsmittel wurde MeOH/DMSO = 9:1 verwendet. Durch intensives Mischen und zehnminütiges Behandeln mit Ultraschall bei Raumtemperatur wurden alle Proben bis zu einer Konzentration von 5 mg/ml vollständig gelöst.

HPLC-Analytik des Hypericum-Extraktes

Die Auftrennung erfolgte an einer LiChrosorb RP-18 Kartusche 5 μ (250 x 4 mm);
   Mobile Phase: A: CH_3CN; B: TFA 0,025 % in H_2O; C: MeOH 40/CH_3CN 59,5/TFA 0,5.
Der folgende Gradient wurde verwendet:

t (min)	A	B	C
0	12	88	0
17	21	79	0
26	0	50	50
45	0	0	100
60	0	0	100
65	12	88	0
75	12	88	0

Flußrate und Detektion: 1,5 ml/min, MERCK-Hitachi Diodenarray-Detektor L-4500, Quantifizierung durch externen Standard, Auswertung durch Chromatographie-Software MERCK Model D-6500, die Darstellung der Elutionsdiagramme erfolgte bei 284 nm. Ein Chromatogramm des Extraktes LI 160 von *Hypericum perforatum* L. ist in Abb. 1 dargestellt.

Validierung: Die Bestimmung der Korrelationskoeffizienten erfolgte mit Hilfe genuiner Substanzen, die Ermittlung der Präzisoin mit dem Pflanzenextrakt. Die Substanzen stammen von der Firma Roth, Karlsruhe, mit Ausnahme des Biapigenins, das mikropräparativ über eine KNAUER RP-18-Säule, Nucleosil 5 μ (250/16) HPLC-rein gewonnen wurde. Im folgenden sind hinter den Einzelsubstanzen jeweils der Variationskoeffizient als Maß der Präzision sowie der Korrelationskoeffizient als Maß für die Linearität der Wiederfindung angegeben:

Chlorogensäure (1,9/0,9977), p-Cumarsäure (4,3/0,9984), Rutin (1,1/0,9988), Hyperosid (1,1/0,9988), Isoquercitrin (1,4/0,9989), Quercitrin (4,1/0,9990), Quercetin (4,8/0,9770), Biapigenin (4,7/0,9811), Hypericin (6,0/0,9969).

Bestimmung der Neurotransmitterkonzentrationen

Als Versuchstiere dienten männliche CD-Ratten, die 1-4 Stunden nach Sondenapplikation der Prüflösungen und nach dreiwöchiger Vorbehandlung mit Hypericum-Extrakt bzw. Hypericin getötet wurden. Hypothalami und Gehirne wurden schnell entnommen, gewogen, die Hypothalami in 1ml 0,16 N Perchlorsäure unter Zugabe von 40μl 0,05 N Glutathion (Antioxidans) homogenisiert, für die Gehirne wurde das Volumen entsprechend erhöht. Die Messungen wurden mit Hilfe der HPLC mit elektrochemischer Detektion vorgenommen. Die Auftrennung erfolgte an einer RP 18 Säule, 250 mm (Kat. Nr. 6100), der Fa. Chromsystems, München, mit

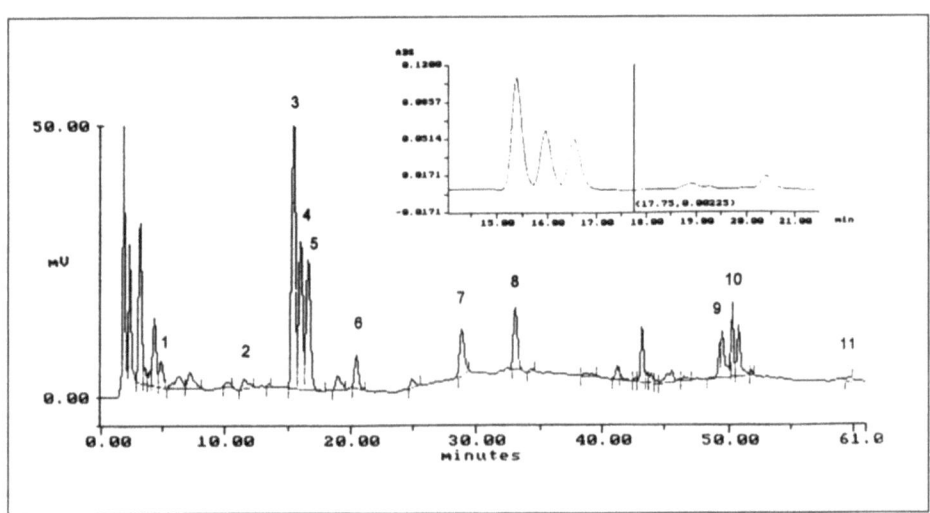

Abb. 1. HPLC-Chromatogramm des hier verwendeten Extraktes von *Hypericum perforatrum* L.; im Insert ist die Auftrennung der Quercetinglykoside vergrößert dargestellt.
1 = Chlorogensäure; 2 = p-Cumarsäure; 3 = Rutin; 4 = Hyperosid; 5 = Isoquercitrin, 6 = Quercitrin; 7 = Quercetin; 8 = Biapigenin; 9 = Pseudohypericin; 10 = Hyperforin; 11 = Hypericin.
In 1000 mg des Extraktes sind an charakterisierten Inhaltsstoffen enthalten: Chlorogensäure: 1,3 mg; p-Cumarsäure: 0,4 mg; Rutin: 32,8 mg; Hyperosid: 14,0 mg; Isoquercitrin: 20,6 mg; Quercitrin: 7,6 mg; Quercetin: 13,0 mg; Biapigenin: 26,8 mg; Pseudohypericin: nicht quantifiziert; Hyperforin: nicht quantifiziert; Hypericin: 1,8 mg.

dem entsprechenden Fertigeluenten für Catecholamine (Katalog Nr. 5001) bei einem pH-Wert und einer Flußrate von 0,3 ml/min, der Säulenofen war auf 45 °C temperiert. Die Bestimmung von Serotonin, 5-Hydroxyindolessigsäure und Homovanillinsäure erfolgte direkt nach dem Homogenisieren, die Bestimmung von DOPA (3-(3,4-Dihydroxyphenyl)-L-alanin), Dopamin, Adrenalin, Noradrenalin und DOPAC (3,4-Dihydroxyphenyl-Essigsäure) erfolgte nach Extraktion mit Aluminiumoxid. Als interner Standard diente DHBA (3,4-Dihydroxybenzylamin).

Bestimmung der Hormonkonzentrationen in Serum und Hypophyse

Die Seren wurden bis zur Bestimmung der Hormone bei –20 °C eingefroren, die Hypophysen in 0,025 % Phosphatpuffer mit 1 % BSA homogenisiert, aliquotiert und bis zur Messung bei –20 °C eingefroren. Für die Messung der Hypophysenhormone erhielten wir Materialien vom National Hormone and Pituitary Program*): Ratten-Prolaktin (I-6 zur Iodination, S-9 Antiserum und RP-3-Referenzpräparation), Ratten-LH (I-9 zur Iodination, S-11 Antiserum, RP-3-Referenzpräparation), TSH (I-9 zur Iodination, S-6 Antiserum, RP-3-Referenzpräparation); die Meßwerte wurden auf RP-1 bezogen. Die Iodierung wurde nach der Chloramin-T-Methode durchgeführt, die Trennung von gebundenem und freiem Antikörper erfolgte mit an Sepharose gekoppeltem zweiten Antikörper (Hunter & Greenwood). Die Bestimmung von T_3 und T_4 wurde mit markierten Verbindungen der Fa. NEN DuPont vorgenommen, Antiserum der Fa. BioMakor, Rehovot, Israel, und Standard der Fa. Henning, Berlin, die Messung von Corticosteron erfolgte mit Materialien der Fa. ICN Biomedicals, Costa Mesa (USA). Beide Assays waren an die abweichende Trägerproteinzusammensetzung im Rattenserum adaptiert.

Experimentelle Testmodelle

Durchführung der Tierversuche

Weibliche und männliche NMRI-Mäuse (Firma Harlan-Winkelmann, Borchen) CD-Ratten (Charles River, Sulzfeld); Genehmigung des RP Münster (A 38/93).

Die Tiere wurden bei einem 12-Stunden-Hell-/Dunkelrhythmus einzeln in Makrolonkäfigen bei 25 ± 1 °C gehalten; sie hatten freien Zugang zu Wasser und Futter (Altromin 1324) und waren vor Versuchsbeginn mindestens 8 Tage adaptiert. Die Zufuhr der Prüflösungen erfolgte mit der Schlundsonde. Eine Testung erfolgte nach einmaliger, dreimaliger und dreiwöchiger Behandlung der Versuchstiere. Bei dem dreiwöchigen Versuch wurden die Prüflösungen täglich zweimal im 12-Stunden-Abstand mittels Magensonde verabreicht.

Beeinflussung der Körpertemperatur

Versuchstiere waren weibliche NMRI-Mäuse (KG 20–25 g). Die Zufuhr der Prüflösungen erfolgte mit der Schlundsonde (500 mg/kg KG). Die Körpertemperatur wurde durch rektale Messung mit einem Digital-Thermometer mit Sonde (Thermopaar testo 920/925) festgestellt, die Messungen alle halbe bzw. alle Stunde wiederholt; insgesamt wurde über einen Zeitraum von 4 Stunden gemessen.

Untersuchung auf Beeinflussung der Ketaminschlafzeit

Versuchstiere waren weibliche NMRI-Mäuse (KG 20–35 g). Einmalige Zufuhr der Prüflösungen mit der Schlundsonde; eine bzw. zwei Stunden später intraperitoneale Injektion des Narkotikums (Ketanest®, 150 mg/kg KG in 10 ml). Dosierung des Pflanzenextraktes 50 bis 1500 mg/kg, Hypericin 0,15 bis 1,5 mg/kg. Als Schlafzeit wurde die Zeit zwischen dem Eintreten des Toleranzstadiums und dem Wiederauftreten von Stellreflexen (Righting Reflex) gewertet [16].

Beeinflussung der Spontanmotilität (Open field)

Zur Messung der Spontanmotilität der Versuchstiere wird die Zahl der Linienübertretungen im „Open field", einem Kreis, der durch Linien in Felder unterteilt ist, in einem Zeitraum von fünf Minuten bestimmt [12]. Die Testung wurde an männlichen und weiblichen CD-Ratten vorgenommen, sowohl nach dreimaliger Substanzgabe als auch nach dreiwöchiger Vorbehandlung der Versuchstiere [20, 21].

Porsolt-Test = forced swimming-test

Zielparameter ist die Beeinflussung einer „erlernten Immobilität", die die Tiere nach einer „Lernperiode" zeigen (s. Abb. 7). Die Versuche wurden an männlichen CD-Ratten durchgeführt. In der Vorschwimmperiode werden die Tiere für fünfzehn Minuten in einen Glaszylinder von 18 cm Durchmesser belassen, der temperiertes Wasser enthält (25 ± 1 °C). Die Füllhöhe ist auf das Körpergewicht der Tiere abgestimmt, so daß die Tiere sich mit Pfoten und Schwanz abstützen und mit minimalen Schwimmbewegungen die Nase über Wasser halten können [20, 21].

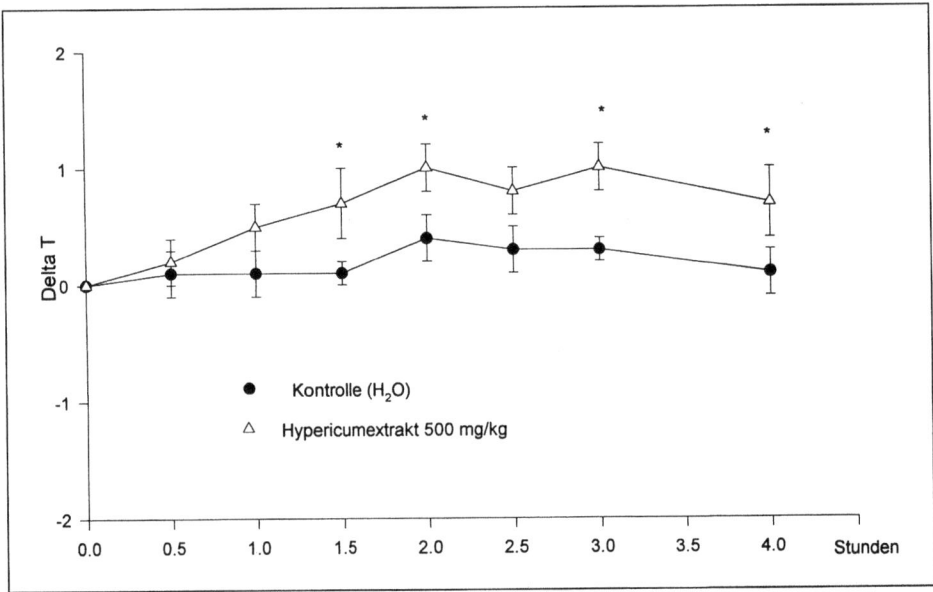

Abb. 2. Körpertemperatur weiblicher NMRI-Mäuse nach oraler Applikation (Magensonde) einer Suspension des Hypericum-Extraktes. Mittelwerte ± mittlere Fehler von n = 8 Tieren.

Zwischen Vorschwimmperiode und Testperiode werden die Tiere dreimal mit den Prüflösungen behandelt. Die erste Applikation schließt sich unmittelbar an das 15minütige Vorschwimmen an, die zweite folgt 19, die dritte 23 Stunden später. 24 h nach der Vorschwimmperiode wird die eigentliche Testung vorgenommen, bei der über einen Zeitraum von fünf Minuten die Dauer der immobilen Phasen addiert wird. Um die Bewertung möglichst objektiv zu gestalten, wurden die Tiere randomisiert den Behandlungsgruppen zugeteilt; die Sondierung wurde grundsätzlich nicht von den Personen vorgenommen, die die Dauer der Immobilität bewerteten. Erst nach Versuchsende wurde die Zuordnung zu den Behandlungsgruppen offengelegt. Diese Testung wurde nach dreimaliger Behandlung mit den Prüflösungen durchgeführt, sie wurde nach dreiwöchiger Vorbehandlung der Versuchstiere erneut vorgenommen, um falsch positive Testergebnisse nach dreimaliger Behandlung auszuschließen [8].

Statistische Auswertung der Versuchsergebnisse

Die Ergebnisse sind als Mittelwert ± mittlerer Fehler angegeben; die statistische Berechnung erfolgte nach dem Mann-Whitney-Rank-Sum-Test; Differenzen zwischen den Behandlungsgruppen werden folgenderweise gekennzeichnet:
$p < 0,05 : *, p < 0,01 : **$ und $p < 0,001 : ***$.

Ergebnisse

Beeinflussung der Basaltemperatur

Hypericum-Extrakt bewirkte einen Anstieg der Körpertemperatur von Mäusen. Wie Abbildung 2 zeigt, war die Basaltemperatur eine Stunde nach einmaliger Gabe von 500 mg/kg Extrakt mit $p < 0,005$ signifikant erhöht; noch nach 4 Stunden war eine Temperaturdifferenz zur Kontrolle nachweisbar.

Beeinflussung der Ketaminschlafzeit

Die Beeinflussung der Ketaminschlafzeit bei NMRI-Mäusen wurde in 3 Versuchen geprüft: Die Applikation der Prüfsubstanzen mittels Schlundsonde erfolgte jeweils 2 Stunden nach intraperitonealer Injektion des Narkotikums.

Im ersten Versuch wurden die Wirkungen von 500 mg und 1500 mg Hypericum-Extrakt verglichen. Wie Abbildung 3 zeigt, stellen 500 mg/kg Extrakt in diesem Modell offensichtlich bereits die optimale Dosis dar; die Erhöhung auf 1500 mg/kg führte zu keiner weiteren Verkürzung der Schlafzeit.

In einem zweiten Versuch wurden die Auswirkungen abgestufter, geringerer Dosierungen von Hypericum-Extrakt auf die Ketaminschlafdauer geprüft. Die Dosisreduktion auf 200 mg/kg führte noch zu einer signifikanten, wenn auch weniger ausgeprägten Verkürzung der Narkosedauer, während 50 mg/kg die Ketaminschlafzeit nicht mehr nennenswert beeinflußten. Reines Hypericin in äquivalenter Dosierung bezogen auf das Gesamthypericin im Extrakt bewirkte eine schwächere dosisabhängige Reduktion der Schlafdauer (Abb. 4).

In einem dritten Versuch wurden zwei synthetische Antidepressiva, nämlich Imipramin und Bupropion, vergleichend zu dem Hypericum-Extrakt geprüft. Imipramin ist ein trizyklisches Antidepressivum, das die Wiederaufnahme sowohl von Serotonin als auch von Noradrenalin hemmt, für Bupropion wurde eine Reuptake-Hemmung von Dopamin nachgewiesen. Bemer-

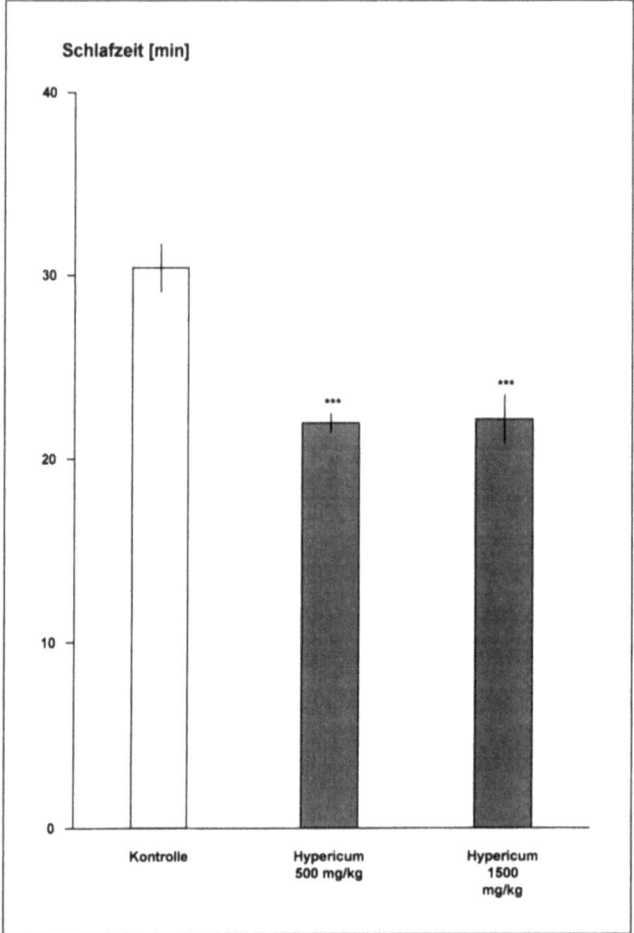

Abb. 3. Beeinflussung der Narkosedauer (Ketanest 150 mg/kg i.p.) weiblicher NMRI-Mäuse. Orale Applikation der Prüfsuspensionen des Hypericum-Extraktes 2 h vor Injektion des Narkotikums. Mittelwerte ± mittlere Fehler von n = 10 Tieren.

kenswerterweise führte Bupropion, wie der Hypericum-Extrakt, zu einer signifikanten Verkürzung, während Imipramin zu einer signifikanten Verlängerung der Schlafdauer führte (Abb. 5).

Beeinflussung der Spontanmotilität im „Open field"

Weder durch die dreimalige Gabe von 500 mg Gesamtextrakt noch durch 1,5 mg Hypericin wurde die Motilität der CD-Ratten beeinflußt, während die Gabe von 20 mg Imipramin zu einer signifikanten Reduktion führte. Somit konnte eine Veränderung der Spontanmotilität als

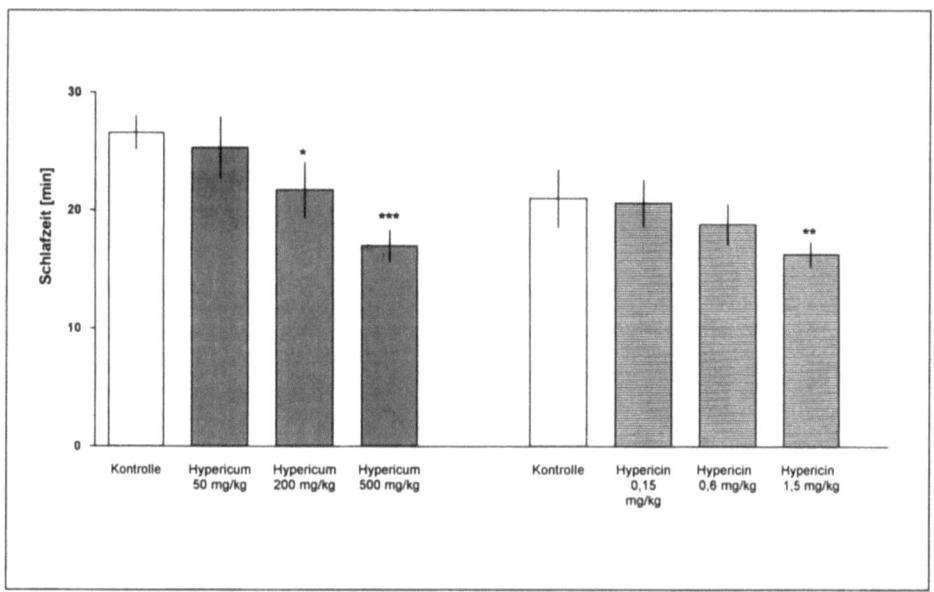

Abb. 4. Wie Abbildung 3, jedoch Prüfung der Dosisabhängigkeit der Wirkungen des Hypericum-Extraktes sowie äquivalenter Mengen von Hypericin bezogen auf die im Hypericum-Extrakt enthaltenen Mengen von Gesamt-Hypericin. Mittelwerte ± mittlerer Fehler von n = 10 Tieren.

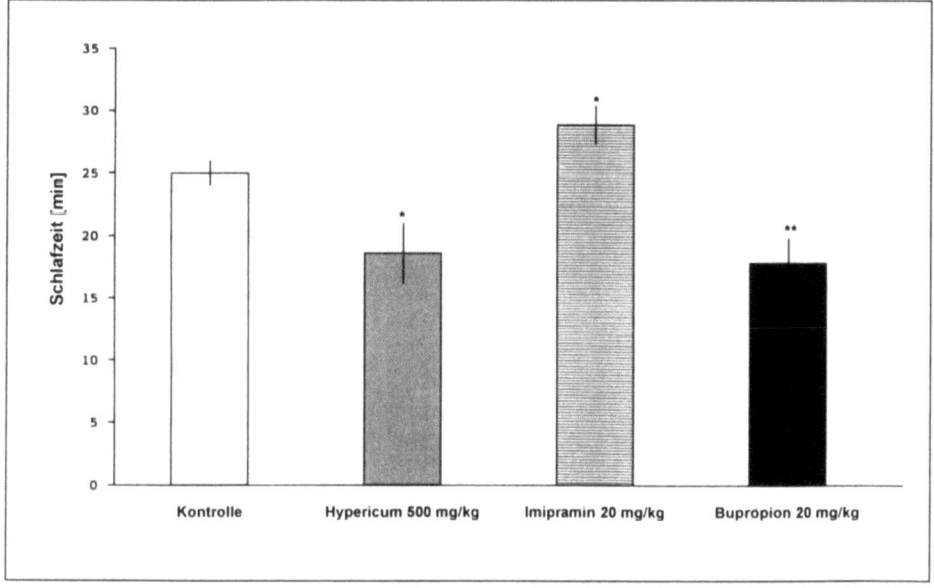

Abb. 5. Wie Abbildung 3, jedoch vergleichende Prüfung der Effekte von Hypericum-Extrakt mit Imipramin und Bupropion. Mittelwerte ± mittlere Fehler von n = 10 Tieren.

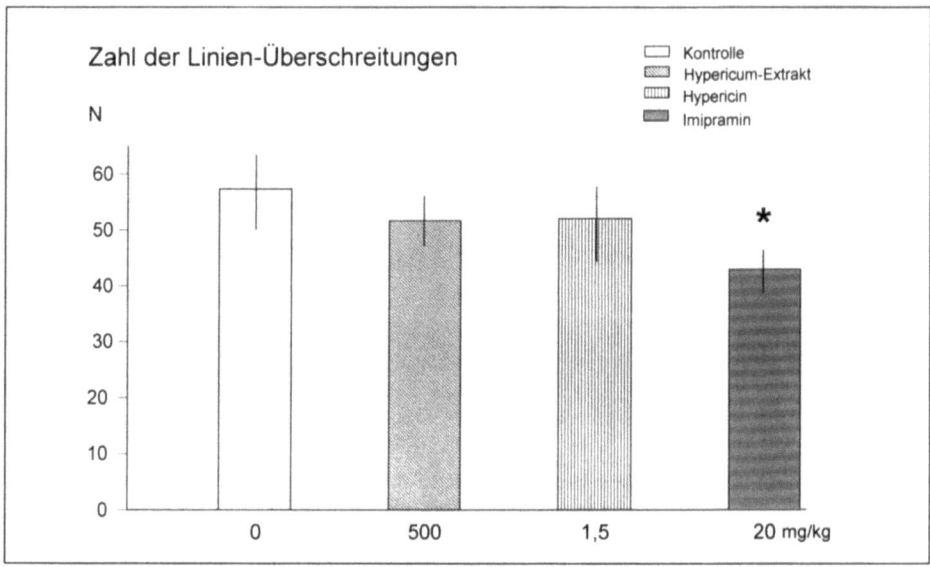

Abb. 6. Beeinflussung der Spontanmotilität männlicher Sprague-Dawley-Ratten im Open-field-Test nach drei-maliger Vorbehandlung mit den Prüflösungen. Mittelwerte ± mittlere Fehler von n = 7 Tieren.

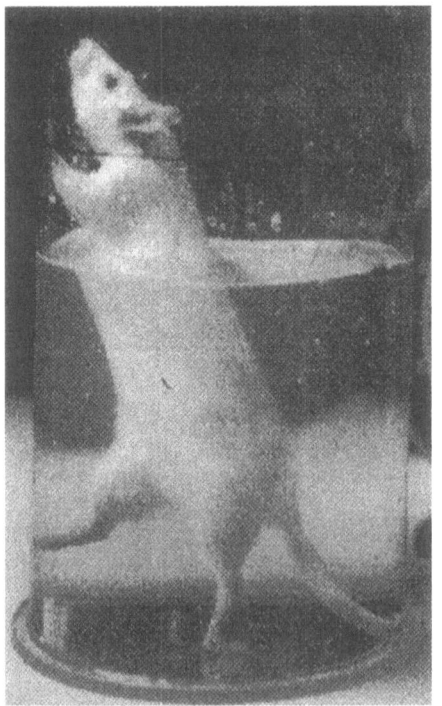
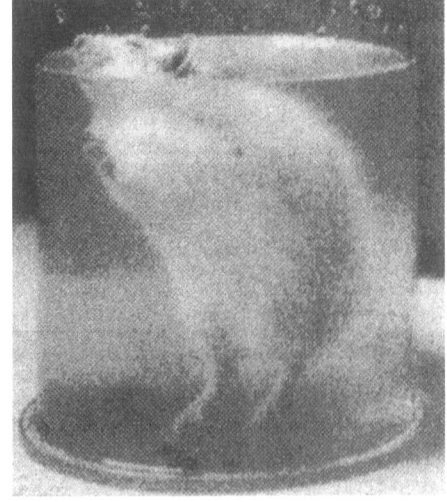

Abb. 7. Vergleichende Darstellung zweier Ratten im Porsolt-Test. Links Ratte mit normaler Motilität, rechts charakteristische Veränderungen bei Immobilität mit gekrümmter Haltung und weitgehend geschlossener Lid-spalte.

unspezifische Ursache für die nachfolgend beschriebenen Effekte des Hypericum-Extraktes und von Hypericin ausgeschlossen werden (Abb. 6).

Beeinflussung der Immobilitätsdauer im „forced swimming test" (Porsolt Test)

Die Tiere hatten in der Vorschwimmperiode gelernt, daß ein Entkommen aus dem Glaszylinder unmöglich ist, und blieben nun eine ganz erhebliche Zeit der Testperiode in einer immobilen Haltung, in der sie nur Augen und Atemöffnungen mit minimalen Bewegungen über Wasser hielten. Sie nahmen dabei eine charakteristische Haltung mit weitgehend geschlossener Lidspalte und gekrümmtem Rücken ein (Abb. 7).

A) Ergebnisse nach dreimaliger Applikation

Wie Abbildung 8 zeigt, bewirkte der Hypericum-Extrakt nach 3maliger Applikation eine deutliche Verkürzung der Zeitdauer der Immobilität. Ähnlich wirksam waren in diesem Test eine dem Gesamthypericingehalt des applizierten Hypericum-Extraktes entsprechende Menge an reinem Hypericin sowie die Standardsubstanzen Imipramin und Bupropion in Dosierungen von 20 mg/kg.

Die Ergebnisse der Testung abgestufter Dosierungen von Hypericum-Extrakt zeigt die Abbildung 9. Danach werden die maximalen Wirkungen bereits bei Dosierungen von 125–250 mg/kg erreicht; ein geringer, wenn auch noch nicht signifikanter Effekt ist auch nach der Gabe von 60 mg/kg erkennbar. 20 mg/kg Imipramin bewirkten einen ähnlichen Effekt wie 125 mg/kg Hypericum-Extrakt.

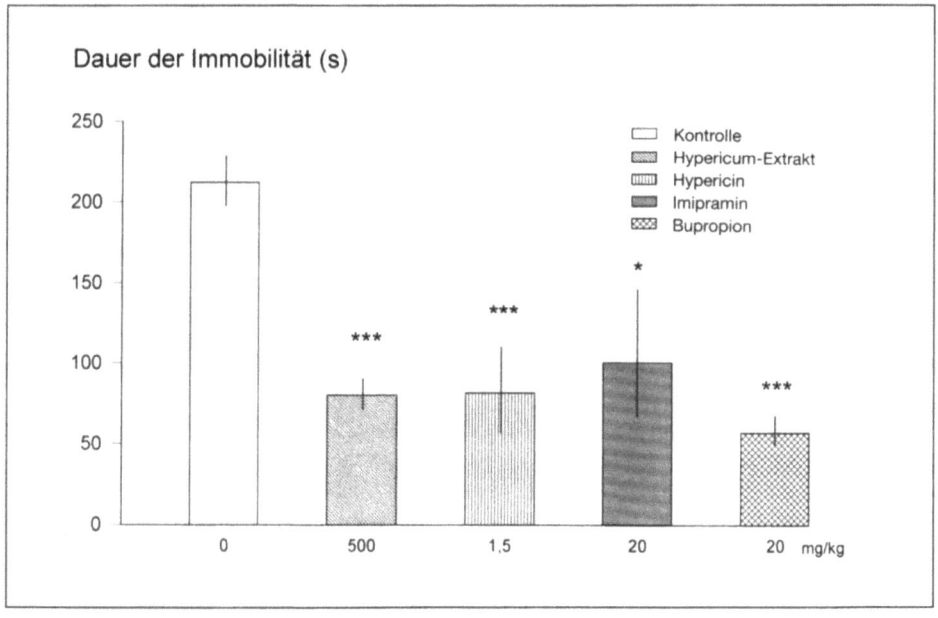

Abb. 8. Schwimmtest nach Porsolt. Dauer der Immobilität männlicher Sprague-Ratten nach 3maliger oraler Vorbehandlung (24 h, 5 h und 1 h vor dem Test) mit den Prüfsubstanzen. Mittelwerte ± mittlere Fehler von n = 7 Tieren.

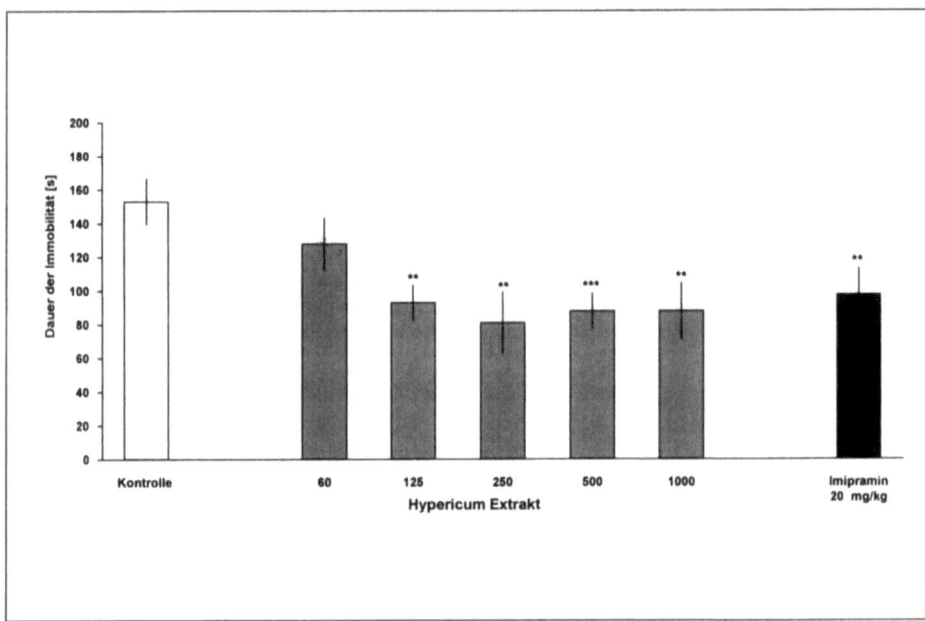

Abb. 9. Wie Abbildung 8, jedoch Prüfung der Dosisabhängigkeit der Wirkung des Hypericum-Extraktes im Vergleich mit 20 mg/kg Imipramin. Mittelwerte ± mittlere Fehler von n = 8 Tieren.

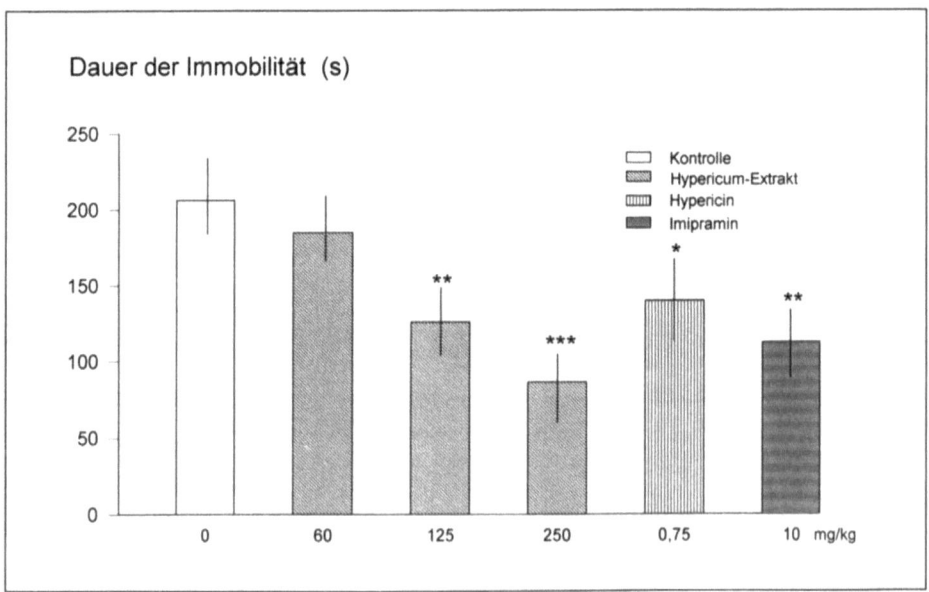

Abb. 10. Wie Abbildung 8, jedoch Prüfung nach dreiwöchiger Vorbehandlung mit 2mal täglicher Applikation der Testsubstanzen: Hypericum-Extrakt in 2 Dosierungen, Hypericin in äquivalenter Menge zu dem Gehalt an Gesamthypericin in 250 mg/kg des Hypericum-Extraktes sowie 10 mg/kg Imipramin. Mittelwerte ± mittlere Fehler von n = 7 Tieren.

B) Ergebnisse nach dreiwöchiger Behandlung

Um sicherzustellen, daß es sich bei der Verkürzung der Immobilitätsdauer um einen spezifischen Effekt handelt, wurde der Test nach dreiwöchiger Behandlung wiederholt. Hypericum-Extrakt und Hypericin erwiesen sich weiterhin als wirksam (Abb. 10). Es wird deutlich, daß eine Dosis von 125 mg/kg Gesamtextrakt erforderlich war, um die Immobilitätsdauer signifikant zu verkürzen, der Effekt aber nach Behandlung mit 250 mg/kg hier jedoch noch ausgeprägter ist. Die Standardsubstanz Imipramin in der Dosierung von 10 mg/kg erwies sich als ähnlich wirksam wie 125 mg/kg des Hypericum-Extraktes. Reines Hypericin, das in einer Menge gegeben wurde, die dem Gehalt an Gesamthypericin in 250 mg/kg dieses Extraktes entsprach, war am schwächsten wirksam. Daraus wird deutlich, daß Hypericin zwar einen wirksamen Inhaltsstoff von Hypericum-Extrakt darstellt, daß die Wirkung des Gesamtextraktes aber deutlich über diejenige von Hypericin hinausgeht.

Porsolt-Test nach Dopaminrezeptorblockade

Um zu überprüfen, ob das dopaminerge System an der Wirkung des Hypericum-Extraktes beteiligt ist, wurde versucht, den Porsolt-Test an Versuchstieren zu wiederholen, die mit dopaminrezeptorblockierenden Substanzen vorbehandelt waren. Haloperidol als unspezifischer Dopaminrezeptorantagonist und Sulpirid als D_2-Rezeptorantagonist wurden 30 Minuten vor Sondierung des Hypericum-Extraktes intraperitoneal injiziert, der Schwimmtest wie gewohnt nach dreimaliger Substanzgabe durchgeführt. Es wird deutlich, daß beide Substanzen in der Lage sind, die Wirkung von Hypericum-Extrakt im Porsolt-Test aufzuheben (Abb. 11).

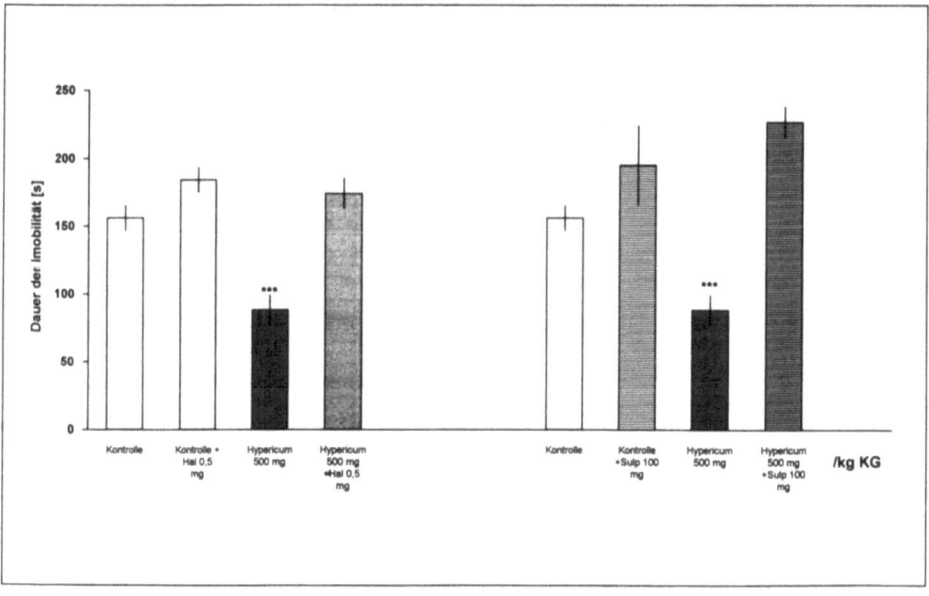

Abb. 11. Wie Abbildung 8, jedoch Prüfung nach zusätzlicher Gabe von Haloperidol oder Sulpirid. Beide Dopaminrezeptorantagonisten heben die Effekte des Hypericum-Extraktes auf. Mittelwerte ± mittlere Werte von n = 7 Tieren.

Bestimmung der Neurotransmitterkonzentrationen

Nach akuter Gabe von Hypericum-Extrakt wurde ein Anstieg des Quotienten Homovanil-linsäure/Dopamin gemessen; dies ist ein Indiz für einen beschleunigten Umsatz von Dopamin. Hypericin, in einer Dosis von 1,5 mg verabreicht, beeinflußte den Quotienten nicht (Abb. 12). Nach dreiwöchiger Behandlung der Versuchstiere war der Faktor vermindert, und zwar nach Vorbehandlung mit Hypericum ebenso wie mit Hypericin.

Ergebnisse der Hormonmessungen

Nach dreiwöchiger Behandlung von CD-Ratten mit Hypericum-Extrakt waren Prolaktin- und Corticosteronwerte signifikant erniedrigt (Abb. 13), die hypophysären TSH-Vorräte signifikant vermehrt. Die Prolaktinsenkung spricht indirekt für einen dopaminergen Wirkmechanismus des Hypericum-Extraktes.

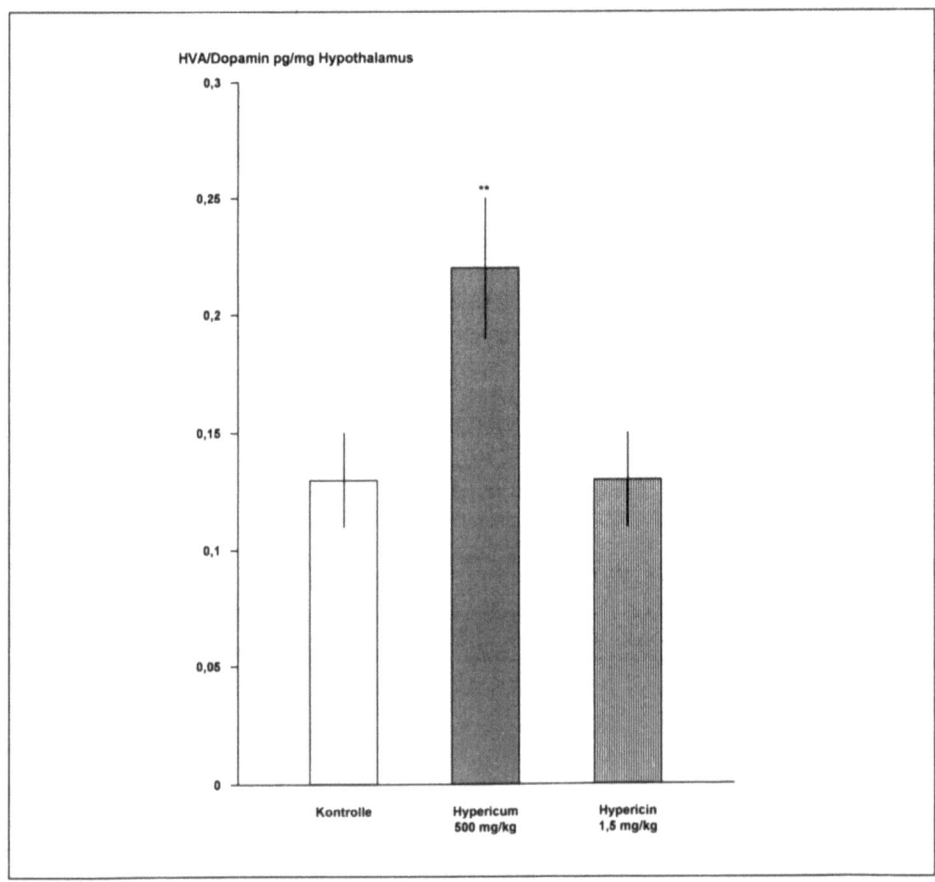

Abb. 12. Verschiebung des Quotienten Homovanillinsäure/Dopamin im Hypothalamus männlicher Sprague-Dawley-Ratten 2 h nach oraler Zufuhr von Hypericum-Extrakt und Hypericin. Mittelwerte ± mittlere Fehler von n = 8 Tieren.

Diskussion

Hypericum-Extrakt verkürzte dosisabhängig die Ketaminnarkosedauer, d.h. der Extrakt ist in der Lage, nach oraler Gabe einer wäßrigen Suspension zentrale Vorgänge zu beeinflussen. Die Erhöhung der Körpertemperatur wird ebenfalls als Folge eines zentralen Angriffs des Pflanzenextraktes bewertet. Diese Befunde erscheinen als eine wichtige Voraussetzung für spezifischere Testverfahren. Damit konnten u.a. vorgetäuschte Effekte durch die verwendeten Lösemittel ausgeschlossen werden.

Der Verkürzung der Immobilitätsdauer im Porsolt-Test durch Hypericum-Extrakt kommt besondere Bedeutung zu, da sich eine gute Korrelation zwischen den Wirkungen im Porsolt-Test und der klinischen Wirksamkeit der verschiedensten Antidepressiva feststellen läßt [5, 8, 26, 29]. Unspezifische Effekte, wie eine vermehrte Spontanmotilität, konnten mit dem Openfield-Test (s. Abb. 6) ausgeschlossen werden. Die signifikanten dosisabhängigen Wirkungen nach 3wöchiger Vorbehandlung sprechen ebenfalls für die Selektivität dieser Testergebnisse.

Als Mechanismus der Hypericum-Wirkung kann nach den bisher vorliegenden Befunden eine Beeinflussung des dopaminergen Systems vermutet werden. Für einen solchen Wirkmodus spricht zum einen der erhöhte Quotient von HVA/Dopamin im Hypothalamus von Ratten zwei Stunden nach Sondierung einer Hypericum-Lösung (s. Abb. 12). Darüber hinaus war die Wirkung von Hypericum im Porsolt-Test durch Dopaminrezeptorenblocker aufzuheben, durch

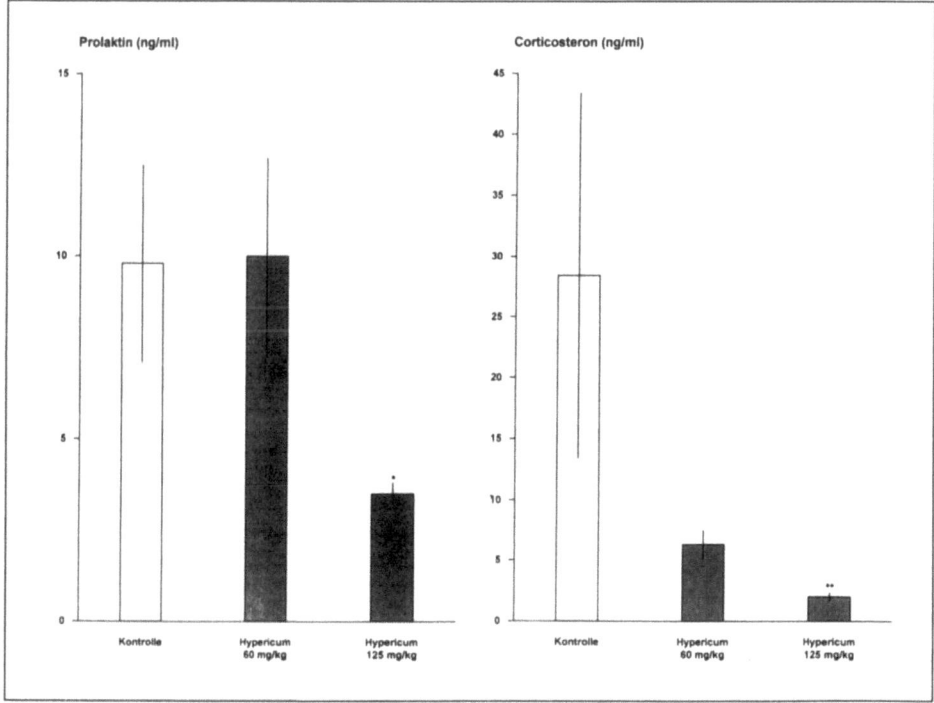

Abb. 13. Veränderung der Prolaktin- und der Corticosteronkonzentrationen im Blutserum nach dreiwöchiger Vorbehandlung männlicher Sprague-Dawley-Ratten mit 60 bis 125 mg/kg Hypericum-Extrakt. Mittelwerte ± mittlere Fehler von n = 7 Tieren.

den unspezifischen Blocker Haloperidol ebenso wie durch den spezifischen D_2-Rezeptor-blocker Sulpirid (s. Abb. 11).

Für eine längerfristige Beeinflussung des dopaminergen Systems durch Hypericum-Inhalts-stoffe spricht die beobachtete Absenkung der Prolaktinspiegel nach dreiwöchiger Behandlung (s. Abb. 13). Dopamin hemmt als Prolaktin-Inhibiting-Faktor auf Hypophysenniveau die Pro-laktinabgabe. Die Beeinflussung des dopaminergen Systems durch den Hypercium-Extrakt war auch nach 3wöchiger Behandlungsdauer noch nachweisbar. Daraus läßt sich ableiten, daß es sich nicht um einen flüchtigen Effekt handelt, der nach kurzer Zeit durch Gegenregulati-onsmechanismen aufgehoben worden wäre.

Auffällig ist auch die Erniedrigung der Corticosteronwerte (s. Abb. 13), deren therapeuti-sche Relevanz zum gegenwärtigen Zeitpunkt nicht beurteilt werden kann. Die Beeinflussung des dopaminergen Systems durch Antidepressiva wurde bisher nicht hinreichend untersucht [10]. Randrup [22] wies bereits 1975 darauf hin, daß Dopamin bei der Pathogenese der Depression eine wichtige Rolle zukommen könnte. Eine selektive Vermehrung der zentralen dopaminergen Transmission wurde auch nach wiederholter Behandlung mit solchen Antide-pressiva gemessen, deren Wirkung infolge ihrer Akuteffekte auf zentrale Neurotransmittersy-steme ganz anders erklärt wird. So beschrieben Serra et al. [23] eine Potenzierung der Reakti-on auf Dopaminagonisten nach chronischer Behandlung mit Imipramin. DeMontis et al. [9] fanden nach chronischer Imipraminbehandlung eine reduzierte Konzentration des Dopamin-metaboliten DOPAC, ein Indiz für eine reduzierte Wiederaufnahme von Dopamin in die Ner-venendigung. Die Autoren konnten eine Veränderung der dopaminergen, noradrenergen und serotoninergen Übertragung nach chronischer Behandlung mit Imipramin und Desipramin nachweisen. Nach subchronischer Behandlung mit vielen Antidepressiva wurde eine erhöhte Empfindlichkeit gegenüber einer dopaminergen Stimulation beobachtet [18].

Ob die Wirksamkeit von Hypericum aber ausschließlich auf eine Beeinflussung des dopa-minergen Systems zurückzuführen ist, kann z.Zt. noch nicht entschieden werden. Weitere Untersuchungen sollen mit weiter gereinigten Extraktfraktionen vorgenommen werden. Darü-ber hinaus muß geprüft werden, ob die beobachtete Absenkung der Corticosteronspiegel nach Gabe von Hypericum-Extrakt mit dem Wirkmodus zusammenhängt. Eine vermehrte Sekreti-on von CRF wurde bei Patienten mit Depressionen ebenso wie auch bei einigen anderen psy-chischen Erkrankungen beschrieben. Die länger dauernde Behandlung mit Antidepressiva führte zu einer verminderten Expression des CRH-Genes im Rattenhirn [6]. Weiterführende Untersuchungen mit der Bestimmung von ACTH und CRF im ZNS werden zeigen, welche Bedeutung den hier beobachteten Effekten zukommt.

Nach den vorliegenden Untersuchungen hat Hypericin eine Eigenwirkung; die Dianthrone können aber keineswegs als die einzigen wirksamen Inhaltsstoffe von Hypericum-Extrakt angesehen werden. Mittels Fraktionierung des Gesamtextraktes muß nach weiteren wirksamen Inhaltsstoffen gesucht werden.

Zusammenfassend ist zu sagen: Der geprüfte *Hypericum*-Extrakt zeigt dosisabhängige Wir-kungen in verschiedenen tierexperimentellen Modellen, die teilweise denen des klassischen Antidepressivums Imipramin entsprachen. In den Ergebnissen spiegelte sich auch das inzwi-schen mittels klinischer Prüfungen herausgefundene Dosierungsverhältnis von Hypericum-Extrakt zu Imipramin wider: Im Porsolt-Test waren beispielsweise 125–250 mg/kg Hyperi-cum-Extrakt ähnlich wirksam wie 10–20 mg/kg Imipramin, was einem Dosisverhältnis von etwa 10 : 1 entspricht. Bei therapeutischer Anwendung am Menschen beträgt die wirksame Tagesdosis des hier geprüften Hypericum-Extraktes 900 mg, während Imipramin in der Praxis üblicherweise mit 75–100 mg/die dosiert wird.

*) Danksagung: Dem National Hormone and Pituitary Program, dem National Institute of Diabetes and Dige-stive and Kidney Diseases, dem National Institute of Child Health and Human Development und dem U.S. Department of Agriculture, USA, sind wir für langjährige Unterstützung zu großem Dank verpflichtet.

Literatur

1. Baker GB, Greenshaw AJ (1989) Effects on long-term administration of antidepressants and neuroleptics on receptors in the central nervous system. Cell Mol Neurobiol 9,1–44.
2. Benz B, Waser PG (1971) Die Umkehr der Hypothermie mit Reserpin behandelter Mäuse durch Neuro- und Psychopharmaka. Arzneim.Forsch./Drug Res 21, 654–661.
3. Bladt S, Wagner H (1993) MAO Hemmung durch Fraktionen und Inhaltsstoffe von Hypericum-Extrakt. Nervenheilkunde 12, 349–352.
4. Bombardelli E, Morazzoni P (1995) Hypericum perforatum. Fitoterapia 66, 43–68.
5. Borsini F, Meli A (1988) Is the forced swimming test a suitable model for revealing antidepressant activity? Psychopharmacology 94, 147–160.
6. Brady LS, Whitfield HJ, Fox RJ, Gold PW, Herkenham M (1991) Long-term antidepressant administration alters corticotropin-releasing hormone, tyrosine hydroxylase and mineralocorticoid receptor gene. J Clin Invest 87, 831–837.
7. Bubenzer R (1993) Organisches Psychosyndrom. TW Neurol Psychiatr 7 (Suppl)
8. Cooper BR, Howard JL, Soroko FE (1983) Animal models used in prediction of antidepressant effects in man. J Clin Psychiatr 44 (5 Pt 2).
9. De Montis GM, Devoto P, Gessa GL- Meloni D, Porcella A, Saba P, Serra A, Tagliamonte A (1990) Central dopaminergic transmission is selectively increased in the limbic system of rats chronically exposed to antidepressants. European J Pharmacol 180, 31–35.
10. Desiles M, Rips R (1981) Use of potentiation of thyrotropin releasing hormone (TRH-)-induced hyperthermia as a test for screening antidepressants which activate α-adrenoreceptor system. Br J Pharmac 74, 81–86.
11. Forth W, Henschler D, Rummel W, Starke K (1992) Allgemeine und spezielle Pharmakologie und Toxikologie. 6. Auflage, BI Wissenschaftsverlag, Straßburg, Mannheim, Leipzig, Zürich.
12. Hall C (1934) Zitiert nach Silvermann P: Animal behaviour in the laboratory. Chapman and Hall, London, 1978.
13. Halliwell G, Quinton RM, Williams FE (1964) A comparison of imipramine, chlorpromazine and related drugs in various tests involving the autonomic functions and antagonism of reserpine. Brit J Pharmacol 23, 330–350.
14. Hölzl J, Sattler St, Schütt H (1994) Johanniskraut: eine Alternative zu synthestischen Antidepressiva? PZ 46, 9–29.
15. Hunter WM, Greenwood FC (1962) Preparation of iodine-131-labelled human growth hormone of high specifity. Nature 194, 495–496.
16. Janssen PE (1959) In: Turner RA (1965) Screening methods in pharmacology. Academic Press New York, London.
17. Leu K, Singh VK (1991) Stimulation of interleukin-6 production by corticotropin releasing factor. Cell Immunol 143, 220–227.
18. Maj J, Przegalinski E, Mogilnicka E (1984) Hypotheses concerning the mechanism of action of antidepressant drugs. Rev Physiol Biochem Pharmacol 100, 1–74.
19. Okpanyi SN, Weischer ML (1987) Tierexperimentelle Untersuchungen zur psychotropen Wirksamkeit eines Hypericum-Extraktes. Arzneimittelforschung/Drug Res 37, 10–13.
20. Porsolt RD, Anton G, Blavet N, Jalfre M (1978) Behavioural despair in rats: a new model sensitive to antidepressant treatments. Europ J Pharmacol 47, 379–391.
21. Porsolt RD, Le Pichon M, Jalfre M (1977) Depression: a new animal model sensitive to antidepressant activity. Nature (London) 266, 730–732.
22. Randrup A, Braestrup C (1977) Uptake inhibition of biogenic amines by newer antidepressant drugs; relevance to the dopamine hypothesis of depression. Psychopharmacology 53, 309–314.
23. Serra G, Collu MD, Aquila PS, De Montis GM, Gessa GL (1990) Possible role of dopamine D1 receptor in the behavioural supersensitivity to dopamine agonists induced by chronic treatment with antidepressants. Brain Res 527, 234–243.
24. Spinedi E, Hadid R, Daneva T, Gaillard RC (1992) Cytokines stimulate the CRH but not the vasopressin neuronal system: evidence for a median eminence site of interleukin-6-action. Neuroendocrinology 56, 46–53.
25. Suzuki O, Katsumata Y, Oya M, Bladt S, Wagner H (1984) Inhibition of monoamine oxidase by hypericin. Planta Med 50, 272–274.
26. Thiebot M, Martin P, Puech AJ (1992) Animal behavioural studies in the evaluation of antidepressant drugs. Brit J Psych 160 (suppl. 15), 44–50.
27. Thiede HM, Walper A (1993) MAO- und COMT-Hemmung durch Hypericum-Extrakte und Hypericin. Nervenheilkunde 12, 346–348.
28. Thiele B, Brink I, Ploch M (1993) Modulation der Zytokin-Expression durch Hypericum-Extrakt, Nervenheilkunde 12, 353–356.

29. Willner P (1984) The validity of animal models of depression. Psychopharmacology 83, 1–16.
30. Winterhoff H, Hambrügge M, Vahlensieck U (1993) Testung von Hypericum perforatum L. im Tierexperiment. Nervenheilkunde 12, 341–345.
31. Wong CC, Döhler K-D, von zur Mühlen A (1980) Effects of triiodothyronine, thyroxine and isopropyldiiodothyronine on thyroid stimulating hormone in serum and pituitary gland and on pituitary concentrations of prolactin, growth hormone, luteinizing hormone and follicle-stimulating hormone in hypothyroid rats. J Endocr 87, 255–263.
32. Yalow, RS (1978) Radioimmunoassay: a probe for the fine structure of biologic systems. Science 200, 1236–1245.

Für die Verfasser:
Frau Prof. Dr. H. Winterhoff
Institut für Pharmakologie und Toxikologie der Universität Münster
Domagkstraße 12
48149 Münster

Pharmakologie und Wirkmechanismen von Extrakten aus Sabalfrüchten (Sabal fructus), Brennesselwurzeln (Urticae radix) und Kürbissamen (Cucurbitae peponis semen) bei der Behandlung der benignen Prostatahyperplasie

E. Koch

Dr. Willmar Schwabe Arzneimittel, Karlsruhe

Einleitung

Die benigne Prostatahyperplasie (BPH) ist mit Abstand das wichtigste urologische Leiden des Mannes. Trotz der beträchtlichen klinischen Relevanz besteht bis heute aber keine Klarheit über die Ätiologie und Pathogenese dieser Erkrankung. Im allgemeinen wird die BPH als Endokrinopathie des alternden Mannes betrachtet, die durch Umstellungen des Hormonhaushaltes mit fortschreitendem Lebensalter ausgelöst wird [17]. Von besonderer Bedeutung für die Entstehung der BPH ist offenbar Dihydrotestosteron (DHT), das lokal unter dem Einfluß der 5α-Reduktase aus Testosteron gebildet wird und das biologisch wichtigste Steroidhormon in der Prostata darstellt [22, 32]. Neben Androgenen scheinen außerdem auch Östrogene an der Pathogenese der BPH beteiligt zu sein [77]. Zusätzlich zu der bereits zum therapeutischen Repertoire gehörenden medikamentösen Hemmung der 5α-Reduktase und der Verringerung des α-adrenergen Tonus im Bereich der Prostata durch Verabreichung von α_1-Rezeptorenblockern [55] wird deshalb die Verabreichung von Antiöstrogenen oder Aromatasehemmern als eine weitere Behandlungsmöglichkeit vorgeschlagen [24]. Da das Prostataadenom aufgrund von Sekretstauungen und Harnverhaltungen oft von einer abakteriellen Prostatitis, Kongestionen oder rezidivierenden Harnwegsinfektionen begleitet wird, die neben den obstruktiven Beschwerden vorwiegend für irritative Symptome verantwortlich sind, gilt die Verabreichung von Substanzen mit antiphlogistischen, dekongestiven und immunmodulierenden Eigenschaften als eine weitere Alternative zur konservativen Therapie der BPH [5, 27, 45].

In Deutschland und verschiedenen anderen europäischen Ländern ist die Verwendung von Phytopharmaka zur Behandlung der BPH weit verbreitet. Der ursprünglich im wesentlichen empirisch begründete Einsatz pflanzlicher Prostatamittel hat in den letzten Jahren durch zahlreiche experimentelle und klinische Untersuchungen zunehmend eine wissenschaftlich fundierte Grundlage erhalten. Anhand des vorliegenden Erkenntnismaterials hat die Sachverständigenkommission E beim ehemaligen Bundesgesundheitsamt für dieses Indikationsgebiet positive Monographien für Extrakte aus Sabalfrüchten (Sabal fructus), Brennesselwurzeln (Urticae radix) und Kürbissamen (Cucurbitae peponis semen) erarbeitet.

Ziel der vorliegenden Arbeit ist es, unter Berücksichtigung der gegenwärtig diskutierten Hypothesen zur Entstehung der BPH eine Übersicht über die pharmakologischen Aktivitäten und möglichen Wirkmechanismen dieser pflanzlichen Prostatamittel zu geben. Neben der zusammenfassenden Darstellung veröffentlichter Untersuchungen zu diesen Präparaten werden zusätzlich eigene, bisher unpublizierte experimentelle Arbeiten vorgestellt.

Extrakte aus Sägepalmenfrüchten (Sabal fructus)

Die Verwendung von Zubereitungen aus den Früchten der amerikanischen Zwerg- oder Säge-palme (Sabal serrulata, syn. Serenoa repens) zur Behandlung der BPH und der Prostatitis hat eine lange Tradition und läßt sich bis zum Beginn dieses Jahrhunderts zurückverfolgen [25, 52]. Heute werden vorwiegend lipophile Auszüge verwendet, die durch Extraktion der Früch-te mit Hexan, Ethanol oder überkritischem Kohlendioxid gewonnen werden. Wesentliche Inhaltsstoffe in diesen Extrakten sind gesättigte und ungesättige Fettsäuren, die vorwiegend in freier Form vorkommen, zusätzlich aber auch gebunden als Ethylester oder Triglyzeride vor-liegen. Als weitere Bestandteile sind freie und konjugierte Phytosterole, verschiedene andere Lipide, fette Öle sowie Harze enthalten [26, 29, 39, 51].

Hemmung der 5α-Reduktase

Umfangreiche klinische Studien mit dem synthetischen 5α-Reduktasehemmer Finasterid haben gezeigt, daß die Unterbindung der Umwandlung von Testosteron in DHT grundsätzlich ein geeignetes Mittel zur konservativen Behandlung der BPH darstellt [23]. Über hemmende Effekte eines durch Hexanextraktion gewonnenen öligen Auszugs aus Sabalfrüchten auf die Aktivität der 5α-Reduktase in menschlichen Vorhautfibroblasten wurde erstmals bereits Anfang der achtziger Jahre berichtet [75]. Unter Verwendung des gleichen Versuchsmodells wurde diese Wirkung später auch für einen Ethanol- und einen CO_2-Extrakt bestätigt [7, 15].

Wir prüften den Einfluß eines standardisierten, ethanolischen Sabalextraktes (WS 1473) auf die Enzymaktivität der 5α-Reduktase in einer groben Zellkernfraktion aus der ventralen Prostata der Ratte. Wie aus den Ergebnissen in der Tabelle 1 ersichtlich ist, bestanden zwi-schen diesem Extrakt und einem Hexanauszug keine wesentlichen Unterschiede. Von den bis-her in WS 1473 nachgewiesenen und vermuteten Inhaltsstoffen erwiesen sich vor allem Öl-, γ-Linolensäure, Laurin- und Caprinsäure als aktiv. Bei der Prüfung der Einzelkomponenten war eine klare Zuordnung der 5α-reduktasehemmenden Wirkung zu einem bestimmten Inhaltsstoff allerdings nicht möglich. Aufgrund dieser Ergebnisse besteht die Vermutung, daß im Sabalextrakt WS 1473 entweder weitere hochaktive und bislang nicht identifizierte 5α-Reduktasehemmer enthalten sind oder die bisher aufgefundenen wirksamen Inhaltsstoffe über ausgeprägte synergistische Effekte verfügen müssen. Das Phytosterol Sitosterin, das aufgrund seiner engen chemischen Verwandtschaft mit den Sexualsterioden immer wieder mit der kli-nischen Wirksamkeit von Sabalextrakten in Verbindung gebracht wird, hemmte die Aktivität der 5α-Reduktase nicht.

In Übereinstimmung mit unseren Untersuchungen beobachteten Niederprüm et al. [51] bei der Auftrennung eines CO_2-Extraktes 5α-reduktasehemmende Eigenschaften nur in einer Fraktion mit sauren, verseifbaren Inhaltsstoffen. Die nichtverseifbare Fraktion, die Phytoste-role, Triterpene und Fettalkohole enthielt, erwies sich als unwirksam. Bei der Auftrennung des Gesamtextrakts in verschiedene Lipidklassen war eine Enzyminhibition nur für neutrale Lipi-de, nicht aber für Glyko- und Phospholipide nachweisbar. Die Autoren vermuten deshalb, daß ausschließlich freie Fettsäuren für die 5α-reduktasehemmenden Aktivitäten von Sabalextrak-ten verantwortlich sind. Als wesentliche Strukturmerkmale müssen wirksame Verbindungen offenbar über eine stark polare Endgruppe und ein Molekulargerüst verfügen, das nichtpolare Interaktionen mit der 5α-Reduktase zuläßt. Diese Voraussetzungen werden anscheinend besonders gut von mittelkettigen, gesättigten (C_{10}-C_{13}) und bestimmten ungesättigten Fettsäu-ren ($C_{18:1}$-$C_{18:3}$) erfüllt.

Verschiedene ungesättigte Fettsäuren wurden vor kurzem auch in einer anderen Veröffentli-chung als potente Inhibitoren der 5α-Reduktase beschrieben [43]. Für eine kompetitive oder

Tabelle 1. Einfluß von Sabal- und Urticaextrakten bzw. Extraktinhaltsstoffen und Einzelverbindungen auf die Aktivität der 5α-Reduktase aus der Rattenprostata.

Extrakte, Extraktinhaltsstoffe bzw. Einzelsubstanzen	Konzentration für halbmaximale Hemmung der 5α-Reduktase (µg/ml)
Gesamtextrakte	
Sabalextrakt (Ethanol, WS 1473)	71
Sabalextrakt (Hexan)	59
Urticaextrakt (WS 1031)	> 200
Gesättigte Fettsäuren	
Caprylsäure (C8)	> 200
Caprinsäure (C10)	123
Laurinsäure (C12)	64
Myristinsäure (C14)	> 200
Palmitinsäure (C16)	> 200
Ungesättigte Fettsäuren	
Ölsäure (C18:1)	91
γ-Linolensäure (C18:3)	24
Fettsäure-Ethylester	
C8- bis C16-Fettsäure-Ethylester	> 200
Ölsäure-Ethylester	> 200
Fettalkohole	
C22-, C24-, C26- und C28-Alkohole	> 200
Hydroxyfettsäuren	
4-OH, 5-OH-C10 und 5-OH-C12	> 200
Sonstige Verbindungen	
Sitosterin und Sitosteringlucosid	> 200
Gibberellin A3 und Gibberellinsäure	> 200
Olivenöl	> 200
Progesteron	0,13
4-Androsten-17-carboxylsäure	0,17
Finasterid	0,004

[1,2,6,7-³H]-Testosteron wurde bei pH 7,4 30 min bei 37 °C mit einem Rattenprostatahomogenat (1000 g Sediment) in Anwesenheit eines NADPH-regenerierenden Systems inkubiert. Nach 30 min wurde die Reaktion durch Zugabe von Trichloressigsäure abgestoppt, und die entstandenen Metaboliten wurden direkt im Überstand durch HPLC und anschließende Radiodetektion bestimmt. Als Metaboliten entstehen Dihydrotestosteron und 5α-Androstan-3α(β), 17β-diol. Die Hemmung der 5α-Reduktase wurde auf der Basis von nicht metabolisiertem Testosteron kalkuliert [34].

selektive Bindung von Fettsäuren an die 5α-Reduktase gibt es bisher keine Hinweise. Da es sich bei der 5α-Reduktase um ein membranständiges Enzym handelt, besteht vielmehr die Vermutung, daß Fettsäuren nach der Einlagerung in Membranen zu einer Veränderung des Lipidmilieus führen und dadurch indirekt die Enyzmaktivität beeinflussen [51].

Fettsäuren mit 5α-reduktasehemmender Wirkung sind Bestandteile zahlreicher Lebensmittel und werden mit der Nahrung vermutlich in größeren Mengen aufgenommen als durch die therapeutische Anwendung von Sabalextrakten. Die klinische Wirksamkeit von Sabalextrakten beruht möglicherweise auf dem Umstand, daß Carbonsäuren in Sabalfrüchten vorwiegend in freier Form enthalten sind, während Fettsäuren in anderen Lipidquellen in der Regel als Ester vorliegen und dadurch vermutlich in geringerem Umfang bioverfügbar sind. In BPH-

Gewebe entfallen etwa 11 % des gesamten Lipidgehalts auf freie Fettsäuren. Es ist daher vorstellbar, daß es unter der Behandlung mit Sabalextrakten zu qualitativen Veränderungen im Fettsäuremuster kommt, die mit einer verringerten Aktivität der 5α-Reduktase einhergehen [51].

Die von uns und anderen ermittelten Daten bewegen sich etwa im gleichen Rahmen wie die Ergebnisse einer vor kurzem veröffentlichten vergleichenden Untersuchung zwischen Finasterid und verschiedenen Pflanzenextrakten [64]. Diese Studie beinhaltet allerdings einige schwerwiegende experimentelle Unzulänglichkeiten. Unter anderem wird beim Vergleich der IC_{50}-Werte (Konzentration, bei der die Enzymaktivität halbmaximal gehemmt wird) nicht berücksichtigt, daß es sich bei den untersuchten Phytotherapeutika um Fertigprodukte handelt, die teilweise andere Pflanzenextrakte und galenische Zusätze enthalten. Im Gegensatz dazu stand Finasterid offensichtlich in Form der Reinsubstanz zur Verfügung. Vermutlich aufgrund der Nichtbeachtung des Anteils anderer Bestandteile wurden für die fünf geprüften lipophilen Sabalextrakte IC_{50}-Werte zwischen 5,6 und 40 µg/ml ermittelt. Die Autoren gehen von einem mindestens 5600fachen Wirkunterschied zwischen Finasterid (IC_{50} 1 ng/ml) und Sabalextrakten aus, lassen dabei aber unberücksichtigt, daß die Dosierung lipophiler Sabalextrakte laut Monographie 320 mg/Tag beträgt, während die Finasteriddosis zwischen 1 und 5 mg/Tag liegt. Ähnliche pharmakokinetische Bedingungen vorausgesetzt, würde sich danach nur noch ein Potenzunterschied von etwa 1:20–1:100 und nicht, wie im Artikel suggeriert, von 1:5600 ergeben. Auf die Fragwürdigkeit eines Dosis-Wirkungsvergleichs zwischen einer Einzelsubstanz und einem komplex zusammengesetzten Pflanzenextrakt ohne Kenntnis der genauen Komposition, des Wirkmechanismus und der wirksamen Inhaltsstoffe wird im übrigen von den Autoren selbst hingewiesen.

Einfluß auf die Rezeptorbindung von Androgenen

Neben der vorausgehend erwähnten Inhibition der 5α-Reduktase wird in einigen Veröffentlichungen auch über eine spezifische und kompetitive Hemmung der Bindung des synthetischen Androgenliganden Methyltrienolon an den Zytosolrezeptor in der Rattenprostata durch hexanlösliche Sabalinhaltsstoffe berichtet [8, 74]. Für den gleichen Extrakt wird außerdem eine Verdrängung von DHT an nukleären und zytosolischen Androgenrezeptoren in menschlichen Vorhautfibroblasten beschrieben [75].

In Anlehnung an die Versuchstechnik von Carilla und Mitarbeitern [8] haben wir den Einfluß des Sabalextrakts WS 1473 auf die Bindung von ^{3}H-markiertem Methyltrienolon (R-1881) an zytosolische Androgenrezeptoren in der ventralen Prostata von kastrierten Ratten untersucht. WS 1473 bewirkte zwar dosisabhängig eine Hemmung der Methyltrienolonbindung, aber selbst bei einer extrem hohen Konzentration von 4500 µg/ml betrug die Verdrängung nur maximal etwa 60 %. Als mittlere Hemmkonzentration wurde ein Wert von ca. 1000 µg/ml errechnet. Verglichen mit der Hemmung der 5α-Reduktase (IC_{50} 71 µg/ml) ist danach die rezeptorblockierende Wirkung des Sabalextrakts WS 1473 nur mäßig ausgeprägt.

In einem Konzentrationsbereich, in dem eine vollständige Hemmung der 5α-Reduktase erfolgte, konnte von zwei anderen Arbeitsgruppen für einen vergleichbaren Alkohol- und einen CO_2-Extrakt ebenfalls keine Inhibition der Androgenbindung nachgewiesen werden [7, 15]. Auch Rhodes et al. [64] beobachteten in einer vergleichenden Studie mit sechs verschiedenen Sabalextrakten, die mit unterschiedlichen Lösungsmitteln hergestellt wurden, bis zu einer Konzentration von 100 µg/ml keinerlei Verdrängung von DHT an Androgenrezeptoren in der Rattenprostata. Der geringe Rezeptorantagonismus von Sabalextrakten ist grundsätzlich als vorteilhaft anzusehen, da durch die weitgehend selektive Hemmung der 5α-Reduktase unmittelbar testosteronabhängige biologische Prozesse unbeeinflußt bleiben.

Hemmung der Aromatase

Aufgrund morphologischer Untersuchungen von McNeal [48] wird die BPH in den letzten Jahren zunehmend als eine Erkrankung des Stromas angesehen. Nach diesem Konzept gliedert sich die Prostata in eine große periphere sowie eine kleine zentral gelegene Zone, die zusammen etwa 95 % des Drüsenvolumens ausmachen. Die verbleibenden 5 % werden von der sogenannten Transitionszone eingenommen, die die Harnröhre im proximalen Teil ihres prostatischen Abschnitts umgibt. Es wird vermutet, daß das Stroma dieser Übergangszone die BPH auslöst, indem es die periurethralen Drüsen zum Wachstum anregt. Während das Prostataepithel als androgenabhängiges Gewebe gilt, scheint das Stroma zusätzlich auch auf Östrogene zu reagieren [37]. Neben der Verwendung von Antiöstrogenen wird deshalb insbesondere der Einsatz von Aromatasehemmern als eine therapeutische Alternative zur Behandlung der BPH angesehen [24].

Auslösend für eine Prüfung von Sabalextrakten auf aromatasehemmende Eigenschaften war der Nachweis entsprechender Aktivitäten in ethanolisch-wäßrigen Urticaextrakten. Als ein wirksames Prinzip in Auszügen aus Brennesselwurzeln wurde ein Linolsäurederivat ermittelt [36], das in ähnlicher Form auch in lipophilen Sabalextrakten zu erwarten ist. Tatsächlich konnten wir zeigen, daß lipophile Sabalextrakte ebenfalls über aromatasehemmende Wirkungen verfügen. Für einen Ethanol- (WS 1473) und einen Hexanextrakt ermittelten wir unter Verwendung von menschlichen Plazentamikrosomen als Aromatasequelle halbmaximale Hemmkonzentrationen von 132 bzw. 91 µg/ml (s. Tabelle 4).

Antiphlogistische und antiödematöse Wirkungen

Bedingt durch Sekretstauungen ist die BPH häufig mit Kongestionen und einer nichtinfektiösen Prostatitis verbunden, die sich durch lymphozytär-plasmazelluläre Infiltrate auszeichnet [27]. Antiphlogistische Eigenschaften von pflanzlichen Urologika werden deshalb immer wieder mit der klinischen Wirksamkeit dieser Präparate in Verbindung gebracht.

Über antiödematöse Aktivitäten eines öligen, durch Hexanextraktion hergestellten Sabalextraktes berichten Stenger et al. [74] und Tarayre et al. [76]. Die Autoren verwendeten zur Messung der kutanen Gefäßpermeabilität verschiedene Versuchsmodelle bei der Ratte. Interessanterweise wurde eine antagonistische Wirkung des Extrakts immer dann beobachtet, wenn Histamin entweder direkt durch subkutane Injektion oder indirekt über die Auslösung einer Mastzelldegranulation nach der Verabreichung von Compound 48/80, Dextran, spezifischen IgE-Antikörpern oder UV-Bestrahlung an der Quaddelbildung beteiligt war. Zur Erzielung eines signifikanten Effekts waren gewöhnlich allerdings Extraktdosen von 5–10 ml/kg p.o. erforderlich. Nicht gehemmt wurde die lokale Ödemreaktion nach der Applikation von Serotonin oder Bradykinin. Ebenso hatte der Extrakt keinen Einfluß auf die durch Carregeenan-Injektion ausgelöste akute Entzündungsreaktion in der Rattenpfote. Diese Ergebnisse lassen vermuten, daß Sabalextrakt Inhaltsstoffe mit histaminantagonistischen und/oder mastzellstabilisierenden Eigenschaften enthält. Da die antiödematöse Wirkung auch in adrenalektomierten Tieren nachweisbar war, ist die Beteiligung von Glukokortikoiden an diesen Effekten weitgehend ausgeschlossen.

Im Gegensatz zu den vorstehenden Untersuchungen beschreibt Hiermann [29] ausgeprägte antiödematöse Eigenschaften eines alkoholischen Sabalauszugs im carregeenaninduzierten Rattenpfotenödem. Ein wäßriger Auszug erwies sich in diesem Modell als unwirksam. Nach der Ultrafiltration des Alkoholextrakts kam es zur Anreicherung des wirksamen Prinzips in einer Fraktion mit einem Molekurlargewicht von <10.000 Dalton. Als eindeutig unbeteiligt an einer beobachteten pharmakologischen Aktivität erwiesen sich die in dem Alkoholauszug enthaltenen Polysaccharide, ß-Sitosterinderivate und Flavonoide. Über die Isolierung eines sauren Polysaccharids mit ausgeprägten entzündungshemmenden Eigenschaften aus einem wäßrigen Sabalextrakt wird allerdings von einer anderen Arbeitsgruppe berichtet [80, 81]. Da diese wasserlösliche Verbindung aber nicht in lipophilen Sabalextrakten enthalten ist, kommt ihr keine therapeutische Bedeutung zu.

Wesentliche Vermittler von Entzündungsreaktionen sind die aus Arachidonsäure (5,8,11,14-Eicosatetraensäure) entstehenden Eicosanoide. Arachidonsäure wird aus Phospholipiden durch die Aktivierung einer membranständigen Phospholipase A_2 (PLA_2) freigesetzt. Dieser Prozeß erfolgt z.B. bei jeder Schädigung der Zellmembran. Unter dem Einfluß von Cyclooxygenasen oder Lipoxygenasen entstehen als wichtigste Metaboliten der Arachidonsäure die Prostaglandine bzw. die Leukotriene. Prostaglandine bewirken unter anderem eine Vasodilatation, erhöhen die Gefäßpermeabilität, kontrahieren glatte Muskeln und lösen Schmerzreize aus. Leukotriene verfügen zusätzlich über chemotaktische Eigenschaften für Leukozyten und sind außerdem in der Lage, diese Zellen zu aktivieren [56].

Bei einer Prüfung am perfundierten Kaninchenohr beobachtete Hiermann [29] eine signifikante Hemmung der Prostaglandinsynthese durch einen alkoholischen Sabalauszug. Unter Verwendung einer Mikrosomenpräparation aus Samenblasen von Schafen wurde die cyclooxygenasehemmende Wirkung inzwischen auch für einen CO_2-Extrakt bestätigt (IC_{50} 28,1 µg/ml). Zusätzlich inhibierte dieser Extrakt auch die 5-Lipoxygenase aus Schweineleukozyten (IC_{50} 18,0 µg/ml). Bei der Fraktionierung des Extrakts reicherten sich die aktiven Verbindungen ausschließlich in einer sauren lipophilen Phase an, die überwiegend aus Fettsäuren bestand. Fettalkohol- und sterolhaltige Fraktionen erwiesen sich als unwirksam. [6].

Wir prüften den Einfluß des Sabalextraktes WS 1473 auf die Synthese von Leukotrien B_4 (ein Lipoxygenaseprodukt) und Thromboxan B_2 (ein Cyclooxygenaseprodukt) in Ratten-Peritonealleukozyten nach der Stimulation mit dem Calciumionophor A23187. Dieses Testsystem hat den Vorteil, daß ohne Zugabe von exogener Arachidonsäure gleichzeitig die Bildung von Produkten der beiden wichtigsten Eicosanoid-Stoffwechselwege in intakten Zellen untersucht werden kann [34]. Wie aus der Abbildung 1 ersichtlich ist, verringerte der Extrakt WS 1473 im Konzentrationsbereich von 3 bis 100 µg/ml dosisabhängig die Bildung beider Produkte des Arachidonsäuremetabolismus. Die halbmaximalen Hemmkonzentrationen lagen bei 8,3 µg/ml (LTB_4) bzw. 15,3 µg/ml (TBX_2). Ähnliche IC_{50}-Werte wurden nach der Stimulation von Peritonealzellen mit Arachidonsäure ermittelt. Entgegen den Ergebnissen einer anderen Arbeitsgruppe [zit. bei 52], die den Einfluß eines Hexanextrakts auf die Enzymaktivität sezernierter Formen der PLA_2 aus Kobratoxin oder dem Schweinepankreas prüften, scheint der ethanolische Sabalextrakt WS 1473 danach die Aktivität der zytosolischen PLA_2 aus Rattenleukozyten nicht zu beeinflussen.

Für die Prüfung auf antiödematöse Eigenschaften des Ethanolextraktes WS 1473 verwendeten wir das krotonölinduzierte Ohrödemmodell bei der Maus. Wirksame Inhaltsstoffe in Krotonöl sind Phorbolester, die vermutlich über die Aktivierung von Proteinkinase C eine Stimulation von membranständiger PLA_2 bewirken. Wie neuere Untersuchungen zeigen, sind an der ödemauslösenden Wirkung neben Cyclooxygenase- und Lipoxygenasemetaboliten auch Produkte von Mastzellen und neutrophilen Granulozyten beteiligt [61]. Bei der lokalen Applikation in einer Dosis von 500 µg bewirkte der Sabalextrakt WS 1473 eine Hemmung der Ödembildung um 42 % und verfügt damit im Vergleich zu Indometacin (– 60 % bei 250 µg/Ohr) über potente entzündungshemmende Eigenschaften.

Experimentelle Studien in Versuchstieren

Neben dem Menschen sind der Hund und der Löwe die einzigen bekannten Spezies, die mit zunehmendem Alter spontan eine BPH entwickeln [24, 71]. Wegen der eingeschränkten Über-

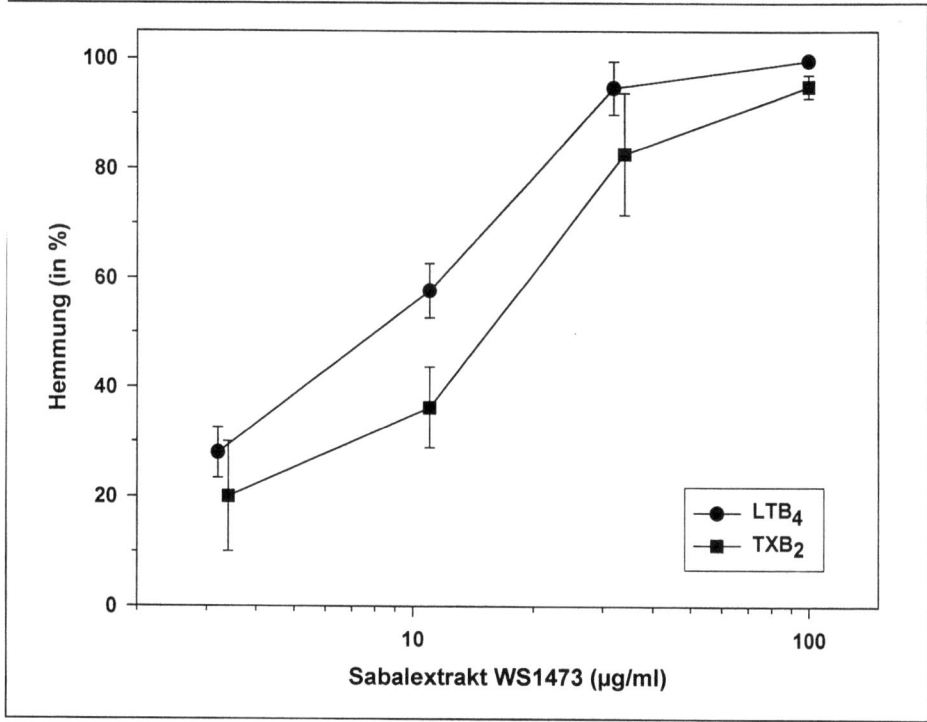

Abb. 1. Einfluß des Sabalextraktes WS 1473 auf die Synthese von LTB_4 und TXB_2 in Peritonealleukozyten der Ratte nach Stimulation mit dem Calciumionophor A23187 (1 μM). Die Bestimmung der Eicosanoide in den Überständen erfolgte mit kommerziellen Enzymimmunoassays [34].

tragbarkeit von Untersuchungen beim Hund auf die Situation beim Menschen besteht ein Bedarf an alternativen In-vivo-Systemen. Ein interessantes Tiermodell steht seit einigen Jahren durch die Transplantation von menschlichem Prostatagewebe auf die Nacktmaus zur Verfügung. Wegen einer angeborenen Thymusaplasie zeichnen sich Nacktmäuse durch eine Immundefizienz aus und sind deshalb nicht in der Lage, übertragenes Fremdgewebe abzustoßen. Unter gleichzeitiger Substitution mit DHT und Östradiol zeigt normales humanes Prostatagewebe zwei Monate nach der subkutanen Übertragung auf männliche Mäuse das typische histologische Bild einer BPH. Bei Verwendung von BPH-Gewebe persistiert die Hyperplasie, und zusätzlich kommt es zu einer Zunahme des Transplantatvolumens. Im Unterschied dazu entwickelt sich in weiblichen Tieren und kastrierten Männchen eine Drüsenatrophie, während es bei ausschließlicher Substitution mit DHT zu metaplastischen Veränderungen der Epithelien kommt. Diese Befunde stützen die These, nach der die BPH durch die synergistische Wirkung von DHT und Östrogenen induziert wird [79].

In Anlehnung an das vorausgehend beschriebene Versuchsmodell untersuchten Otto et al. [54] den Einfluß des Sabalextrakts WS 1473 auf die Entwicklung von BPH-Gewebe nach der Übertragung in orchiektomierte Nacktmäuse. Das Experiment umfaßte insgesamt drei verschiedene Behandlungsprotokolle. Tiere in der ersten Gruppe blieben vollkommen unbehandelt und dienten als Kontrolle. Bei Mäusen in den Gruppen II und III erfolgte eine hormonelle Stimulation durch die subkutane Implantation von Silastikschläuchen mit DHT und Östradiol. Die kontinuierliche Diffusion der Hormone führte zu einem konstanten Serumspiegel von

8 ng/ml DHT und 400 pg/ml Östradiol über einen Zeitraum von mindestens 4–5 Wochen. Tiere in der Grupe III wurden zusätzlich einmal wöchentlich peroral mit 0,15 ml Sabalextrakt WS 1473 pro 25 g Körpergewicht behandelt. Nach zwei Monaten erfolgte die Versuchsauswertung durch Bestimmung des Transplantatvolumens und eine histologische Beurteilung. Gegenüber der Kontrollgruppe (Transplantatvolumen 204 ± 28 mm^3) führte die Hormonsubstitution zu einer deutlichen Größenzunahme des BPH-Gewebes (339 ± 47 mm^3). Dieser Effekt wurde durch die gleichzeitige Behandlung mit dem Sabalextrakt WS 1473 vollständig aufgehoben (Transplantatvolumen 187 ± 65 mm^3). Bei der histologischen Auswertung fand sich in allen Fällen vitales BPH-Gewebe ohne Zeichen von Nekrose oder einer immunologischen Abstoßungsreaktion. Trotz der deutlichen Volumendifferenz waren morphologische Unterschiede zwischen den Transplantaten in den Gruppen II und III nicht feststellbar.

Eine Theorie zur Erklärung der Ätiologie der BPH geht davon aus, daß es unter entsprechenden hormonellen Bedingungen mit fortschreitendem Lebensalter in der Prostata zu einem Wiedererwachen embryonaler Eigenschaften kommt. Bei der Maus konnte gezeigt werden, daß das Mesenchym des fötalen Urogenitalsinus (fötales Prostatastroma) die Fähigkeit besitzt, die Entwicklung des Epithels zu steuern [10]. Nach der Implantation fötaler Urogenitalsinus in die Prostatae ausgewachsener syngenetischer Mäuse entwickelt sich eine Prostatahyperplasie, die in ihrem histologischen Aufbau große Ähnlichkeit mit der menschlichen BPH aufweist [46].

In Zusammenarbeit mit Dr. Chung vom MD Anderson Cancer Center der University of Texas in Houston haben wir untersucht, ob durch Verabreichung des Handelspräparates Prostagutt® forte, das neben einem ethanolischen Sabalextrakt (WS 1473) einen ethanolisch-wäßrigen Trockenextrakt aus Brennesselwurzeln (WS 1031) enthält, die Entwicklung dieses Prozesses inhibiert wird bzw. bereits eingetretene pathologische Veränderungen rückgängig gemacht werden können [9]. Ausgelöst wurde die Erkrankung durch die Übertragung jeweils eines fötalen Urogenitalsinus in einen Seitenlappen der ventralen Prostata. Am kontralateralen Lobus wurde zur Kontrolle nur eine Scheinoperation ohne Implantation von Gewebe vorgenommen. Die Behandlung der Versuchstiere mit Prostagutt® forte (10, 50 und 250 mg/kg p.o.) erfolgte täglich entweder vom 3. bis 18. Tag (Initiationsphase) oder vom 30. bis 45. Tag (Progressionsphase) nach der Transplantation. Auffälligster Befund war eine signifikante, dosisabhängige Abnahme des DNA-Gehaltes in den scheinoperierten Prostatalappen der mit Prostagutt® behandelten Tiere (Tabelle 2). Effekte auf das Gewicht und die histologische Struktur des hyperplastischen Prostatalappens waren unter der Behandlung nicht nachweisbar. Ebenso waren keine Unterschiede in den Serumspiegeln von Testosteron, 17ß-Östradiol, Prolaktin und Thyroxin zwischen der Kontrollgruppe und den Behandlungsgruppen feststellbar.

Tabelle 2. Einfluß einer zweiwöchigen oralen Behandlung mit Prostagutt® forte auf den DNA-Gehalt in der ventralen Prostata von Mäusen.

Behandlungs-gruppe	Dosis (mg/kg)	DNA-Gehalt der ventralen Prostata (µg/Drüse)
Kontrolle	0	$32,8 \pm 3,1$
Prostagutt® forte	10	$26,1 \pm 3,8$
Prostagutt® forte	50	$16,6 \pm 2,2$***
Prostagutt® forte	250	$20,9 \pm 2,7$**

Die DNA wurde mit Hilfe von Diphenylamin-Reagenz unter Verwendung von Desoxyribose als Referenzstandard bestimmt [9]. Angegeben sind die Mittelwerte $\pm$ SEM, **$P < 0,01$, ***$P < 0,001$

Ähnlich wie in anderen Geweben gilt auch der DNA-Gehalt in der Prostata als ein indirektes Maß für die Zellzahl [38]. Die vorstehenden Ergebnisse implizieren deshalb, daß unter der Prostagutt® forte-Behandlung die Zelldichte in den scheinbehandelten Prostatalappen abnimmt. Bei der Ratte konnte nachgewiesen werden, daß in der Prostata eine enge Korrelation zwischen dem DNA-Gehalt und der DHT-Konzentration besteht [38]. Aufgrund dieser Ergebnisse ist die Vermutung naheliegend, daß es unter der Behandlung zu einer Verringerung der DHT-Konzentration in der Prostata kommt.

Nach dem Entzug von Androgenen kommt es in der Prostata und anderen hormonabhängigen Geweben zu einem geordneten Absterben von Zellen. Dieses biologische Phänomen ist mit der Expression neuer Gene verbunden und wird als Apoptosis bezeichnet. Unter anderem werden im Verlaufe dieses Prozesses Endonukleasen aktiviert, die eine regelmäßige Fragmentierung der nukleären DNA bewirken und damit zum Zelltod führen [3]. Um zu klären, ob die beobachtete Abnahme des DNA-Gehaltes in der Prostata auf einer durch DHT-Entzug verursachten Apoptosis beruht, haben wir bei mit Prostagutt® fortebehandelten Ratten den Anteil fragmentierter DNA in der Prostata untersucht. Die Behandlung der Versuchstiere erfolgte für drei Wochen mit täglich 460, 230 und 115 mg/kg Prostagutt® forte p.o. Tatsächlich nahm der Anteil von DNA-Bruchstücken im Prostatagewebe von behandelten Ratten dosisabhängig zu, diese Veränderung erreichte allerdings nicht das Signifikanzniveau (Tabelle 3). Außerdem kam es bei diesen Tieren zu einer deutlichen Abnahme des Gewichts der Seminalvesikel und der Koagulationsdrüsen (Tabelle 3). Veränderungen des Gewichts der Prostata und anderer Organe (Gehirn, Lunge, Herz, Leber, Milz, Niere und Hoden) waren nicht feststellbar. Auch die Plasmakonzentrationen von Testosteron, Glucose, Cholesterin, Triglyzeriden, GOT und GPT blieben durch die Behandlung unverändert.

Beide vorausgehend beschriebenen Versuche wurden mit intakten, geschlechtsreifen Mäusen bzw. Ratten durchgeführt. Bei diesen Tieren besteht ein funktionierender endokriner Rückkopplungsmechanismus, der möglichen antiandrogenen Eigenschaften von Testsubstanzen

Tabelle 3. Einfluß einer dreiwöchigen oralen Behandlung von Ratten mit Prostagutt® forte auf das Gewicht der akzessorischen Geschlechtsdrüsen sowie den Anteil fragmentierter DNA in der ventralen Prostata.

Versuchs-gruppe	Seminal-vesikel und Koagulations-drüsen (g)	Ventrale Postata (g)	Anteil fragmentierter DNA (in %)
Kontrolle Olivenöl, 2,5 ml/kg	$0,97 \pm 0,26$	$0,42 \pm 0,08$	$8,27 \pm 1,41$
Prostagutt® forte 460 mg/kg in 2,5 ml/kg Olivenöl	$0,73 \pm 0,16\#$	$0,42 \pm 0,10$	$9,69 \pm 2,65$
Prostagutt® forte 230 mg/kg in 2,5 ml/kg Olivenöl	$0,78 \pm 0,20$	$0,36 \pm 0,12$	$8,67 \pm 1,61$
Prostagutt® forte 115 mg/kg 2,5 ml/kg Olivenöl	$0,95 \pm 0,12$	$0,46 \pm 0,06$	$8,27 \pm 0,69$

Die ventrale Prostata wurde im Verhältnis 1:7 (w/v) in Puffer aufgenommen (5 mM Tris, 20 mM EDTA, 0,5 % Triton X-100, pH 8) und anschließend homogenisiert. Das Homogenat wurde für 20 min bei 27.000 x g zentrifugiert und der Gehalt an intakter (Pellet) und fragmentierter DNA (Überstand) fluorometrisch mit Hilfe des Farbstoffes Hoechst 33258 bestimmt. Angegeben ist jeweils der Mittelwert ± SD, #P<0,05

durch eine verstärkte testikuläre Androgenproduktion entgegenzuwirken vermag. Ausgeprägte Veränderungen der Größe der akzessorischen Geschlechtsdrüsen sind daher innerhalb der
kurzen Versuchsdauer von tierexperimentellen Studien nicht zu erwarten. Um die hormonellen Regelkreise auszuschalten, erfolgt die pharmakologische Prüfung von Testsubstanzen auf
antiandrogene Eigenschaften gewöhnlich durch Bestimmung des Gewichts der Seminalvesikel
oder der Prostata in kastrierten, testosteronsubstituierten Mäusen oder Ratten. Entsprechend
haben wir den Einfluß des Sabalextrakts WS 1473 auf das Gewicht der akzessorischen
Geschlechtsdrüsen bei orchiektomierten Ratten nach exogenem Ersatz von Androgenen durch
tägliche subkutane Injektionen von 250 µg/kg Testosteronpropionat untersucht. Gleichzeitig
mit der Testosteronapplikation wurde den Versuchstieren über einen Zeitraum von 6 Tagen
1000, 300 oder 100 mg/kg WS 1473 oral in 2,5 ml/kg Olivenöl verabreicht. Die Auswertung
erfolgte am 7. Tag durch die Bestimmung des Gewichts der ventralen Prostata sowie der Seminalvesikel einschließlich der Koagulationsdrüsen. Im Vergleich zu Ratten, die nur das
Lösungsmittel erhalten hatten, führte die Behandlung mit WS 1473 zu einer dosisabhängigen
Verringerung des Gewichts der akzessorischen Geschlechtsdrüsen (Abb. 2).

In Übereinstimmung mit unseren Beobachtungen berichteten Stenger et al. [74] über antiandrogene Eigenschaften eines Hexanextrakts bei kastrierten und mit Testosteron behandelten

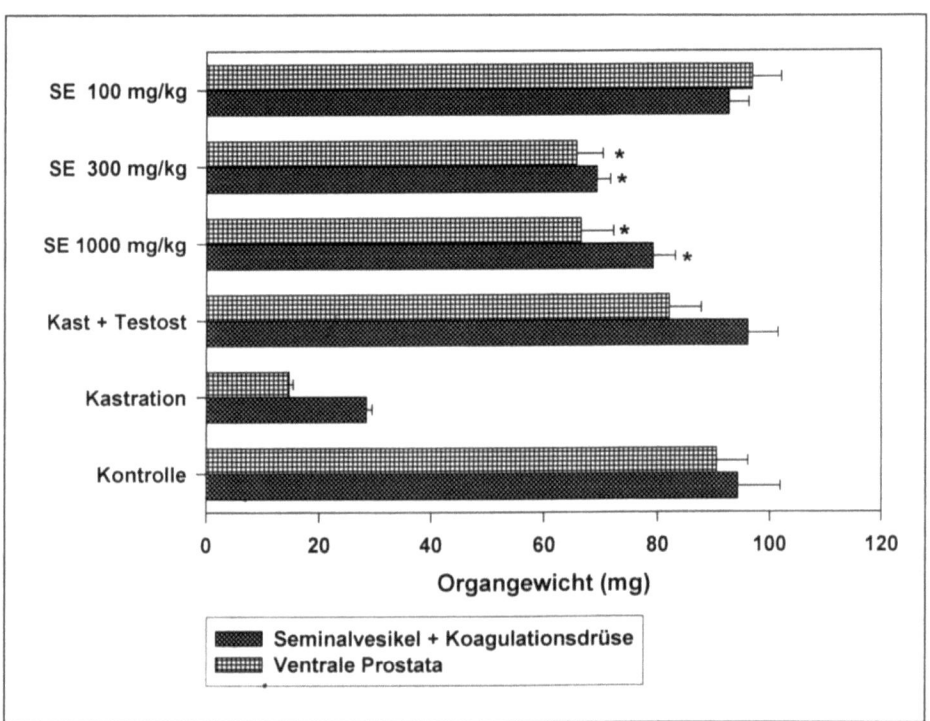

Abb. 2. Einfluß einer sechstägigen oralen Behandlung mit unterschiedlichen Dosen des Sabalextrakts WS 1473
(SE) auf das Gewicht der ventralen Prostata bzw. der Seminalvesikel einschließlich der Koagulationsdrüsen bei
kastrierten Ratten nach exogenem Testosteronersatz (250 µg/kg/Tag Testosteronpropionat subkutan in 1 ml/kg
Olivenöl). Zusätzlich dargestellt ist das Gewicht der akzessorischen Geschlechtsdrüsen bei intakten unbehandelten (Kontrolle) und bei kastrierten unbehandelten Ratten (Kastration). *P<0,05 gegenüber kastrierten Tieren,
die nur die Testosteronsubstitution und das Lösungsmittel für den Sabalextrakt (2,5 ml/kg Olivenöl) erhielten
(Kast + Testost).

Mäusen und Ratten. Allerdings wurden in diesen Versuchen Extraktdosen zwischen etwa 2,5 bis 12 g/kg p.o. für 12 bzw. 6 Tage verabreicht. Bei diesen Experimenten wurde auch die Wirkung von endogenen Androgenen auf die Gewichtszunahme der akzessorischen Geschlechtsdrüsen bei präpuberalen Mäusen und Ratten nach Stimulation der Steroidhormonsynthese mit Gonadotropinen gehemmt. Keinen Einfluß hatte die Behandlung hingegen auf die anabolen Aktivitäten von Testosteron sowie das Gewicht von Thymus, Milz und Nebenniere. Ebenso besaß dieser Sabalextrakt keine östrogenen oder gestagenen Eigenschaften und beeinträchtigte auch die neuroendokrinen Rückkopplungsmechanismen nicht.

Über östrogene Eigenschaften eines teilweise fraktionierten methanolischen Sabalextraktes wird bei präpuberalen weiblichen Mäusen berichtet [18]. Die Autoren führen die östrogene Wirkung auf ß-Sitosterol zurück, das aus dem Extrakt gewonnen wurde und bei dreitägiger subkutaner Applikation ab einer Dosis von etwa 165 µg/kg zu einer signifikanten Vergrößerung der Gebärmutter führte.

Pharmakologische Studien beim Menschen

In einer doppelblinden, plazebokontrollierten Studie mit insgesamt 35 BPH-Patienten wurde nach dreimonatiger Behandlung mit zweimal täglich 160 mg eines liposterolischen Sabalextrakts die Expression von zytosolischen und nukleären Androgen-, Östrogen- und Progesteronrezeptoren in der Prostata untersucht [14]. Die Zahl der Androgenrezeptoren in Zytosol war weitgehend identisch in beiden Gruppen. Im Gegensatz dazu war bei 90 % der mit Sabal behandelten Patienten der Nachweis von Androgenrezeptoren im Zellkern negativ, während diese Rezeptoren bei 60 % der Plazebo-Patienten nachgewiesen werden konnten. Die Anzahl zytosolischer Östrogenrezeptoren war ebenfalls in beiden Gruppen vergleichbar. Mit Hilfe der Scatchard-Analyse und eines Einzelpunktassays wurde bei den mit Sabalextrakt behandelten Patienten jedoch eine deutliche Abnahme der Zahl von hoch- und niedrigaffinen Östrogenbindungsstellen im Zellkern beobachtet. Ähnliche Ereignisse wurden für Progesteronrezeptoren ermittelt. Diese Befunde könnten damit erklärt werden, daß Sabalextrakte Inhaltsstoffe mit antiandrogenen und antiöstrogenen Eigenschaften enthalten, die kompetitiv die Translokation von Rezeptoren vom Zytosol in den Nukleus hemmen. Es ist auch nicht ausgeschlossen, daß primär ein antiöstrogener Effekt vorliegt und die Inaktivierung von Androgen- und Progesteronrezeptoren indirekt über eine Blockade der Östrogenbindungsstellen erfolgt.

Andere pharmakologische Wirkungen

Anläßlich eines internationalen BPH-Symposiums wurde vor kurzem berichtet [28], daß ein ethanolischer Sabalextrakt die Aktivität des Enzyms 3α-Hydroxysteroid-Dehydrogenase in der Prostata um fast 50 % erhöht. Dieses Enzym bewirkt unter anderem den Abbau des biologisch hochaktiven DHT in das bedeutend schwächere Androgen Androstandiol. Zusätzlich gibt es Hinweise, daß die 3α-Hydroxysteriod-Dehydrogenase als Hydroxyprostaglandin-Dehydrogenase auch den Abbau von Prostaglandinen in weniger wirksame Metaboliten katalysiert [58]. Mit dieser Aktivität wird die nach zwölfwöchiger Behandlung von BPH-Patienten mit täglich 320 mg Sabalextrakt beobachtete Verringerung der intraprostatischen Kongestion erklärt. Leider liegen die Ergebnisse dieser Untersuchungen bisher noch nicht in publizierter Form vor. Außerdem sind in diesem Zusammenhang Untersuchungen einer französischen Arbeitsgruppe erwähnenswert, bei denen in vitro eine Hemmung der 3α-Hydroxysteroid-Dehydrogenase durch einen lipophilen Sabalextrakt nachgewiesen wurde [75]. Diese Wirkung würde den jetzt beschriebenen Effekten mindestens teilweise entgegenwirken.

Extrakte aus Brennesselwurzeln (Urticae radix)

Die Verwendung von Auszügen aus Brennesselwurzeln hat eine relativ kurze erfahrungsmedizinische Tradition und beruht im wesentlichen auf den Beobachtungen von Rückle aus den fünfziger Jahren [66]. Heute werden vorwiegend alkoholisch-wäßrige Extrakte eingesetzt, die unter Verwendung von Methanol oder Ethanol mit einer Konzentration von 20-60 % hergestellt werden. Zu den wichtigsten Inhaltsstoffen in diesen Extrakten zählen Phytosterole, Triterpensäuren, Lignane, Cumarine, Ceramide, Hydroxyfettsäuren, Polysaccharide, einfache Phenolverbindungen und Lektine [84].

Hemmung der Aromatase

Hinweise auf eine Beeinflussung des Östrogenstoffwechsels durch einen alkoholischen Brennesselwurzelextrakt ergaben sich erstmals im Rahmen einer klinischen Studie, bei der nach zwölfwöchiger Behandlung mit zweimal täglich 600 mg Extrakt die Serumkonzentrationen von Östradiol und Östron signifikant abnahmen [4]. In vitro fanden sich Hinweise, daß dieser Effekt offensichtlich auf einer Hemmung der Aromatase beruht. Als ein mögliches aktives Prinzip wurde mit Hilfe von chromatographischen Trennverfahren die 9-Hydroxy-10-trans-12-cis-octadecadiensäure ermittelt. Diese Verbindung entsteht vermutlich erst nach der Extraktion durch Autoxidation oder unter der Einwirkung von Lipoxygenasen aus Linolsäure [36]. Von der gleichen Arbeitsgruppe wurden vor kurzem als weitere Inhaltsstoffe mit schwachen aromatasehemmenden Eigenschaften ein Lignan (Secoisolariciresinol), zwei pentazyklische

Tabelle 4. Einfluß von Urtica- und Sabalextrakten bzw. Extraktinhaltsstoffen und Einzelverbindungen auf die Aktivität der Aromatase in humanen Plazentamikrosomen.

Extrakte, Extraktinhaltsstoffe bzw. Einzelsubstanzen	Konzentration für halbmaximale Hemmung der Aromatase (µg/ml)
Urticaextrakt (Ethanol, WS 1031)	338
Fraktionen aus Urticaextrakt (WS 1031):	
heptanlöslicher Anteil	9
ethylacetatlöslicher Anteil	41
butanollöslicher Anteil	109
wasserlöslicher Anteil	>200
9-Hydroxy-10,12-octadecadiensäure	11
γ-Linolensäure	10
Sabalextrakt (Ethanol, WS 1473)	132
Sabalextrakt (Hexan)	91
Aminoglutethimid	1,5 µM
4-Hydroxy-Androstendion	70 nM

[1β-^{3}H]-Androstendion wurde bei pH 7,4 20 min bei 37 °C mit Plazentamikrosomen in Anwesenheit eines NADPH-regenerierenden Systems inkubiert. Nach Extraktion der Steroide mit Chloroform wurde das entstandene Tritiumwasser direkt im Überstand gemessen [34].

Triterpene (Ursol- und Oleanolsäure) sowie ein sekundärer Fettalkohol (14-Octacosanol) identifiziert [21].

Unter Verwendung von Plazentamikrosomen als Aromatasequelle und in Gegenwart eines NADPH-bildenden Systems konnten wir in vitro ebenfalls einen hemmenden Einfluß eines standardisierten ethanolisch-wäßrigen Urticaextrakts (WS 1031) auf die Umwandlung von Androstendion in Östradiol bestätigen. Die Ergebnisse dieser Versuche sind in der Tabelle 4 zusammengestellt. Bei der Fraktionierung dieses Extrakts mit Lösungsmitteln zunehmender Polarität reicherten sich die aktiven Wirkstoffe vor allem in der Heptanfraktion an, die nur ca. 0,4 % der gesamten Inhaltsstoffe enthält. Als Extraktbestandteile mit aromatasehemmenden Eigenschaften kommen danach in Übereinstimmung mit den Ergebnissen anderer Untersucher [21, 36] vorwiegend lipophile Substanzen, wie z.B. Fettsäuren und deren Oxidationsprodukte, in Frage. Trotz der im Vergleich zu synthetischen Verbindungen geringen Hemmung von Aromatase durch Urticaextrakt machen diese Autoren darauf aufmerksam, daß sich die wirksamen Urtica-Inhaltsstoffe, ähnlich wie andere lipophile Verbindungen, in bestimmten Körpergeweben anreichern könnten. Da Androgene vorwiegend im Fettgewebe aromatisiert werden, sind diese Verbindungen dort durchaus in pharmakologisch relevanten Konzentrationen zu erwarten [36].

Bei der Prüfung der Kombinationswirkung von Sabal- und Urticaextrakten konnten wir nachweisen, daß der Hemmung der Aromatase durch wirksame Inhaltsstoffe in beiden Zubereitungen offenbar ein unterschiedlicher Wirkmechanismus zugrunde liegt [33, 34]. Da beide Extrakte zusammen eindeutig eine überadditive Wirkung zeigen, ist unter Berücksichtigung der von der Kommission E erstellten Bewertungskriterien für pflanzliche Kombinationsmittel die gemeinsame Anwendung beider Prostatamittel durchaus als sinnvoll zu beurteilen [44].

Hemmung der Leukozytenelastase

Der Nachweis der humanen Leukozytenelastase (HLE) im Samenplasma hat sich bei der Diagnostik klinisch unauffälliger Genitaltraktinfektionen als wichtiger sensitiver und quantitativer Marker erwiesen [85]. Erhöhte HLE-Konzentrationen im Seminalplasma sind in etwa zwei Drittel der Fälle mit deutlich gesteigerten Citratgehalten vergesellschaftet und deuten darauf hin, daß die Prostata das wichtigste Zielorgan für klinisch inapparente Infektionen der Harn- und Geschlechtswege darstellt, die besonders häufig im Zusammenhang mit hyperplastischen Veränderungen der Vorsteherdrüse auftreten [27].

Entzündliche Reaktionen sind in der Regel durch die Einwanderung von polymorphkernigen Leukozyten (PML) in das Gewebe gekennzeichnet. Diese Zellen sind reich an proteolytischen Enzymen, die vor allem bei neutralem und schwach alkalischem Milieu aktiv sind. Die HLE zählt zu den wichtigsten Proteinasen in den PML und wird in hohen Konzentrationen in den azurophilen Granula gespeichert. Nach dem Kontakt mit nicht phagozytierbaren Partikeln oder durch den Untergang der neutrophilen Granulozyten können diese Enzyme auch in den extrazellulären Raum gelangen [12, 50].

Die HLE ist eine Serin-Endopeptidase, die nur über eine geringe Substratspezifität verfügt und zu den destruktivsten Enzymen im Körper zählt. Neben der Degradation von Strukturelementen aller wichtigen Bindegewebsklassen (z.B. Elastin, Kollagen, Fibronectin, Knorpelproteoglykanen) katalysiert die HLE auch den Abbau von Plasmaproteinen (z.B. Immunoglobulin G, Komplementfaktor 3, Fibrinogen, Antithrombin III). In vitro konnte gezeigt werden, daß die HLE die Komplementkaskade aktiviert und die Bildung eines bradykininähnlichen, die Gefäßpermeabilität steigernden Kinins fördert [12, 50].

Charakteristisch für die menschliche Prostata sind die zwischen den Drüsen liegenden Züge glatter Muskulatur, die von zahlreichen elastischen Fasern durchzogen werden [42]. Im Rahmen der benignen Prostatahyperplasie kommt es zu einer zunehmenden Atrophie der Drüsen vor allem in den peripheren Bereichen der Vorsteherdrüse. Neben einer ausgeprägten Hyalinisierung des periazinösen Bindegewebes wird dabei auch eine Hyperelastosis beobachtet, die später in eine Degeneration und Fragmentierungen der elastischen Fasern übergeht [57]. Neben der Vergrößerung des Organs trägt vermutlich auch der Verlust elastischer Elemente zu den obstruktiven Symptomen der Prostatahyperplasie bei.

Da die Hemmung der proteolytischen Wirkungen der HLE ein sinnvolles und wirksames Prinzip zur Behandlung der BPH darzustellen scheint, haben wir den Einfluß des Urticaextrakts WS 1031 auf die Aktivität der HLE geprüft. Der Extrakt erwies sich als hochaktiv und hemmte dosisabhängig sowohl die Degradation eines Peptidsubstrates (IC_{50} 3,6 µg/ml) als auch von bovinem Elastin (IC_{50} ca. 109 µg/ml). Aufgrund der ermittelten Reaktionskinetik liegt offensichtlich ein gemischter Typ einer reversiblen Enzyminhibition vor. Beim Vergleich mit verschiedenen anderen Serinproteinasen war für den Urticaextrakt eine mindestens zehnfache Spezifität gegenüber der HLE nachweisbar [35].

Hemmung der Komplementaktivierung

Unter dem Begriff Komplement werden ca. zwei Dutzend verschiedene Serumproteine zusammengefaßt, die sich gegenseitig kaskadenartig aktivieren und das wichtigste humorale Effektorsystem im Rahmen von Entzündungsvorgängen darstellen. Außer durch Immunkomplexe (klassischer Aktivierungsweg) kann das Komplementsystem über einen alternativen Aktivierungsweg auch durch verschiedene andere Agenzien (z.B. bakterielle Polysaccharide, proteolytische Enzyme) stimuliert werden. Die dabei entstehenden Produkte fördern die Phagozytose (Opsonierung), lösen Entzündungserscheinungen aus (Vasodilatation, Erhöhung der Gefäßpermeabilität, chemotaktischer Reiz für Leukozyten, Bildung von Anaphylatoxinen etc.) und schädigen die Zellmembran von Mikroorganismen [40].

An der Kontrolle der Komplementkaskade sind eine Reihe von Serinproteasen beteiligt. Aufgrund der vorausgehend beschriebenen Hemmung von Enzymen dieser Strukturklasse durch einen ethanolisch-wäßrigen Urticaextrakt war es daher naheliegend, auch einen möglichen Effekt auf das Komplementsystem zu überprüfen. Dieser Extrakt hemmte sowohl den alternativen als auch den klassischen Weg der Komplementaktivierung mit halbmaximalen Hemmkonzentrationen von < 50 µg/ml. Als ein Inhaltsstoff mit komplementhemmender Wirkung wurde von Wagner et al. ein Pektin aus Brennesselwurzeln isoliert [83, 84].

Immunmodulierende Wirkungen

Hyperplastisches Prostatagewebe weist eine Reihe von besonderen Merkmalen auf, die eine immunologische Intervention zur Behandlung der BPH durchaus sinnvoll erscheinen lassen [82]. Im Vergleich zu normalem und malignem Prostatagewebe sind bestimmte prostataspezifische Antigene in BPH-Gewebe mangelhaft ausgebildet, während andererseits Antigenstrukturen vorkommen, die in den beiden erstgenannten Geweben nicht nachweisbar sind [1]. Vermutungen, daß Autoimmunphänomene eine Rolle bei der abakteriellen Prostatitis spielen könnten, gibt es seit vielen Jahren. So waren bei etwa drei Viertel der Männer mit prostatischen Beschwerden Antikörper gegen Prostatagewebe nachweisbar [2]. Bei der immunhistologischen Analyse der Lymphozyten-Subpopulationen in BPH-Gewebe wurden deutliche qualitative und quantitative Veränderungen im Vergleich zu normalem Prostatagewebe beobachtet [73]. Von aktivierten Lymphozyten und anderen Leukozyten wird z.B. Interleukin 6 gebildet, das unter anderem eine verstärkte Expression von Androgenrezeptoren in der Prostata induziert [65]. Auch die Anwesenheit äußerst potenter immunsuppressiver Substanzen im Prostatasekret wird mit der extrem häufigen benignen oder malignen Entartung dieses Organs in Verbindung gebracht [60].

Als pharmakologisch interessante Inhaltsstoffe wurde vor einigen Jahren eine Gruppe von Isolektinen aus Brennesselwurzeln isoliert [59]. Lektine sind Proteine, die sich spezifisch an Zuckerreste binden. Aufgrund dieser Eigenschaft sind Lektine z.B. in der Lage, komplexe Kohlenhydrate zu präzipitieren, Erythrozyten zu agglutinieren oder Lymphozyten durch Bindung an Membranrezeptoren zur Proliferation anzuregen. Urticalektine besitzen nur geringe hämagglutinierende Aktivitäten, verfügen aber über eine große chemische Stabilität und sind in der Lage, eine Mitogenstimulation von murinen oder humanen T-Lymphozyten zu bewirken [41, 83]. Eine Modulation der Proliferation von Mauslymphozyten konnten auch wir für den Urticaextrakt WS 1031 nachweisen. Wie aus der Abbildung 3 ersichtlich ist, war dieser Effekt bei einer Konzentration von 50 µg/ml maximal ausgeprägt. Wurden die Zellen jedoch gleichzeitig mit den T- bzw. B-Zellmitogenen Concanavalin A oder Lipopolysacchariden aktiviert, bewirkte der Urticaextrakt dosisabhängig eine Verringerung der Zellproliferation. Als weitere Inhaltsstoffe mit immunstimulierenden Wirkungen werden in Urticaextrakten außerdem verschiedene Polysaccharide beschrieben [83, 84].

Mit Bezug auf die Urticalektine machen Wagner und Willer [82] darauf aufmerksam, daß Lektine unter anderem tumorzytotoxische Wirkungen besitzen und durch Bindung und Aktivierung von Lymphozyten-Subpopulationen in der Lage sind, eine Hemmung der Prostaglan-

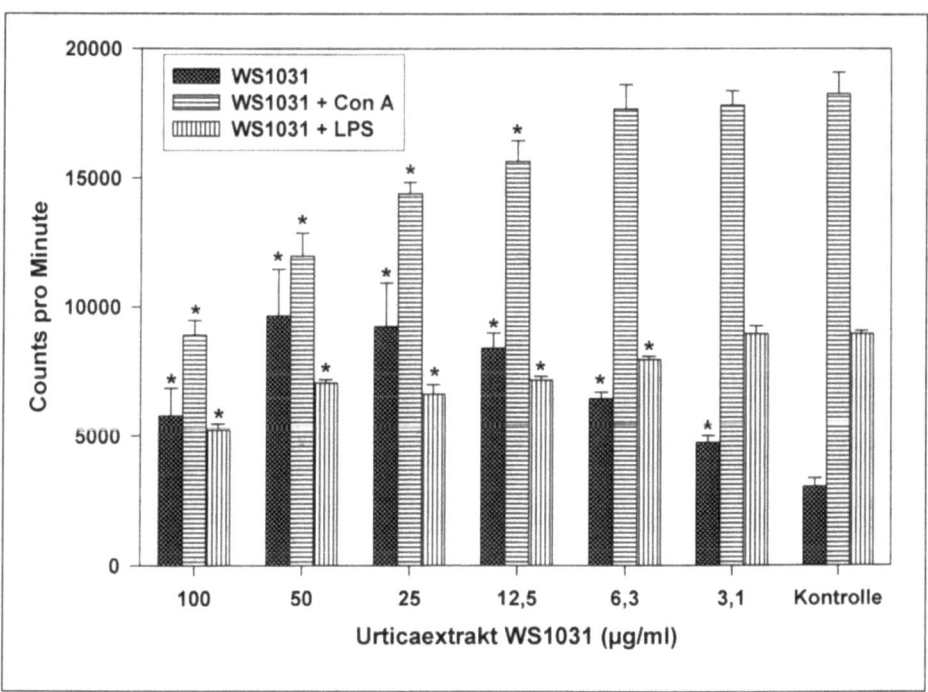

Abb. 3. Einfluß unterschiedlicher Konzentrationen des Urticaextrakts WS 1031 auf die Proliferation von Mauslymphozyten. Bei der Prüfung von Wechselwirkungen mit dem T-Zellmitogen Concanavalin A (Con A) oder den als B-Zellmitogenen wirkenden Lipopolysacchariden aus Salmonella typhosa (LPS) wurden den Kulturen jeweils 2,5 µg/ml dieser Substanzen zugefügt. Die Zellen wurden in Mikrotiterplatten in einer Konzentration von 10^6 Zellen pro ml für insgesamt 72 h kultiviert. Die Zellproliferation wurde während der letzten 6 h anhand des Einbaus von ^{3}H-markiertem Thymidin bestimmt [34]. *P<0,05 gegenüber der Kontrolle.

dinsynthese zu bewirken. Da Urticalektine eine ungewöhnliche Säure- und Hitzestabilität aufweisen, ist eine Beteiligung an der klinischen Wirksamkeit von Brennesselwurzelextrakten
auch nach oraler Aufnahme durchaus vorstellbar.

Wechselwirkungen mit sexualhormonbindendem Globulin

Nur etwa 2 % der gesamten im Körper zirkulierenden Testosteronmenge liegt in freier Form
vor. Als wichtigstes Transportprotein für Androgene im Blut dient das sexualhormonbindende
Globulin (SHBG), das etwa zwei Drittel des gesamten Plasmatestosterons bindet [70]. Vermutlich aufgrund von degenerativen Gefäßveränderungen kommt es in hyperplastischem
Prostatagewebe zu einem vermehrten Austritt von Plasmaproteinen in den Extravasalraum.
Der gesteigerte Proteingehalt in der interstitiellen Flüssigkeit betrifft auch das SHBG. Es
bestehen Vermutungen, daß die erhöhten lokalen Konzentrationen von SHBG und Albumin als
Reservoir für Steroidhormone dienen und über einen Austausch mit zirkulierendem Testosteron die Verfügbarkeit von Androgenen für die Prostatazellen erhöhen [11]. Eine mit dem Alter
ansteigende Plasmakonzentration von SHBG und eine im Vergleich zu Testosteron etwa vier-
fach höhere Bindung von DHT an SHBG würden diesen Effekt noch zusätzlich verstärken.
Eine andere Hypothese geht davon aus, daß es durch die verstärkte Bindung von Steroidhormonen eher zu einem Androgenmangel kommt, auf den die Prostata kompensatorisch mit
einer Vergrößerung reagiert [70]. Unabhängig von dem genauen molekularen Mechanismus
wird eine gezielte Blockierung von SHBG-Bindungsstellen aber als ein mögliches Therapie-
konzept zur Behandlung der BPH diskutiert. Ohne genaue Konzentrationsangaben zu machen,
berichtet Schmidt [70] von einer bis zu 67%igen Verringerung der Bindungskapazität von
SHBG nach der Vorinkubation von humanem Serum mit einem wäßrig-alkoholischen Brennesselwurzelextrakt. Zusätzlich wurde eine leichte Hemmung (– 10 %) der Bindung von DHT
an den zytosolischen Androgenrezeptor in der Prostata beobachtet. Bei BPH-Patienten kam es
nach zwölfwöchiger Behandlung mit zweimal täglich 600 mg eines methanolisch-wäßrigen
Urticaextraktes zu einer signifikanten Abnahme der SHBG-Konzentration im Serum [4].
    Da spezifische Rezeptoren für SHBG an der Plasmamembran von Prostatazellen nachge-
wiesen werden können, ist die Vorsteherdrüse möglicherweise auch unmittelbar ein Zielorgan
für dieses Transportprotein. Während die Bindung von SHBG an Membranrezeptoren durch
Vorinkubation mit Androgenen oder Östrogenen gehemmt werden kann, führt die nachträgli-
che Zugabe von Steroidhormonen zu bereits an den Rezeptor angelagertem SHGB zu einer
Erhöhung des intrazellulären cAMP-Gehaltes. Es wird deshalb spekuliert, daß dieses System
an der Regulation des normalen und/oder pathologischen Wachstums der Prostata beteiligt
sein könnte. Durch einen wäßrigen Urticaextrakt konnte die Bindung von ^{125}J-SHBG an huma-
ne Prostatamembranen in einem Konzentrationsbereich von 0,6 bis 10 mg/ml dosisabhängig
gehemmt werden. Ein Ethanolextrakt (70 %) erwies sich in diesem Modell ebenso als inaktiv
wie isoliertes Urticalektin und Stigmasta-4-en-3-on [31].

Andere pharmakologische Wirkungen

In mehreren Veröffentlichungen wird über den Einfluß eines alkoholischen Urtica-Wurzelex-
traktes auf die Morphologie und die Aktivität von Prostatazellen berichtet. Nach der Behandlung von BPH-Patienten mit zweimal täglich 600 mg Extrakt für 20 Wochen wurden von Ziegler [87] Veränderungen an den Kernen und im Zytoplasma von Prostatazellen beobachtet. Die
Kernveränderungen bestanden in einer Vergrößerung des Nukleusvolumens und einer
Auflockerung des Chromatins. Im Zytoplasma kam es als Folge einer hydropischen Schwel-
lung zum Auftreten von Vakuolen. In einzelnen Bereichen der Prostata waren diese Veränd-

rungen außerdem mit einer Abnahme von Sekretgranula verbunden [86]. Durch morphologische Untersuchungen vor und nach der Therapie mit einem Urticaextrakt waren außerdem ultrastrukturelle Veränderungen an glatten Muskelzellen in der Prostata nachweisbar [53].

Dunzendorfer [16] fand nach Gabe von Urticaextrakt in vivo und in vitro eine körnige Fluoreszenz in Drüsenzellen von gewuchertem periurethralem Gewebe. Da eine entsprechende Fluoreszenz in unbehandeltem Prostatagewebe sowie in Gewebe aus Niere, Pankreas und Blase nicht nachweisbar war, betrachtet der Autor diese Veränderungen als spezifische Reaktionsprodukte von Extraktbestandteilen mit dem Prostatagewebe. Es ist nicht auszuschließen, daß dieses Phänomen durch eine Anreicherung des in Urticaextrakten vorkommenden fluoreszierenden Cumarins Scopoletin in der Prostata hervorgerufen wird [68].

Der Einfluß von fünf nicht näher charakterisierten Subfraktionen aus einem wäßrig-alkoholischen Urticaextrakt wurde in vitro auf das Wachstumsverhalten von Zellkulturen aus BPH-Geweben untersucht. Alle fünf Fraktionen hatten bei Konzentrationen, die im einzelnen zwischen 10 und 1500 µg/ml schwankten, einen hemmenden Einfluß auf die Zellproliferation. Da bei der elektronenmikroskopischen Betrachtung keine gravierenden morphologischen Veränderungen nachweisbar waren, kommt der wachstumshemmende Effekt vermutlich nicht durch eine zytotoxische Wirkung zustande. Interessanterweise waren bei der Behandlung mit zwei bestimmten Fraktionen an den Zellen keine Epithelial Growth Factor (EGF)-Rezeptoren mehr nachweisbar. Veränderungen in der Ausstattung mit androgenmetabolisierenden Enzymen (5α-Reduktase, 3α-Hydroxysteroid-Dehydrogenase und 17β-Hydroxysteriod-Dehydrogenase) waren in den kultivierten Zellen nicht feststellbar [19]. Eine Verminderung der Zellproliferation von Prostatagewebe wurde ebenfalls ex vivo nach Behandlung von BPH-Patienten mit einem methanolischen Urticaextrakt festgestellt [62].

In der Prostata ist ein charakteristisches Bindungsmuster für Lektine nachweisbar [49, 78]. Vor kurzem wurde berichtet, daß Urticalektine ebenfalls an glanduläres Gewebe in der Prostata binden. Mit Hilfe der SDS-Elektrophorese und der Lektin-Blotting-Technik wurde an den Zellmembranen glatter Muskelzellen und Epithelzellen sowie in der extrazellulären Basalmembran ein Bindungsprotein mit einem Molekulargewicht von etwa 60 kD identifiziert [72]. Da in der Prostata und insbesondere im Stroma offensichtlich beträchtliche Mengen einer Vielzahl von Wachstumsfaktoren sytetisiert werden [63], wird seit geraumer Zeit über ein direktes Eingreifen von Urticalektinen in Zellproliferations- und -differenzierungsprozesse auf der Ebene von Wachstumsfaktoren spekuliert. In vitro konnte vor kurzem gezeigt werden, daß Urticalektine tatsächlich die EGF/bFGF-induzierte Proliferation von HeLa-Zellen bei einer Konzentration von 5 µg/ml um ca. 50 % verringern. Außerdem wurde die Bindung von EGF an Membranen von A431-Zellen und die Tyrosinkinase-Aktivität des EGF-Rezeptors gehemmt [84].

Im carregeenaninduzierten Pfotenödemmodell bei der Ratte konnten für einen wäßrigen Auszug aus Brennesselwurzeln schwache antiphlogistische Aktivitäten nachgewiesen werden [83]. Durch Ethanolfällung wurde aus dem Gesamtextrakt eine polysaccharidreiche Rohfraktion gewonnen, die bei der peroralen Gabe von 40 mg/kg eine mit einer Indometacindosis von 10 mg/kg p.o. vergleichbare entzündungshemmende Wirkung zeigte. Durch weitere Trennungsverfahren konnten fünf reine Polysaccharide isoliert werden, von denen einzelne in vitro die Komplementaktivierung hemmten oder immunmodulierende Eigenschaften besaßen [83]. Über diese Untersuchungen wurde vor kurzem ergänzend berichtet [84]. In wäßrig-alkoholischen Urticaextrakten ist durchaus mit der Anwesenheit dieser Polysaccharide zu rechnen.

Neuere wissenschaftliche Konzepte gehen davon aus, daß Androgenwirkungen nicht nur durch Aktivierung von Steroidrezeptoren vermittelt werden, sondern auch durch Wechselwirkungen mit Bindungsstellen an der Plasmamembran. Als ein möglicher Androgenrezeptor an der Zellmembran wird die Na^+, K^+-ATPase beschrieben [20]. Für die Prüfung des Einflusses von Urticaextrakten auf die Aktivität der ATPase wurde eine Plasmamembranpräparation aus dem BPH-Gewebe eines unbehandelten Patienten eingesetzt. Bei einer Konzentration von

100 µg/ml wurde die Enzymaktivität abhängig von dem für die Extraktion verwendeten organischen Lösungsmittel (Hexan, Diethylether, Ethylazetat, n-Butanol) um etwa 28-85 % gehemmt. Die stärkste Wirkung entfaltete der Hexanextrakt. Da Brennesselwurzeln verschiedene steroidale und phenolische Inhaltsstoffe enthalten, die in organischen Lösungsmitteln leicht löslich sind, wurden exemplarisch auch Stigmasta-4-en-3-on, Stigmasterol und Campesterol in dem Testsystem geprüft. Während Stigmasterol und Campesterol nur eine geringe inhibitorische Wirkung zeigten, verringerte Stigmasta-4-en-3-on die ATPase-Aktivität bei einer Konzentration von 10^{-5} M um mehr als 50 % und erwies sich als mindestens genauso stark wirksam wie Quabain. Im Gegensatz zu anderen Geweben scheint die NA$^+$, K$^+$-ATPase aus der Prostata allerdings nur über eine relativ geringe Sensitivität gegenüber Quabain zu verfügen. Aufgrund dieser Ergebnisse besteht die Vermutung, daß bestimmte lipophile Inhaltsstoffe in Urticaextrakten über die Hemmung der Na$^+$, K$^+$-ATPase in den Stoffwechsel und das Wachstum der Prostatazellen eingreifen [30].

Bei der Prostatahyperplasie des Hundes wurde in einer Pilotstudie über die klinische Wirksamkeit eines alkoholisch-wäßrigen Urticaextraktes berichtet [13]. Nach hunderttägiger oraler Behandlung mit dreimal täglich 30 mg/kg Extrakt verringerte sich das sonographisch bestimmte Prostatavolumen auf etwa 70 % des Ausgangswertes. Außerdem wurde ein leichtes Absinken der Plasma-Testosteronspiegel beobachtet. Die Veränderung beider Parameter war jedoch statistisch nicht signifikant.

Kürbissamen (Cucurbitae peponis semen)

Die volksmedizinische Anwendung von Kürbissamen bei Blasenbeschwerden und insbesondere bei der Reizblase und der BPH ist seit Jahrhunderten in Südosteuropa üblich. Von den zahlreichen Arten und Varietäten werden speziell die weichschaligen Sorten (Cucurbita pepo L. var. styrica Greb.) empfohlen, da nur für diese wissenschaftliches Erkenntnismaterial vorliegt. Die ölig-süßlich schmeckenden Samen enthalten fettes Öl mit bis zu 64 % Linolsäure, Delta-5- und Delta-7-Phytosterole, β- und γ-Tocopherole, Carotinoide sowie Mineralstoffe, unter denen besonders Selen zu erwähnen ist [68]. In Kürbissamen beobachtete RNase-Aktivität wird mit der Anwesenheit von Cucurbitacinen in Verbindung gebracht [47]. Diese in der Literatur als Inhaltsstoffe genannten Triterpene sind in Samen des Gemeinen Ölkürbis und in Kulturvarietäten aber nicht enthalten [67]. Vielmehr scheint insofern eine Verwechslung mit der heterozyklischen Aminosäure Cucurbitin vorzuliegen [68].

Kürbissamen werden in zahlreichen unterschiedlichen Darreichungsformen verabreicht. Neben der Einnahme ganzer oder zerkleinerter Samen ist auch die Anwendung von ausgepreßtem Öl oder Trockenextrakten üblich. Vorwiegend in Kombinationspräparaten wird außerdem ein isoliertes Protein, das sogenannte Kürbisglobulin, angeboten. Inwieweit diese unterschiedlichen Zubereitungen über gleiche oder unterschiedliche pharmakologische Effekte verfügen, ist nicht bekannt. Grundsätzlich ist bedauerlich, daß für Kürbissamen nur sehr wenige experimentelle Untersuchungen vorliegen.

Ausgehend von der DHT-Hypothese der BPH-Entstehung wurde in einer Studie geprüft, ob die in Kürbissamen enthaltenen Delta-7-Sterole DHT von Androgenrezeptoren an humanen Fibroblasten verdrängen. Leider ohne Angabe von Konzentrationen wird berichtet, daß die 24stündige Inkubation der Zellen mit dem isolierten Sterolgemisch dosisabhängig zu einer Verringerung der DHT-Bindung führte [68]. Diese experimentellen Ergebnisse wurden in einer klinischen Studie mit 6 BPH-Patienten ergänzt und bestätigt [69]. Die Probanden erhielten am 4. und 3. Tag vor einer offenen Prostatektomie je 90 mg isoliertes Kürbissterolgemisch.

Jeweils vor Verabreichung der Sterole und an den drei folgenden Tagen wurden die Serumspiegel der sauren Phosphatase, des prostataspezifischen Antigens, des ungebundenen Testosterons und von SHBG gemessen. Neben diesen Parametern wurde in reseziertem Gewebe außerdem der Gehalt an DHT bestimmt. Gegenüber einer unbehandelten Kontrollgruppe kam es im Prostatagewebe der behandelten Patienten zu einer hochsignifikanten Verringerung der DHT-Konzentration. Parallel dazu war eine deutliche Abnahme des prostataspezifischen Antigens und der sauren Phosphatase im Serum nachweisbar, während gleichzeitig der Testosteronspiegel zunahm. Veränderungen der Konzentration von SHBG waren weder in der Prostata noch im Serum feststellbar. Ein spezifischer Nachweis der Delta-7-Sterole in dem Resektatmaterial war aus versuchstechnischen Gründen leider nicht möglich. Insbesondere aufgrund der Erhöhung der Serumtestosteronspiegel können diese Befunde möglicherweise mit einer Hemmung der 5α-Reduktase erklärt werden.

Für mittelpolare Kürbisauszüge wurden keimhemmende Wirkungen gegenüber grampositiven und gramnegativen Bakterien nachgewiesen. Außerdem werden für das in Kürbissamen enthaltene ß-D-Glucopyranosyl-5-α-Stigmasta-7,22-dien-3-β-ol diuretische Wirkungen beschrieben [68]. Antiphlogistische Wirkungen und Radikalfängereigenschaften, die Kürbissamen insbesondere wegen ihres Gehaltes an Carotinoiden, Tocopherolen und Selen zugeschrieben werden, sind ebenso wie einige andere vermutete Wirkmechanismen bisher pharmakologisch nicht belegt.

Zusammenfassende Betrachtung

Da die Ätiopathogenese der BPH nicht vollständig geklärt ist, steht bisher keine kausale medikamentöse Therapie für dieses Leiden zur Verfügung. An der benignen Hyperplasie und Hypertrophie der Prostata sind neben epithelialen auch stromale Elemente beteiligt [24]. Vor diesem Hintergrund ist erklärlich, daß weder 5α-Reduktase- noch Aromatasehemmer restlos überzeugen und jeweils nur bei einem Teil der Patienten zu dem gewünschten therapeutischen Effekt führen. Das gleiche gilt für α-Rezeptorenblocker, die ausschließlich eine Linderung der Krankheitssymptomatik bewirken [55].

Wegen der multifaktoriellen Ursachen der BPH scheint es gerechtfertigt, bei der Behandlung Arzneimittel mit mehreren unabhängigen pharmakologischen Wirkmechanismen einzusetzen [68]. Auf der Basis der vorliegenden experimentellen Untersuchungen ist davon auszugehen, daß die vorstehend beschriebenen pflanzlichen Prostatamittel auf unterschiedliche Weise in die Regulation und den Stoffwechsel der Steroidhormone eingreifen. Über diese Angriffspunkte ist ein günstiger Einfluß auf die Progression des Zellwachstums zu erwarten. Diese Wirkungen werden ergänzt durch direkte und indirekte antiphlogistische bzw. antiödematöse Eigenschaften, die durch Beeinflussung einer begleitenden Kongestion oder unspezifischen Prostatitis vermutlich vor allem zu einer Besserung irritativer Beschwerden beitragen. Hoffnungsvolle neue Aspekte ergeben sich z.B. durch die in Urticaextrakten nachgewiesenen Lektine, die offenbar spezifische Wechselwirkungen mit Membranrezeptoren eingehen können und dadurch regulierend auf Zelldifferenzierungs- und -proliferationprozesse einwirken.

Trotz beträchtlicher Bemühungen sind die für die beobachteten pharmakodynamischen Wirkungen verantwortlichen Inhaltsstoffe in den pflanzlichen Prostatamitteln noch weitgehend unbekannt. Um Forderungen nach einem pharmakologisch hochwertigen und qualitativ gleichbleibenden Phytopharmakon gerecht zu werden, wird es zukünftig das vorrangige Ziel sein, wirksamkeitsbestimmende Bestandteile zu identifizieren, um durch eine Standardisierung auf diese Wirkstoffe reproduzierbare Therapieerfolge sicherzustellen.

Literatur

1. Ablin RJ (1983) Immunological aspects of benign prostatic hypertrophy. In: Hinman jr. F (ed) Benign Prostatic Hypertrophy. Springer, New York, pp 73–98
2. Anderson RU (1992) Immunologische Aspekte der chronischen Prostatitis. In: Vahlensieck W, Rutishauser G (Hrsg) Benigne Prostatopathien. Thieme, Stuttgart, S 51–54
3. Arends MJ, Wyllie AH (1991) Apoptosis: Mechanisms and roles in pathology. In: Richter GW, Solez K (eds) International Review of Experimental Pathology, Vol 32. Molecular Cell Pathology. Academic Press, San Diego, pp 223–254
4. Bauer HW, Sudhoff F, Dressler S (1988) Endokrine Parameter während der Behandlung der benignen Prostatahyperplasie mit ERU. In: Bauer HW (Hrsg) Benigne Prostatahyperplasie II. Zuckschwerdt, München, S 44–49
5. Bierhoff E, Vogel J, Vahlensieck W (1992) Begleitkongestion bei benigner Prostatahyperplasie (BPH). In: Vahlensieck W, Rutishauser G (Hrsg) Benigne Prostatopathien. Thieme, Stuttgart, S 108–112
6. Breu W, Hagenlocher M, Redl K, Tittel G, Stadler F, Wagner H (1992) Antiphlogistische Wirkung eines mit hyperkritischem Kohlendioxid gewonnenen Sabalfrucht-Extraktes. Arzneim Forsch/Drug Res 42: 547–551
7. Breu W, Stadler F, Hagenlocher M, Wagner H (1992) Der Sabalfrucht-Extrakt SG 291. Ein Phytotherapeutikum zur Behandlung der benignen Prostatahyperplasie. Z Phytother 13: 107–115
8. Carilla E, Briley M, Fauran F, Sultan C, Duvilliers C (1984) Binding of permixon, a new treatment for prostatic benign hyperplasia, to the cytosolic androgen receptor in the rat prostate. J Steroid Biochem 20: 521–523
9. Chung LWK (1991) Assessment of Prostagutt® on the initiation and progression of mouse prostatic hyperplasia. Interner Bericht Dr. W. Schwabe GmbH & Co.
10. Chung LWK, Matsuura J, Rocco AK, Thompson TC, Miller GJ, Runner MN (1984) Tissue interactions and prostatic growth: A new mouse model for prostatic hyperplasia. Ann NY Acad Sci 438: 394–404
11. Cowan RA, Cowan SK, Giles CA, Grant JK (1976) Prostatic distribution of sexhormone-binding globulin and cortisol-binding globulin in benign hyperplasia. J Endocrinol 71: 121–131
12. Dale MM (1989) The neutrophile leukozyte. In: Dale MM, Foreman JC (eds) Textbook of Immunopharmacology. Blackwell, Oxford, pp 37–55
13. Daube G (1988) Pilotstudie zur Behandlung der benignen Prostatahyperplasie bei Hunden mit Extractum radicis urticae (ERU). In: Bauer HW (Hrsg) Benigne Prostatahyperplasie II. Zuckschwerdt, München, S 63–66
14. Di Silverio F, D'Eramo G, Lubrano C, Flammia GP, Sciarra A, Palma E, Capnera M, Sciarra F (1992) Evidence that Serenoa repens extract displays an antioestrogenic activity in prostatic tissue of benign prostatic hypertrophy patients. Eur Urol 21: 309–314
15. Düker E-M, Kopanski L, Schweikert H-U (1989) Inhibition of 5α-reductase activity by extracts from Sabal serrulata. Planta Med 55: 587
16. Dunzendorfer U (1984) Der Nachweis von Reaktionseffekten des Extractum Radicis Urticae (ERU) im menschlichen Prostatagewebe durch Fluoreszenzmikroskopie. Z Phytother 5: 800–803
17. Ekman P (1989) BPH epidemiology and risk factors. Prostate Suppl 2: 23–31
18. Elghamry MI, Hänsel R (1969) Activity and isolated phytoestrogen of shrub palmetto fruits (Serenoa repens Small), a new estrogenic plant. Experentia 25: 828–829
19. Enderle-Schmitt U, Gutschank W-M, Aumüller G (1988) Wachstumskinetik von Zellkulturen aus BPH unter Einfluß von Extractum radicis urticae (ERU). In: Bauer HW (Hrsg) Benigne Prostatahyperplasie II. Zuckschwerdt, München, S 56–61
20. Farnsworth WE (1993) Na^+, K^+-ATPase. The actual androgen receptor in the prostate? Medical Hypotheses 41: 358–362
21. Ganßer D, Spiteller G (1995) Aromatase inhibitors from Urtica dioica roots. Planta Med 61: 138–140
22. Geller J (1989) Pathogenesis and medical treatment of benign prostatic hyperplasia. Prostate Suppl 2: 95–104
23. Gormley GJ, Stoner E, Bruskewitz RC, Imperato-McGinley J, Walsh PC, McConnell JD, Andriole GL, Geller J, Bracken BR, Tenover JS, Vaughan ED, Pappas F, Taylor A, Binkowitz B, Ng J (1992) The effect of finasteride in men with benign prostatic hyperplasia. New Engl J Med 327: 1185–1191
24. Habenicht U-F, El Etreby MF (1991) Rationale for using aromatase inhibitors to manage benign prostatic hyperplasia. J Androl 12: 395–402
25. Harnischfeger G, Stolze H (1989) Serenoa repens – Die Sägezahnpalme. Z Phytother 10: 71–76
26. Hänsel R, Keller K, Rimpler H, Schneider G (1994) Hagers Handbuch der Pharmazeutischen Praxis, Bd 6: Drogen P-Z. Springer, Berlin, S 680–687
27. Helpap B (1992) Pathologie der chronischen unspezifischen Prostatitis. In: Vahlensieck W, Rutishauser G (Hrsg) Benigne Prostatopathien. Thieme, Stuttgart, S 35–50

28. Helpap B (1994) VII. Internationales BPH-Symposium, 21.-23.10.1994, Bovenau
29. Hiermann A (1989) Über Inhaltsstoffe von Sabalfrüchten und deren Prüfung auf entzündungshemmende Wirkung. Arch Pharm 322: 111–114
30. Hirano T, Homma M, Oka K (1994) Effects of stinging nettle root extracts and their steroidal components on the Na⁺, K⁺-ATPase of the benign prostatic hyperplasia. Planta Med. 60: 30–33
31. Hryb DJ, Khan MS, Romas NA, Rosner W (1995) The effect of extracts of the roots of the stinging nettle (Urtica dioica) on the interaction of SHBG with its receptor on human prostatic membrans. Planta Med 61: 31–32
32. Isaacs JT, Goffey DS (1989) Etiology and disease process of benign prostatic hyperplasia. Prostate Suppl 2: 33–50
33. Koch E, Biber A (1994) Pharmakologische Wirkungen von Sabal- und Urticaextrakten als Grundlage für eine rationale medikamentöse Therapie der benignen Prostatahyperplasie. Urologe [B] 34: 90–95
34. Koch E, Biber A (1995) Pharmacological evaluation of a fixed combination (Prostagutt® forte) of ethanolic extracts from saw palmetto fruits (Serenoa repens L.) and stinging nettle roots (Urtica dioica L.) for the treatment of benign prostatic hyperplasia. Publikation in Vorbereitung
35. Koch E, Jaggy H, Chatterjee SS (1995) Inhibition of human leukocyte elastase by an ethanolic extract from roots of the stinging nettle (Urtica dioica L.). Naunyn-Schmiedeberg's Arch Pharmacol 351: R57
36. Kraus R, Spiteller G, Bartsch W (1991) (10E, 12Z)-9-Hydroxy 10, 12-octadecadiensäure, ein Aromatase-Hemmstoff aus dem Wurzelextrakt von Urtica dioica. Liebigs Ann Chem 335–339
37. Krieg M, Bartsch W, Thomsen M, Voigt KD (1983) Androgens and estrogens: Their interaction with stroma and epithelium of human benign prostatic hyperplasia and normal prostate. J Steroid Biochem 19: 155–161
38. Kyprianou N, Isaacs JT (1987) Quantal relationship between prostatic dihydrotestosterone and prostatic cell content: Critical threshold concept. Prostate 11: 41–50
39. Lang F (1990) Stoffliche Zusammensetzung von Sabal Spezialextrakt (1473). Interner Bericht Dr. W. Schwabe GmbH & Co.
40. Law SKA, Reid KB (1988) Complement. IRL Press, Oxford
41. LeMoal MA, Truffa-Bachi P (1988) Urtica dioica agglutinin, a new mitogen for murine T lymphocytes: Unaltered interleukin-1 production but late interleukin 2-medicated profileration. Cell Immunol 115: 24–35
42. Leonhardt H (1974) Histologie, Zytologie und Mikroanatomie des Menschen. Thieme, Stuttgart
43. Liang T, Liao S (1992) Inhibition of steroid 5α-reductase by specific aliphatic unsaturated fatty acids. Biochem J 285: 557–562
44. Loew D, Heimsoth V, Horstmann H, Kuntz E, Schilcher H, Marshall M (1992) Diuretika. Chemie, Pharmakologie und Therapie einschließlich Phytotherapie. Thieme, Stuttgart, S 331–335
45. Loy V, Hübotter R, Bauer HW (1988) Die Entzündung, ein Wachstumsreiz der benignen Hyperplasie der Prostata? In: Bauer HW (Hrsg) Benigne Prostatahyperplasie II. Zuckschwerdt, München, S 3–12
46. Miller GJ, Runner MN, Chung LWK. (1985) Tissue interactions and prostatic growth. II. Morphological and biochemical charaterization of adult mouse prostatic hyperplasia induced by fetal urogenital sinus implants. Prostate 6: 241–253
47. Miró M (1995) Cucurbitacins and their pharmacological effects. Phythother Res 9: 159–168
48. McNeal JE (1983) Relationship of the origin of benign prostatic hypertrophy to prostatic structure of man and other mammals. In: Hinman Jr F (ed) Benign Prostatic Hypertrophy. Springer, New York, pp 152–166
49. McNeal JE, Leav I, Alroy J, Skutelsky E (1988) Differential lectin staining of central and peripheral zones of the prostate and alterations in dysplasia. Am J Clin Pathol 89: 41–48
50. Neumann S (1994) Elastase aus Granulozyten – ein Schlüsselenzym in der Pathogenese von Entzündungen. Merck Biochem Service 3/94
51. Niederprüm HJ, Schweikert HU, Zänker KS (1994) Testosteron 5α-reductase inhibition by free fatty acids from Sabal serrulata fruits. Phytomedicine 1: 127–133
52. Neuzil E, Cousse H (1993) Le palmier-scie Serenoa repens. Bull Soc Pharm Bordeaux 132: 142–163
53. Oberholzer M, Schamböck A, Rugendorff EW, Mihatsch M, Rist M, Buser M et al (1986) Elektronenmikroskopische Ergebnisse bei medikamentös behandelter benigner Prostatahyperplasie. In: Bauer HW (Hrsg) Benigne Prostatahyperplasie, Zuckschwerdt, München S 13–17
54. Otto U, Wagner B, Becker H, Schröder S, Klosterhalfen H (1992) Transplantation of human benign hyperplastic prostate tissue into nude mice: First results of systemic therapy. Urol Int 48: 167–170
55. Pannek J, Haupt G, Schulze H (1994) Benigne Prostatahyperplasie – Therapiemöglichkeiten. Med Mo Pharm 17: 237–246
56. Pegel KH, Walker H (1984) Neue Aspekte zur benignen Prostata-Hyperplasie (BPH). Die Rolle der Leukotriene und Prostaglandine bei der Entstehung sowie bei der konservativen Therapie der durch sie verursachten Symptome. Extr Urol 7: 91–96
57. Pelova N (1969) Changes of collagen and elastic fibers in involution of the prostate gland. Arkh Patol 31: 61–65

58. Penning TM, Carlson KE, Sharp RB (1987) Affinity-labelling of the anti-inflammatory drug and prostaglandin-binding site of 3α-hydroxysteroid dehydrogenase of rat liver cytosol with 17β- and 21-bromoacetoxysteroid. Biochem. J. 245: 269–276

59. Peumans WJ, De Ley M, Broekaert W (1984) An unusual lectin from stinging nettle (Urtica dioica) rhizomes. FEBS Lett 177: 99–103

60. Quayle AJ, Kelly RW, Hargreave TB, James, K (1989) Immunosuppression by seminal prostaglandins. Clin Exp Immunol 75: 387–391

61. Rao TS, Currie JL, Shaffer AF, Isakson PC (1993) Comparative evaluation of arachidonic acid (AA)- and tetradecanoylphorbol acetat (TPA)-induced dermal inflammation. Inflammation 17: 723–741

62. Rausch U, Aumüller G, Eicheler W, Gutschank W, Beyer G, Ulshöfer B (1992) Der Einfluß von Phytopharmaka auf BPH-Gewebe und Explantatkulturen in vitro. In: Rutishauser (Hrsg) Benigne Prostatahyperplasie III. Zuckschwerdt, München S 117–124

63. Rausch U, Goebel HW, Westermann R, Janet T, Meinhardt A, Aumüller G (1994) Wachstumsfaktoren und ihre Rezeptoren in der Prostata als mögliche Angriffspunkte von Phytotherapeutika bei der BPH. In: Boos G (Hrsg) Benigne Prostatahyperplasie. Prui, Frankfurt, S 45–62

64. Rhodes L, Primka RL, Berman C, Vergult G, Gabriel M, Pierre-Mallce M, Gibelin B (1993) Comparison of finasterid (Proscar®), a 5α reductase inhibitor, and various commerical plant extracts in in vitro and in vivo 5α reductase inhibition. Prostate 22: 43–51

65. Rook GAW, Hernandez R, Lightman SL (1994) Hormones, peripherally activated prohormones and regulation of the Th1/Th2 balance. Immunology Today 15: 301–303.

66. Rückle E (1950) Brennesselwurzeltee bei beginnender Prostatitis. Hippokrates, Stuttgart, S 55–56

67. Schilcher H (1981) Phytopharmaka zur Therapie von Prostataerkrankungen. Z angew Phytother 2: 14–16

68. Schilcher H (1992) Phytotherapie in der Urologie. Hippokrates, Stuttgart, S 84–88

69. Schilcher H, Dunzendorfer U, Ascali F (1987) Delta-7-sterole, das prostatatrope Wirkprinzip in Kürbissamen? Urologe [B] 27: 316–319

70. Schmidt K (1983) Die Wirkung eines Radix Urticae-Extrakts und einzelner Nebenextrakte auf das SHBG des Blutplasmas bei der benignen Prostatahyperplasie. Fortschr Med 101: 713–716

71. Schroeder FH (1983) Current Models and their relation to human disease. In: Hinman Jr F (ed) Benign Prostatic Hypertrophy. Springer, New York, S 215–228

72. Sinowatz, F, Amselgruber W, Boos G, Einspanier R, Schams D, Neumüller C (1994) Zur parakrinen Regulation des Prostatawachstums: Besteht eine Wechselwirkung zwischen dem basischen Fibroblasten-Wachstumsfaktor und dem Lektin UDA? In: Boos G (Hrsg) Benigne Prostatahyperplasie. Prui, Frankfurt, S 79–86

73. Steiner G, Gessl A, Kramer G, Schöllhammer A, Parich A, Marberger M (1992) Local T-cell-activation signals an ongoing immune response in BPH. Akt Urol 23: 55–58

74. Stenger A, Taraye J-P, Carilla E, Delhon A, Charveron M, Morre M, Lauressergues H (1982) Étude pharmacologique et biochimique de l'extrait hexanique de Serenoa repens B (PA 109). Gaz Med Fr 89: 2041–2048

75. Sultan C, Terraza A, Devillier C, Carilla E, Briley M, Loire C, Descomps B (1984) Inhibition of androgen metabolism and binding by a liposterolic extract of „Serenoa repens B" in human foreskin fibroblasts. J Steroid Biochem 20: 515–519

76. Tarayre JP, Delhon A, Lauressergues H, Stenger A, Barbara M, Bru M, Villanova G, Caillol V, Aliaga M (1983) Action antiodémasteuse d'un extrait hexanique de drupes de Serenoa repens Bartr. Ann Pharm Fr 41: 559–570

77. Thomas JA, Keenan EJ (1994) Effects of estrogens on the prostate. J Androl 15: 97–99

78. Ucci AA, Alroy J, Orgad U, Goyal V, Gavris V (1983) Distribution of lectin-binding sites in normal and pathologic human prostates. Lab Invest 48: 87A–88A

79. Wagner B, Otto U, Becker H, Klöppel G, Klosterhalfen H (1987) Kann die benigne Prostatahyperplasie hormonell induziert werden? Transplantation von menschlichem Prostatagewebe auf die NMRI Nu/Nu Maus. In: Eisenberger F, Ackermann R (Hrsg) Verhandlungber Dtsch Ges Urol, 39. Tg. 14.–17.10.1987. Springer, Berlin, S 456–458

80. Wagner H, Flachsbarth H (1981) Über ein neues antiphlogistisches Wirkprinzip aus Sabal serrulata I. Planta Med 41: 244–251

81. Wagner H, Flachsbarth H, Vogel G (1981) Über ein neues antiphlogistisches Wirkprinzip aus Sabal serrulata II. Planta Med 41: 252–258

82. Wagner H, Willer F (1988) Neue chemische und pharmakologische Untersuchungen des Radix-urticae-Extraktes (ERU). In: Bauer, HW (Hrsg) Benigne Prostatahyperplasie II. Zuckschwerdt, München, S 51–54

83. Wagner H, Willer F (1990) Chemie und Pharmakologie von Urtica-Präparaten. Nat-Ganzheitsmed 3: 309–312

84. Wagner H, Willer F, Samtleben R, Boos G (1994) Search for the antiprostatic principles of stinging nettle (Urtica dioica) roots. Phytomedicine 1: 213–224

85. Wolff H, Bezold G, Zebhauser M, Meurer M (1991) Impact of clinically silent inflammation on male genital tract organs as reflected by biochemical markers in semen. J Androl 12: 331–334

86. Ziegler H (1983) Fluoreszenzmikroskopische Untersuchung von Prostatazellen unter Einwirkung von Extrakt. Radicis Urticae (ERU). Fortschr Med 101: 2112–2114
87. Ziegler H (1982) Zytomorphologische Untersuchung der benignen Prostatahyperplasie unter Behandlung mit Extrakt. Radicis Urticae (ERU). Fortschr Med 100: 1832–1834

Anschrift des Verfassers:
Dr. Egon Koch
Dr. Willmar Schwabe Arzneimittel
Pharmakologische Abteilung
Willmar-Schwabe-Straße 4
76209 Karlsruhe

Dopaminergic Compounds in Vitex *Agnus Castus*

W. Wuttke, Ch. Gorkow*, H. Jarry

Abt. für Klinische und Experimentelle Endokrinologie, Universitäts-Frauenklinik Göttingen
* Plantamed Arzneimittel GmbH, Neumarkt

Ethanolic extracts of the fruits of Vitex *agnus castus* (AC) are widely used to effectively treat premenstrual symptoms. It was recently demonstrated that premenstrual symptoms, particularly premenstrual mastodynia are often accompanied by a latent hyperprolactinemia [4–6, 12, 16, 17]. Prolactin is a pituitary hormone produced by the so-called lactotropes. When high levels of the hormone circulate in the blood it stimulates lobulo-alveolar growth of mammary tissue and lactation. Hence, in latent hyperprolactinemic patients the mammary gland is unphysiologically stimulated and therefore so tender that each movement of the body or each tactile stimulus results in painful sensations. This latent hyperprolactinemia can be unmasked by injection of metoclopramide, a dopamine receptor blocking drug [5, 16]. Under physiological conditions this will result in prolactin release to values not higher than 4000 to 5000 µU/ml. Under the conditions of latent hyperprolactinemia, values exceeding these can be regularly achieved. Furthermore, latent hyperprolactinemia is often manifest during the time of decreasing progesterone and estradiol values prior to menstruation, i.e., during the premenstrual period [5]. Any stressful condition is also a stimulator of pituitary prolactin release. Hence, it is often observed that women have relatively high prolactin levels upon withdrawal of a blood sample, if a second or third blood sample is withdrawn through indwelling antecubital vein catheters, the serum prolactin levels drop down in most women. This stress response is also augmented in women suffering from latent hyperprolactinemia [5]. Prolactin episodes are also released during deep sleep phases and also these prolactin episodes are higher in amplitude and longer in time in latent hyperprolactinemic women in comparison to normal controls [16]. It appears that the unphysiologically stimulated prolactin release in latent hyperprolactinemic patients is often also accompanied by an insufficient function of the corpus luteum [5]. Therefore, latent hyperprolactinemia may also be a causative factor for infertility in a number of women.

Pituitary prolactin release is regulated by several factors. The most important factor is inhibitory to prolactin release [10]; this is the biogenic amin dopamine [9]. In addition, prolactin is stimulated by a variety of peptides which include thyrotropin releasing hormone (TRH) and vasoactive intestinal peptide (VIP). The fact that TRH stimulates prolactin release is believed to be the reason for often elevated prolactin levels in latent hypothyroid patients [2].

Under stressful situations or during deep sleep phases or in latent hypothyroid patients, the prolactin episodes are either induced by increased hypothalamic release of prolactin stimulatory peptides and/or by decreased dopamine release from hypothalamic neurons. In each case, however, the tonic inhibition exerted normally by dopamine appears to be too weak, allowing for unphysiologically high prolactin release in latent hyperprolactinemic patients.

Since dopaminergic compounds [13, 17] and extracts of AC are effective to treat premenstrual symptoms such as premenstrual mastodynia and possibly also luteal insufficiencies associated with latent hyperprolactinemia [14, 15], it was logical to conclude that AC preparations may contain dopaminergic compounds [7, 8]. The production of dopaminergic compounds by plants is not uncommon. Such dopaminergic compounds are often lysergic acid derivatives and are used to treat either cerebral migraine or atonic postpartal bleedings of the uterus. Also, drugs for the treatment of ablactation or of prolactinomas are dopaminergic compounds (for reviews see [3]). The latter effects are exerted at the pituitary to inhibit prolactin release.

What are the methods that allow rapid screening of compounds whether or not they act as dopamine agonists? For clinical purposes, one has to differentiate between two different dopamine receptors (molecular biology tells us that there are in fact more dopamine receptor subtypes). The dopamine receptor which mediates the dopaminergic signal into the prolactin producing cells is the dopamine receptor 2 (D2) subtype. Hence, the effects that plant extracts might have on prolactin release can be studied in the following ways:

The D2 receptor is amply expressed in the corpus striatum of all mammalian species. Hence, one can prepare plasma cell membrane preparations of striatal tissues obtained from rat brains. These plasma cell membranes contain the D2 receptors which will therefore bind to the radiolabeled specific D2-receptor binding compound sulpride. Cold dopamine or compounds which will also bind to the D2 receptor will dose-dependently displace the radiolabeled ligand and this displacement can be measured and compared to the displacement that dopamine itself has exerted [8]. Hence, relative potencies of dopamine receptor ligands can be estimated in relation to dopamine.

As described above, dopamine is a potent inhibitor of pituitary prolactin release and this effect is mediated via D2 receptors. Rat pituitary fragments can be treated with collagenase or trypsin which will digest the interstitial collagen. This allows separation of individual pituitary cells in large numbers which can be kept under culture conditions. In the absence of dopamine the lactotrope population of pituitary cells will secrete large amounts of prolactin. This prolactin release can dose-dependently be inhibited by dopamine or by dopaminergic compounds [7, 8]. Again, the relative potency of plant extracts with putative dopaminergic activity can be quantified in relation to dopamine.

Finally, prolactin release can be effectively inhibited in rats under a variety of different *in vivo* conditions. Thus, stress-induced prolactin release can be inhibited by dopaminergic compounds [3]. Electrochemical lesioning of the hypothalamus will destroy the source of inhibition of the lactotropes. As a result, prolactin release will be disinhibited and therefore be very high in the blood. In this animal model dopamine and any dopaminergic compound will dose-dependently inhibit pituitary prolactin release. This animal model has the advantage that also the duration of action of a single injection of a dopaminergic compound can be estimated. Hence, its bioavailability can be estimated.

With these cell biological or animal experimental models we studied in the past whether extracts of *Agnus castus* contain dopaminergic compounds.

I. Inhibition of prolactin by different crude *Agnus castus* extracts

In the following part two different AC extracts prepared in different years (1990, 1992) contained 3.3 mg water-soluble substances per ml. This is comparable to the amount of water/ethanol extractable substances present in the commercially available Mastodynon® N.

Figure 1 demonstrates that basal prolactin release from approximately 50000 pituitary cells can be effectively stimulated by TRH (2×10^{-5} M). The mean absolute concentrations of prolactin in this and most of the following figures were set as 100 % and the individual values calculated accordingly. This was necessary because the absolute prolactin concentrations may vary largely from one culture condition to the other. The inhibitory effect of dopamine (10^{-4} M)

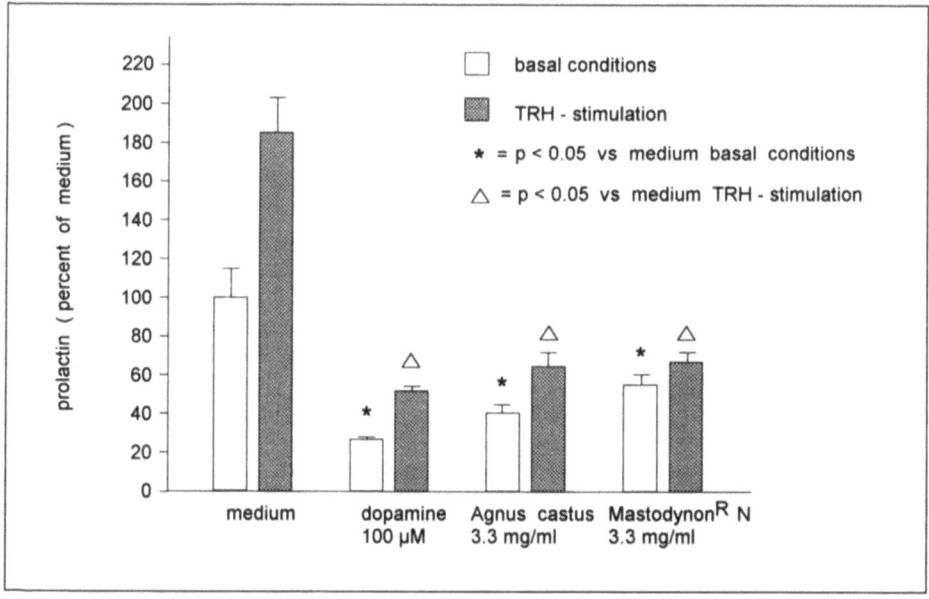

Fig. 1. Prolactin release of cultivated pituitary cells under basal conditions (= set 100 %) is significantly stimulated by TRH. Dopamine, *Agnus castus* and the commercially available preparation Mastodynon® N inhibits both basal as well as TRH-stimulated prolactin release (see [7]).

reduces basal prolactin release to approximately 25 % of the control values and also the TRH-stimulated prolactin release is significantly inhibited (Fig. 1). The AC extract as well as compounds in Mastodynon® N were also potent inhibitors of basal as well as TRH-stimulated prolactin release and the potency of both extracts were similar to the potency of dopamine (Fig. 1).

Figure 2 details again the powerful inhibition of dopamine (10^{-4} M) and in addition, it is shown that haloperidol, a dopamine receptor blocking agent, very effectively inhibited the effects of dopamine proving that dopamine acted via specific receptors at the lactotropes. Similarly, *Agnus castus*, in the original concentration (3.3 mg water-soluble substances per ml) was able to inhibit prolactin release and this effect was dose-dependent as 1:2, 1:4 and 1:8 dilution of the extract was progressively less effective to inhibit prolactin release. At the 1:16 dilution the inhibition was not significant any more. In each case, however, the inhibition was antagonized by haloperidol, again indicating that compounds contained in the AC extract acted specifically via dopamine receptors.

The above described AC extract was also tested under *in vivo* conditions. Male rats received an indwelling jugular vein catheter 1 day prior to experimentation. They were then housed in individual cages and blood samples were withdrawn under undisturbed conditions −75, −45, and −15 min prior to application of an ether stress. This stress clearly resulted in dramatically increased prolactin levels within 2 min following exposure to the stressor. Maximal prolactin levels were present at time point 10 min and then prolactin levels gradually decreased to basal levels at 60 min following application of the stressor (Fig. 3). Upon i.v. injection of *Agnus castus* extract the stress response was markedly reduced. Hence, compounds in the water-soluble extract of AC were also effective to reduce the stress-induced prolactin release in freely moving male rats.

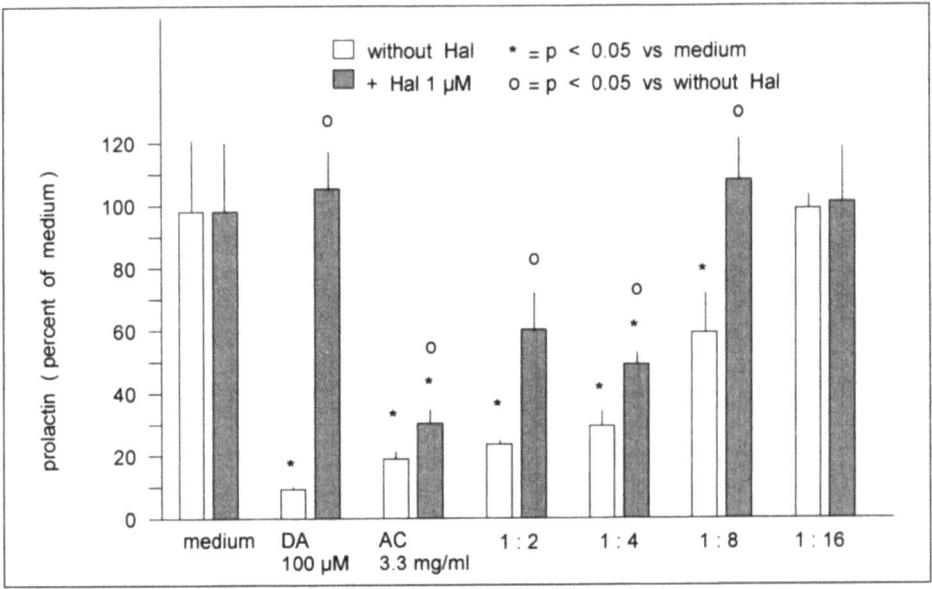

Fig. 2. Basal prolactin release of cultivated pituitary cells (= set 100 %) is not influenced by the dopamine 2 receptor blocking drug Haloperidol (Hal), but dopamine-inhibited prolactin release is completely antagonized. Similarly, an extract of *Agnus castus* at various concentrations is inhibitory to prolactin release and this effect is antagonized by Haloperidol (see [7]).

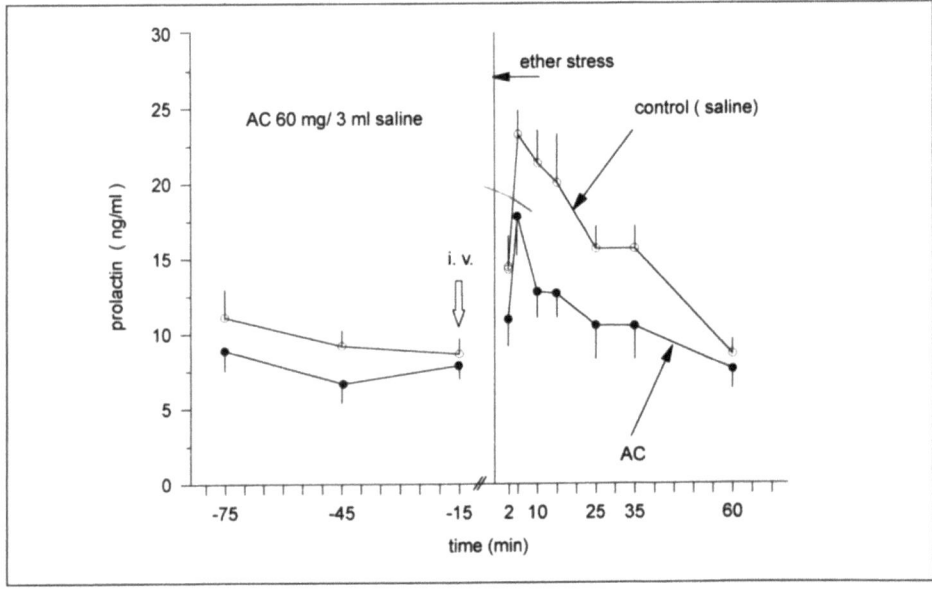

Fig. 3. Three blood samples were withdrawn through indwelling jugular vein catheters from male rats. After withdrawal of the last blood sample at timepoint −15 min the animals of the experimental group received 60 mg of the *Agnus castus* extract while the controls were injected with saline. 15 min later, the animal was placed in a jar containing a saturated ether-atmosphere (ether stress) for 30 s. This ether stress stimulates the prolactin release in the control animals to a much higher degree than in the *Agnus castus* treated animals, indicating that compounds in *Agnus castus* are inhibitory to prolactin release also under *in vivo* conditions.

A few years after these above described experiments another AC extract prepared similar as described above was utilized [8]. This extract was again dose-dependently highly effective to reduce basal as well as TRH-stimulated prolactin release from cultivated pituitary cells. To further prove the specificity of the putative dopaminergic compounds in the AC extract basal as well as LHRH (10^{-9} M) stimulated LH and FSH release were also determined in the culture media. At no dilution was the *Agnus castus* extract able to influence basal or LHRH stimulated LH or FSH secretion. To test whether compounds in *Agnus castus* were cytotoxic, the cultivated pituitary cells were harvested and subjected to an MTT-test [11] and neither the cells exposed to various amounts of AC or dopamine under basal nor under TRH-stimulated conditions showed any significant variations in their viability. Hence, no cytotoxic effects of AC extracts were demonstrable under these conditions.

II. Cell biological and animal experimental results with purified fractions of *Agnus castus* extracts

A: Prepurification by molecular sieves

In an initial attempt to purify AC compounds, we utilized "molecular sieves" which separate compounds with markedly different molecular weights. In fraction R 5000, R 1000 and R 500 substances are present with molecular weights roughly below 5 to 0.5 kd, respectively. Figure 4

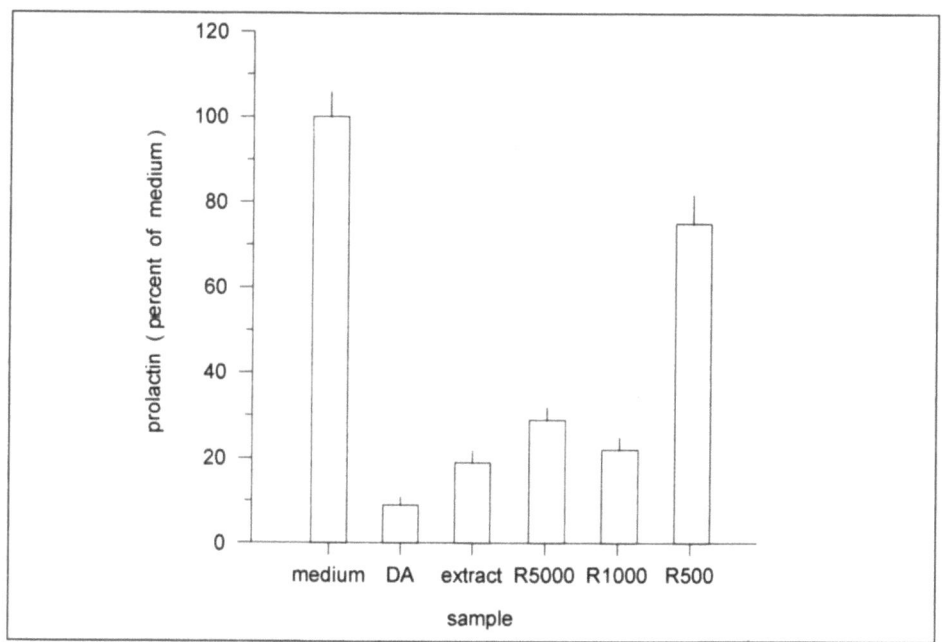

Fig. 4. Basal prolactin release *in vitro* by cultivated pituitary cells (= set 100 %) is largely inhibited by dopamine and an *Agnus castus* extract. Fractions obtained following pressure filtrations through "molecular sieves" yielded two fractions (R 5000 and R 1000) which contained also prolactin-inhibitory principles. Fraction R 500 was only slightly inhibitory to prolactin release.

details again that dopamine and the original extract potently inhibit prolactin release from the cultivated lactotropes. R 5000 and R 1000 at a concentration of 3.3 mg/ml culture medium were similarly effective to inhibit prolactin release, whereas R 500 had a markedly less inhibitory action on prolactin release. On the basis of this experiment it can be concluded that there are most likely several dopaminergic substances present in AC extracts which have molecular weights between 0.5 to 5 kd. Figure 5 shows that fraction R 5000 at a concentration of 3.3 mg/ml culture medium or assay buffer, respectively, was highly potent to displace the specific radiolabeled D2-receptor ligand sulpride. Substances present in R 5000, however, were also able to displace the specific radiolabeled D1-receptor ligand. Hence, the substances in R 5000 bind to both, the D1- and the D2-receptor subtype. Again, under culture cell conditions R 5000 was a potent inhibitor of prolactin secretion.

B: Purification by column chromatography

In an attempt to further separate dopaminergic activities in R 5000, a LH 20 column was used. Three dopaminergic activities could be separated and they were called P1, P2 and P3. Figure 6 shows that substances which bind to the dopamine receptors in P1, P2 and P3 are also potent inhibitors of prolactin release in the *in vitro* pituitary cell culture system. While fractions P1 (Fig. 6 upper graph) and P2 (lower graph) needed to be added at a relatively high concentration to the pituitary cell culture medium (20 mg/ml) fraction P3 at a concentration of

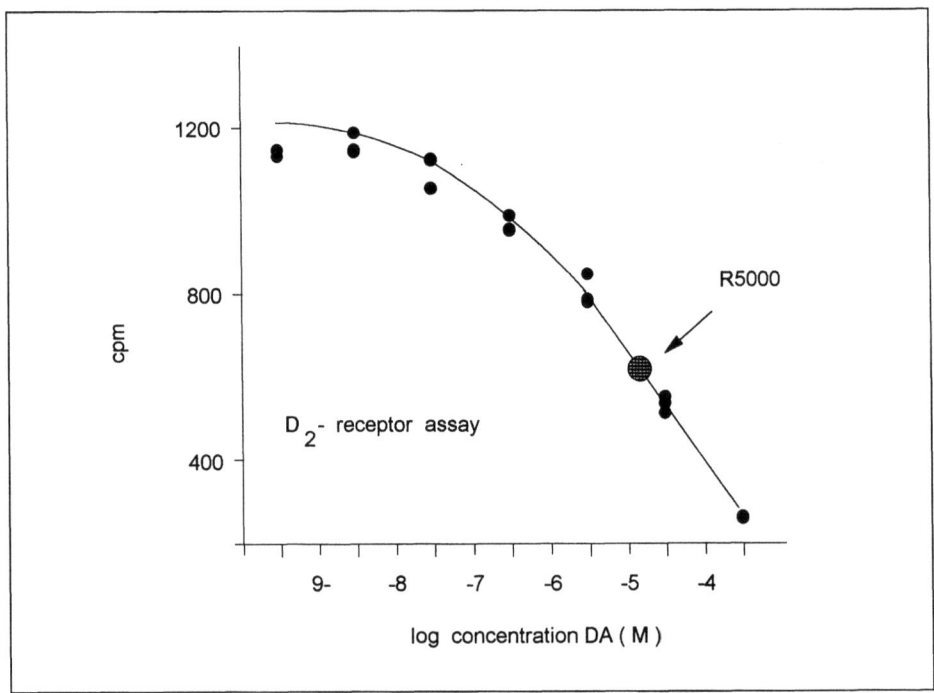

Fig. 5. The radiolabeled D2-receptor ligand sulpride binds to plasma cell membrane D2-receptors (specific binding = 1200 cpm). Compounds in the *Agnus castus* fraction R 5000 are able to displace the radiolabeled sulpride from the D2-receptor, indicating that they compete with the radioactive tracer for the receptor. Hence, substances in R 5000 are ligands for the D2-receptor.

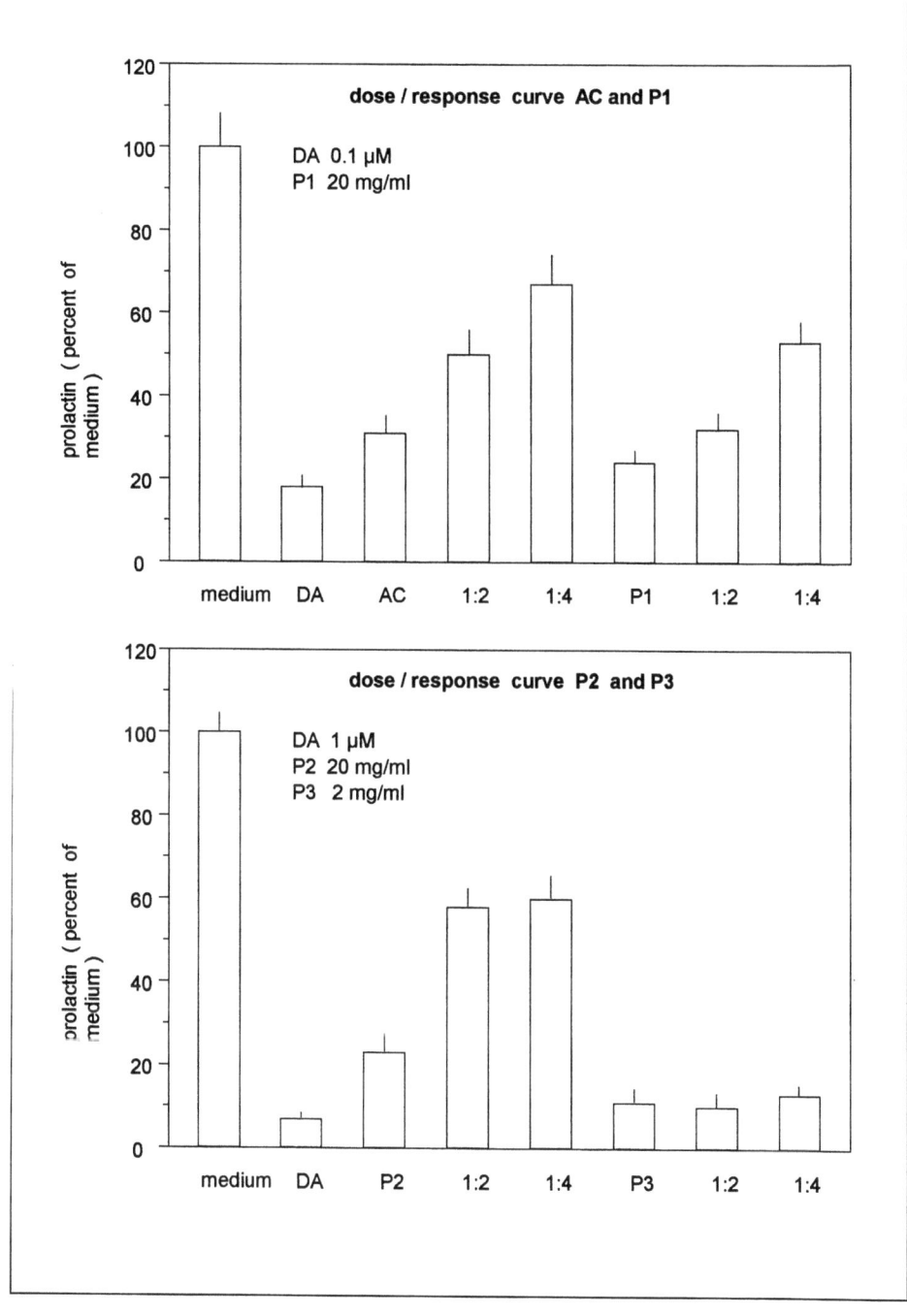

Fig. 6. Purification of the *Agnus castus* extract fraction R 5000 yielded three dopaminergic principles (P1, P2, and P3). Dopamine, *Agnus castus* at initial and two dilutions, P1 at initial and two dilutions, and P2 at initial and two dilutions were dose-dependently inhibitory to prolactin release. The strongest prolactin inhibitory effect, however, was exerted by fraction P3. Please note that P3 was added at 10x lower concentrations than P1 and P2, yet it was more potent to inhibit prolactin release. At dilutions of 1:2 and 1:4 it was still maximally inhibitory to prolactin secretion indicating that P3 contains a very powerful dopaminergic principle.

2 mg/ml was equipotent to DA (10^{-6} M) and the 1:2 and 1:4 dilution of P3 did not lose prolactin inhibiting power (Fig. 6 lower graph).

The fraction P3 was also tested *in vivo* in hypothalamus-lesioned animals (as a reminder: these animals do not release endogenous dopamine to inhibit pituitary prolactin release. Therefore basal prolactin levels in hypothalamus-lesioned rats are very high.) In the controls and in the experimental animals prior to injection of saline or fraction P3 serum prolactin levels were 335 ± 25 ng/ml. Following injection of saline, the prolactin values continued to fluctuate around 100 %, whereas in the P3 (20 mg/ml i.v.) treated animals a conspicuous and long-lasting drop in serum prolactin levels occurred (Fig. 7). Hence, P3 does not only bind to the D2-receptor and inhibit the prolactin secretion potently under *in vitro* but also under *in vivo* conditions.

Under several chromatography conditions it was seen that the dopaminergic activities in AC extracts vanished as storage time increased. Therefore, we tested the thermostability of fractions P1, P2 and P3. Aliquots of these fractions were stored at regular storage temperature (i.e. at -20 °C) or at room temperature for 24 h and the dopamine receptor binding activity was determined. The original extract of *Agnus castus* did not lose significant binding potency, but

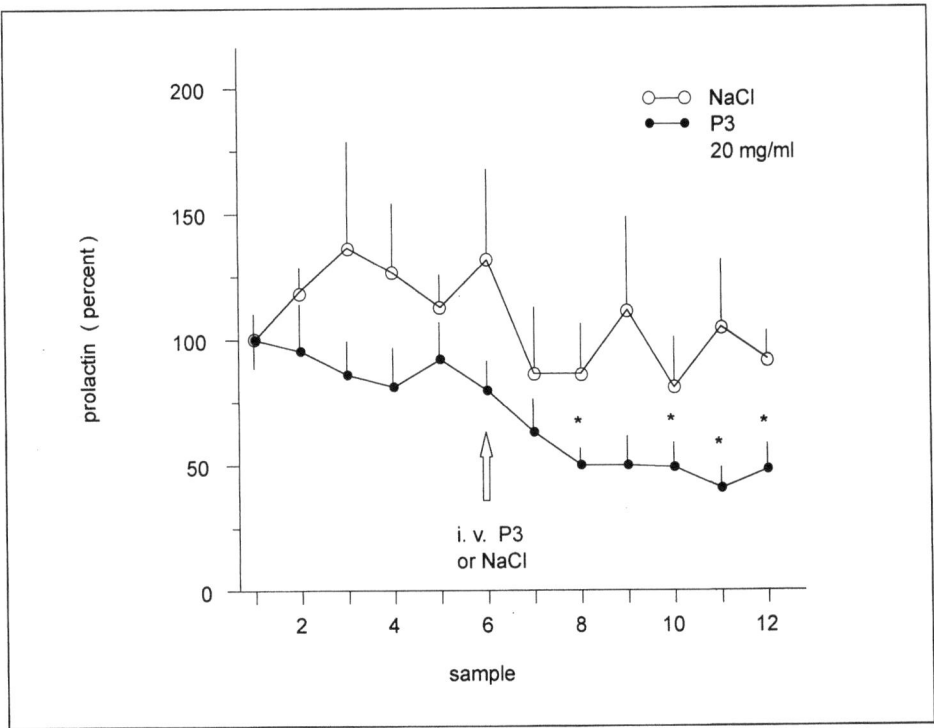

Fig. 7. Pituitary prolactin release in animals in which the hypothalamus is electrochemically lesioned, have high basal prolactin levels because the endogenous dopaminergic inhibition of prolactin release is removed. These basal hormone levels are set 100 % in both, the experimental and control group. Six blood samples were withdrawn from these hypothalamus lesioned animals at 15 min intervals from male animals of both groups. After withdrawal of the six samples the rats of the experimental group received 20 mg of the purified *Agnus castus* fraction P3 while control animals received saline treatment only. There was a significant and long-lasting drop in serum hormone levels indicating that the compound (S) present in P3 are inhibitory to pituitary prolactin release under *in vivo* conditions and that this effect lasts over a period of at least 90 min.

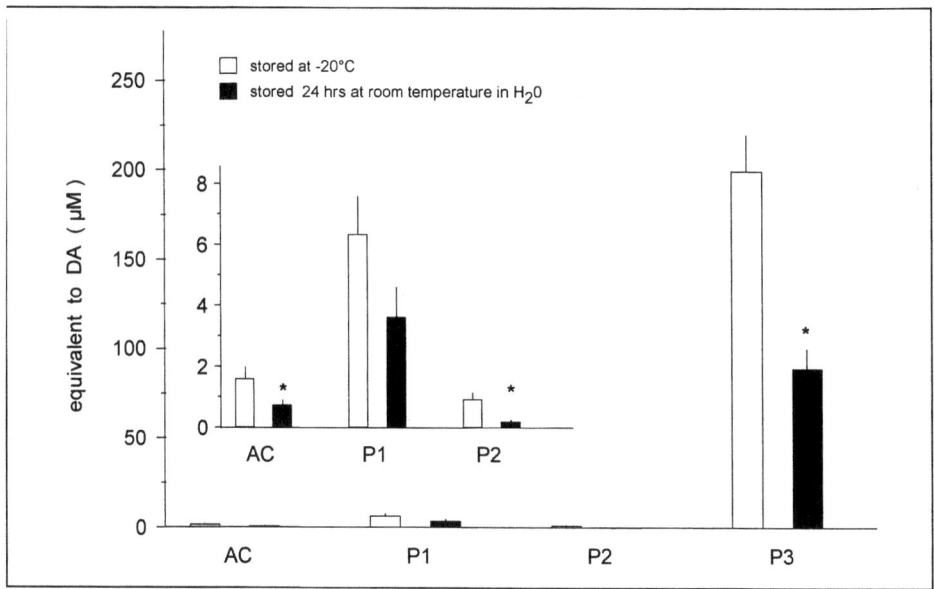

Fig. 8. Exposure of the *Agnus castus* extract itself or of the purified fractions P1, P2, and P3 dissolved in H_2O to room temperature for 24 h destroys much of the prolactin-inhibitory activity. Since the dopaminergic activity in P3 is so large in relation to the *Agnus castus* extract and in relation to P1 and P2, the data for the latter three are shown at a higher magnification in the insert.

all three fractions lost dopaminergic activity during the 24 h of storage at room temperature (Fig. 8). In the insert of Fig. 8 the dopaminergic receptor activity of the original AC extract and of fractions P1 and P2 are shown at higher magnification. This demonstrates that the dopaminergic activities are highly thermolabile, an effect which is known also for dopamine itself. Catecholamines generally are known to autoxydize in the absence of antioxidants such as ascorbic acid. The autoxydized products form easily stabile chinones which are biologically inactive or toxic [1]. It can therefore be speculated that possibly the dopaminergic substances in AC extracts have also catechole structure and therefore also autoxydize easily.

When fraction P3 was further purified utilizing a silica gel MPLC system, it did not separate in several subfractions with dopaminergic activity. To finally purify the dopaminergic principle, an aliquot was subjected to HPLC C8. The HPLC system was loaded with amounts of the fraction which initially clearly displaced the dopamine receptor tracer. Following HPLC no signal could be detected. This same effect was observed when dopamine was subjected to this HPLC system. It was demonstrated earlier that the dopaminergic principles in AC are extremely susceptive to autoxidation, particularly when no antioxidant is present in the solution. It is therefore tempting to speculate that the plant *Agnus castus* protects its dopaminergic compounds by an endogenous production of antioxidants and that the antioxidant or one of the antioxidants is separated from the dopaminergic principle at the final purification step, i.e., following HPLC. This is most likely the reason why in original extracts and at lower purification the endogenous antioxidant (s) are still present and therefore the dopaminergic principles are protected against autoxidation. The further the dopaminergic principles are purified, the less they are protected and the more fragile the dopaminergic principles become. Hence, it is very important for manufacturing *Agnus castus* preparations for therapeutical purposes to test whether the commercial product still contains the dopaminergic activities.

III. Clinical studies

The knowledge that *Agnus castus* extracts contain at least three different dopaminergic compounds which are potently inhibitory to prolactin release from cultivated rat pituitary cells and also inhibit prolactin release in rats under *in vivo* conditions prompted us to perform some pilot studies in the human. A commercially available preparation (Mastodynon® N) was tested in patients suffering from premenstrual mastodynia. It is known that many of such patients suffer from a latent hyperprolactinemia which is often associated with a corpus luteum insufficiency. This latent hyperprolactinemia is present throughout the cycle, but due to the removal of the inhibitory effect of progesterone at the end of the luteal phase, high quantities of prolactin are released under minor stress conditions as well as during deep sleep phases at night. If the dopaminergic compounds in *Agnus castus* are also able to block these recurrently secreted high prolactin episodes, this should not only be beneficial for the clinical symptom, i.e., for the premenstrual mastodynia, but should also be demonstrable by reduced basal prolactin levels. The effects of such a 3-month treatment are shown in Fig. 9. In this double-blind multicenter study treatment with the placebo resulted only in minor changes in the circulating levels of prolactin such that there was no significant reduction of the mean prolactin levels. In contrast, when the patients received the *Agnus castus* extract containing preparation Mastodynon N mean prolactin levels were significantly reduced. This is, to our knowledge, the first double-blind study and it clearly confirms the cell biological and animal experimental results which were elaborated by our laboratory in the past.

In summary, under appropriate storage conditions *Agnus castus* extracts contain dopaminergic compounds which are inhibitory to pituitary prolactin release and therefore beneficial for the treatment of premenstrual mastodynia.

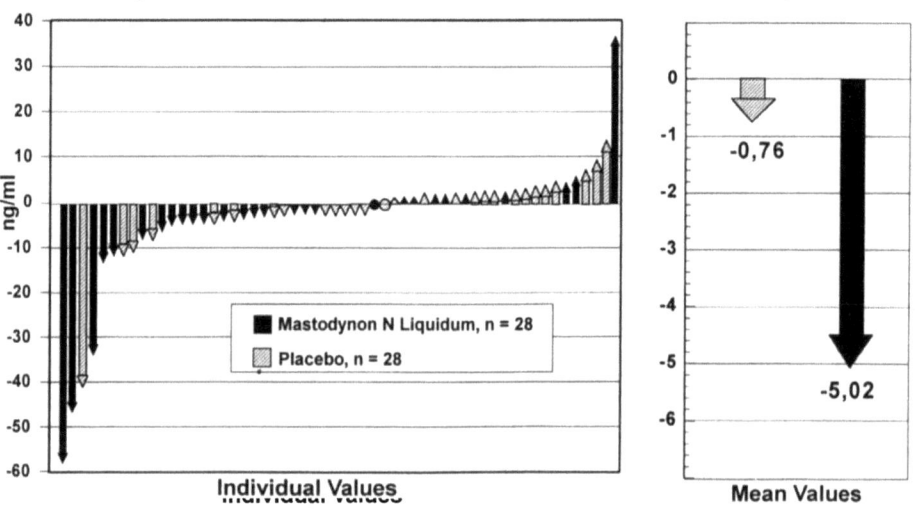

Fig. 9. Double blind clinical trial with Mastodynon® N vs. placebo resulted in significant inhibition of basal serum prolactin levels in verum treated patients, whereas the placebo treatment had only marginal effects.

References

1. Baumgarten HG, Björklund A (1976) Neurotoxic indoleamines and monoamine neurons. Ann Rev Pharmacol Toxicol 16:101–111
2. Bispink L, Brändle W, Lindner C, Bettendorf G (1989) Präklinische Hypothyreose und Ovarialfunktionsstörungen. Geburtsh u Frauenheilk 49:881–888
3. Calne DB, Horowski R, McDonald RJ, Wuttke W (eds) (1983) Lisuride and other dopamine agonists. Raven Press, New York
4. Carrol BJ, Steiner M (1978) The psychobiology of premenstrual dysphoria: the role of prolactin. Psychoneuroendocrinology 3:171–180
5. Dietrich M, Hinney B, Link M, Kuhn W, Wuttke W (1988) Latent hyperprolactinemia as a cause of mastodynia and luteal function impairment. Vth Int Congr Prolactin, Abstract P89
6. Halbreich U, Assad M, Ben-David M, Bornstein R (1976) Serum-prolactin in women with premenstrual syndrome. Lancet 654–656
7. Jarry H, Leonhardt S, Wuttke W, Behr B, Gorkow C (1991) Agnus castus als dopaminerges Wirkprinzip in Mastodynon N. Zeitschrift für Phytotherapie 12:77–82
8. Jarry H, Leonhardt S, Gorkow C, Wuttke W (1994) In vitro prolactin but not LH and FSH release is inhibited by compounds in extracts of Agnus castus: direct evidence for a dopaminergic principle by the dopamine receptor assay. Exp Clin Endocrinol 102:448–454
9. MacLeod RM (1969) Influence of norepinephrine and catecholamine-depleting agents on the synthesis and release of prolactin and growth hormone. Endocrinology 85:916–923
10. Meites J, Lu KH, Wuttke W, Welsch CW, Nagasawa H, Quadri SK (1972) Recent studies on functions and control of prolactin secretion. Rec Prog Horm Res 28:741
11. Mosmann T (1983) Rapid colorimetric assay for cellular growth and survival: application to proliferation and cytotoxicity. J Immunol Methods 65:55–63
12. Mühlenstedt D, Bohnet HG, Hanker JP, Schneider HPG (1978) Short luteal phase and prolactin. Int J Fertil 23:213
13. Philipp E (1977) Zur Behandlung des Praemenstruellen Syndroms. Therapiewoche 27:7296
14. Propping D, Katzorke T (1987) Behandlung der Gelbkörperschwäche. ZFA 31:932–933
15. Propping D, Katzorke T, Belkien L (1988) Diagnostik und Therapie der Gelbkörperschwäche in der Praxis. Therapiewoche 38:2992–3001
16. Schneider HPG, Bohnet HG (1981) Die hyperprolaktinämische Ovarialinsuffizienz. Gynäkologe 14:104–118
17. Schwibbe M, Becker D, Wuttke W (1983) EEG and psychological effects of lisuride in women with premenstrual tension. In: Calne DB et al (eds) Lisuride and other Dopamine Agonists. Raven Press, New York

Authors' address
Prof. Dr. W. Wuttke
Abtlg. Klinische und Experimentelle
Endokrinologie der Universitäts-Frauenklinik Göttingen
Robert-Koch-Straße 40
D-37075 Göttingen

Prolaktinsekretion und Verträglichkeit unter der Behandlung mit einem Agnus-castus-Spezialextrakt (BP1095E1). Erste Ergebnisse zum Einfluß auf die Prolaktinsekretion

P.-G. Merz[1]), A. Schrödter[1]), S. Rietbrock[1]), Ch. Gorkow[2]), D. Loew[1])

Abteilung für Klinische Pharmakologie des Universitätsklinikums, Frankfurt[1]), Bionorica GmbH, Neumarkt[2])

Einleitung

Aufgrund experimenteller In-vitro- und In-vivo-Untersuchungen der letzten Jahre ist für Agnus-castus-Extrakt eine prolaktininhibitorische Aktivität gezeigt worden [1–3]. Dabei handelt es sich um eine dopaminerge Wirkung infolge selektiver Stimulation von Dopaminrezeptoren vom D2-Typ [1, 2].

Aus klinischen Untersuchungen mit Agnus-castus-haltiger Medikation ist eine Senkung latent oder leicht pathologisch erhöhter Prolaktinspiegel bekannt [4–6].

Bislang liegen keine klinisch-pharmakologischen Studien mit Agnus-castus-Extrakten vor, welche einerseits die Inhibition der Prolaktinsekretion an gesunden Probanden bestätigen und andererseits eine Dosis-Wirkungs-Beziehung sowie die Verträglichkeit unter höheren Dosen belegen. Für die klinische Prüfung von Agnus-castus-Extrakten bei nicht in der Monographie erwähnten Anwendungsgebieten, wie z. B. sekundäre Amenorrhoe infolge Hyperprolaktinämie, primäres und sekundäres Abstillen, Galaktorrhoe und medikamentös induzierte Hyperprolaktinämie (Psychopharmaka, Neuroleptika, Antidepressiva) sowie bei Dopaminmangelzuständen (Morbus Parkinson) sind solche Untersuchungen jedoch eine Voraussetzung.

Studiendesign und Methoden

Das Hauptziel dieser klinisch-pharmakologischen Studie war die Untersuchung der subjektiven (unerwünschte Arzneimittelwirkungen) und objektiven (klinisch-chemische Laborparameter, Blutbild, Prolaktin basal, FSH, LH und Testosteron) Verträglichkeit. Als Nebenziel wurde das Tagesprofil (24 h) von Prolaktin (Immunometrie) am 13./14. Behandlungstag als Fläche unter der Plasmakonzentrations-Zeitkurve (AUC_{0-24h}) und die Prolaktinfreisetzung am 14. Tag nach TRH-Stimulation (0,2 mg i. v.; Relefact® TRH 200, Fa. Hoechst) als $AUC_{0-1h\,nach\,TRH}$ (Zeitpunkte: 0, 15, 30, 60 Minuten nach Stimulation) nach der Trapezregel berechnet.

In Form eines offenen, intraindividuellen Vergleichs erhielten 20 gesunde, männliche Probanden jeweils über 14 Tage Placebo sowie einen Agnus-castus-Spezialextrakt (BP1095E1) in steigenden Tagesdosierungen (Tabelle 1), wobei die gesamte Tagesdosis auf drei Einnahmezeitpunkte (morgens, mittags, abends) aufgeteilt war. Zwischen jedem Behandlungsintervall lag eine einwöchige Auswaschphase.

Tabelle 1. Reihenfolge der Behandlungen

● Phase I	Placebo	
● Phase II	Extrakt aus 120 mg Droge (Dosis A)	
● Phase III	Extrakt aus 240 mg Droge (Dosis B)	
● Phase VI	Extrakt aus 480 mg Droge (Dosis C)	

Nach klinischer und labordiagnostischer Voruntersuchung wurden entsprechend den Einschlußkriterien gesunde, männliche Probanden im Alter zwischen 20 und 32 Jahren mit einem basalen Prolaktinwert vor Studienbeginn von > 80 µlE/ml sowie mit einem schlafabhängigen Prolaktinanstieg in der Placebophase (mindestens zwei Prolaktinkonzentrationen zwischen 20:00 Uhr und 7:00 Uhr um 20 % höher als der Mittelwert der Prolaktinkonzentrationen zwischen 14:00 Uhr und 18:00 Uhr) in die Studie eingeschlossen.

Das 24-Stunden-Prolaktinsekretionsprofil und die Freisetzung nach TRH-Stimulation wurden unter stationären, standardisierten Bedingungen ermittelt, wobei zwischen 8:00 Uhr und 20:00 Uhr stündlich, dann bis 7:00 Uhr im 20-Minuten-Abstand und letztmalig um 8:00 Uhr Blut aus einer Verweilkanüle entnommen wurde. Am 14. Tag wurde ab 10:00 Uhr das Prolaktinsekretionsprofil nach TRH-Stimulation erhoben.

Die statistische Auswertung der AUCs erfolgte deskriptiv durch Analyse der statistischen Kennwerte. Für den intraindividuellen Vergleich wurden die mittleren Differenzen zu Placebo mit dem paarweisen t-Test explorativ untersucht. Eine Adjustierung wegen multiplen Testens erfolgte nicht; lokales Signifikanzniveau war p = 0,05.

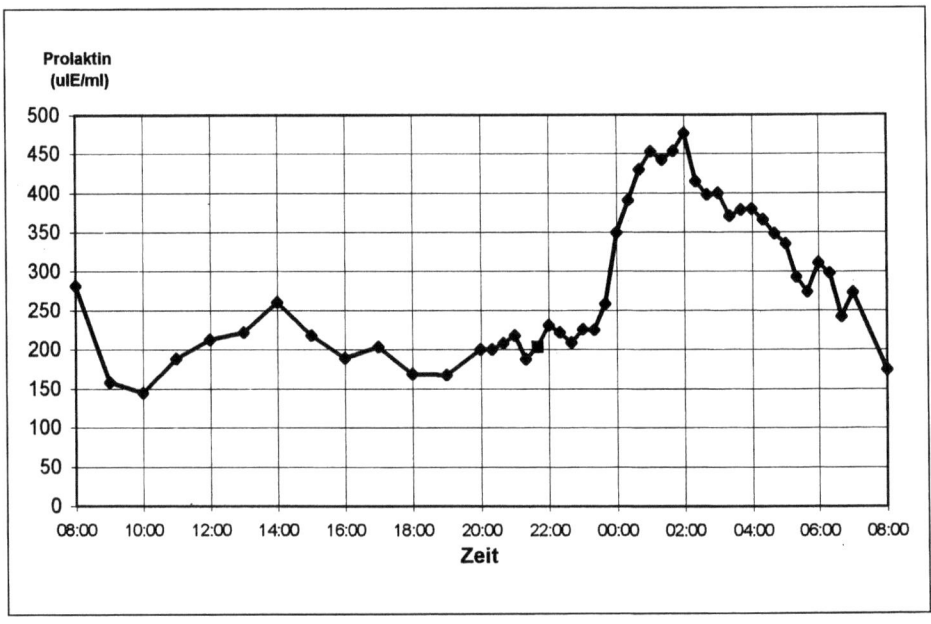

Abb. 1. Prolaktin-Mittelwertskurve der 20 Probanden in der Placebophase.

Ergebnisse

Auf der Basis einer ersten Auswertung werden vornehmlich die Ergebnisse zum Einfluß des Agnus-castus-Spezialextrakts auf die Prolaktinsekretion dargestellt. Die statistische Analyse zur Verträglichkeit war noch nicht abgeschlossen.

In Abbildung 1 ist beispielhaft der mittlere Verlauf der 24h-Prolaktinprofile für die Placebophase aufgezeigt. Der Median für die AUC_{0-24h} lag bei 5688 µlE*h/ml. Die 24-h-Prolaktinprofile zeigten in allen vier Studienphasen einen gleichartigen Verlauf mit einem schlafabhängigen Maximum zwischen 0:00 Uhr und 4:00 Uhr.

Der Vergleich der AUC_{0-24h}-Werte zeigte gegenüber Placebo unter Dosis A einen signifikanten Anstieg um ca. 10 % von 692 ± 1357 µlE*h/ml und einen Abfall nach Dosis B von 432 ± 1113 µlE*h/ml bzw. unter Dosis C einen Abfall von 184 ± 1034 µlE*h/ml (Abb. 2).

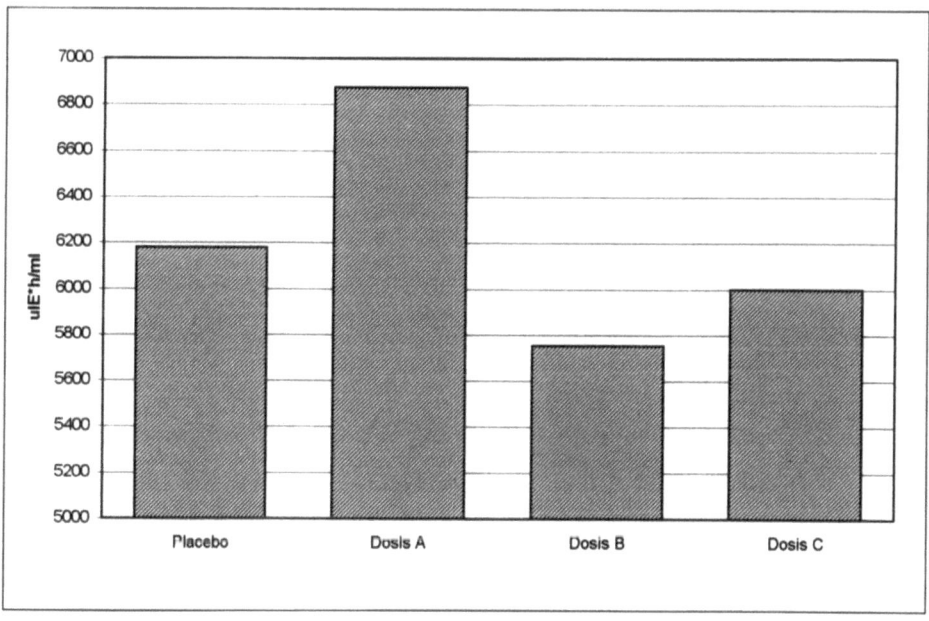

Abb. 2. Prolaktin-AUC_{0-24h}-Mittelwerte.

Nach TRH-Stimulation wurden folgende Effekte beobachtet: Unter der Dosis A lag im Vergleich zu Placebo die $AUC_{0-1h\ nach\ TRH}$ um durchschnittlich 16 % (114 ± 234 µlE*h/ml) höher, unter Dosis B wurde das Ausgangsniveau nahezu erreicht, und nach Dosis C lagen die Werte um ca. 10 % (82 ± 138 µlE*h/ml) signifikant unter Placeboniveau (Abb. 3).

An unerwünschten Arzneimittelwirkungen (insgesamt 26 Angaben) wurden nicht dosisabhängig Hauterscheinungen vermutlich allergischer Ursache (4mal), 10mal vegetative Störungen (Mundtrockenheit, Schlafstörungen, Tachykardie), 6mal gastrointestinale Störungen (Übelkeit, Erbrechen, Druckgefühl im Oberbauch), 3mal sensorische Störungen (Beeinträchtigung der Wahrnehmungsfähigkeit sowie Jucken im Gaumen und in der Nase) sowie gering-

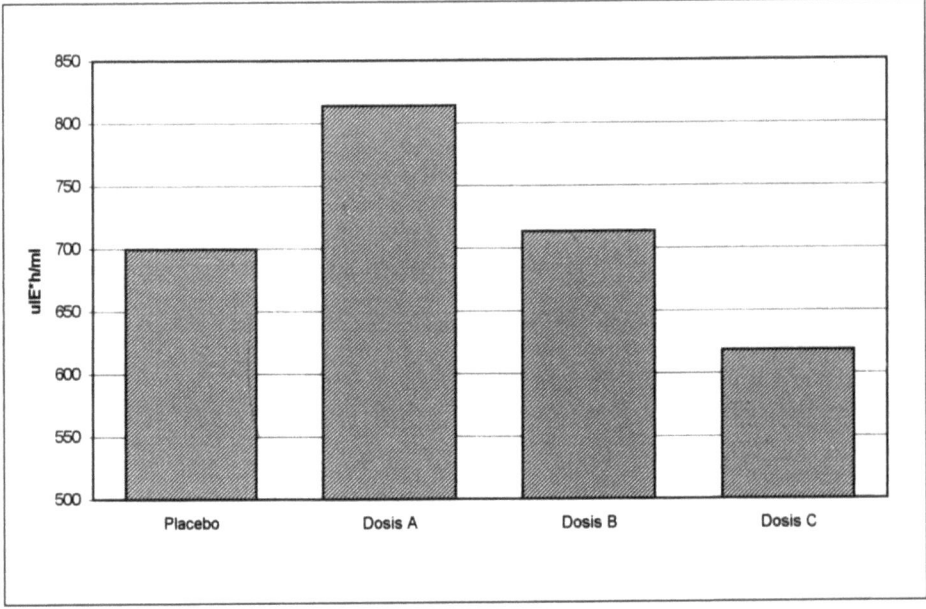

Abb. 3. Prolaktin-AUC$_{0-1h \ nach \ TRH}$.Mittelwerte.

fügige psychische Störungen (3mal) angegeben. In den meisten Fällen wurde der Schweregrad als gering und vorübergehend eingestuft. Eine weitere Einnahme wurde in keinem Fall eingestellt.

Diskussion

Auf das Hauptziel der Studie, die Untersuchung der subjektiven und objektiven Verträglichkeit, kann mangels abgeschlossener Auswertung nicht ausführlich eingegangen werden. Primär für die Verträglichkeitsuntersuchungen und insbesondere, um das Problem zyklusphasenassoziierter Schwankungen der Prolaktinspiegel bei Frauen zu umgehen, wurden trotz niedrigerer Prolaktinspiegel bewußt gesunde männliche Probanden ausgewählt.

Anhand der 24-h-Prolaktinsekretionsprofile konnte ein zirkadianer Rhythmus im Sinne eines schlafabhängigen Anstiegs bestätigt werden. Unter den verschiedenen Dosierungen des Agnuscastus-Spezialextrakts blieb dieser Rhythmus erhalten, wurde aber unterschiedlich beeinflußt. Es wurde gezeigt, daß im Vergleich mit Placebo unter der niedrigsten Dosierung in der AUC$_{0-24h}$ eher ein Anstieg, dagegen bei steigender Tagesdosierung eine Tendenz zur Abnahme resultierte. Nach TRH-Stimulation ergab sich unter Dosis A ein signifikanter Anstieg und unter der höchsten Dosierung eine signifikante Abnahme der freigesetzten Prolaktinkonzentration.

Eine begonnene sog. Untergruppenanalyse (Probanden mit Werten unterhalb und oberhalb des Medians der AUC$_{0-24h}$) scheint zu zeigen, daß gegenläufige Effekte unter der niedrigsten und der höchsten Dosis in Abhängigkeit stehen von der Ausgangshöhe der 24-h-Prolaktinprofile. Probanden mit Werten unterhalb des Medians zeigten unter der Dosis A Anstiege in der AUC_{0-24h}, welche unter den Dosen B und C wieder aufgehoben wurden. Aufgrund dieser feststellbaren Tendenzen bei geringfügigen Effekten scheint ein Werteausgleich, d. h. eine „Tendenz zur Mitte", aber unwahrscheinlich. Um eventuelle Gewöhnungseffekte auszuschließen, sollte die Reproduzierbarkeit im Doppelblinddesign bei randomisierter Medikamentenzuteilung überprüft werden.

Die vorgestellten Ergebnisse haben bei gesunden männlichen Probanden einen Einfluß des Agnus-castus-Spezialextrakts auf die Prolaktinsekretion gezeigt, obwohl bei diesem Kollektiv von einer optimalen physiologischen Prolaktinkontrolle ausgegangen werden mußte und entsprechend auch nur geringe Effekte erwartet werden konnten.

Art, geringer Schweregrad sowie geringe Häufigkeit unerwünschter Arzneimittelwirkungen sprechen nicht für Verträglichkeitsprobleme des Agnus-castus-Spezialextrakts auch unter hohen Dosen. Die Abschlußuntersuchung des Hauptziels muß die gute Verträglichkeit noch unter Beweis stellen.

Literatur

1. Jarry H, Leonhardt S, Wuttke W, Behr B, Gorkow C (1991) Agnus castus als dopaminerges Wirkprinzip in Mastodynon N. Zeitschrift für Phytotherapie 12: 77–82
2. Jarry H, Leonhardt S, Gorkow C, Wuttke W (1994) In vitro prolactin but not LH and FSH release is inhibited by compounds in extracts of Agnus castus: direct evidence for a dopaminergic principle by the dopamine receptor assay. Exp Clin Endocrinol 102: 448–454
3. Winterhoff H, Gorkow C, Behr B (1991) Die Hemmung der Laktation bei Ratten als indirekter Beweis für die Senkung von Prolaktin durch Agnus castus. Zeitschrift Phytotherapie 12: 175–179
4. Becker H (1991) Hemmung der Prolaktinsekretion. TW Gynäkologie 6: 396–399
5. Roeder D (1994) Therapie von Zyklusstörungen mit Vitex agnus castus. Zeitschrift für Phytotherapie 15: 155–159
6. Milewicz A, Gejdel E, Sworen H, Sienkiewicz K, Jedrzjak J, Teucher T, Schmitz H (1993) Vitex agnus castus-Extrakt zur Behandlung von Regeltempoanomalien infolge latenter Hyperprolaktinämie. Arznm. Forsch/Drug Res 43: 752–756

Für die Verfasser:
Dr. med. vet. Christoph Gorkow
Bionorica GmbH
92319 Neumarkt

Treatment of Menopausal Symptoms with Extracts of Cimicifuga Racemosa: *In vivo* and *in vitro* Evidence for Estrogenic Activity

H. Jarry, Ch. Gorkow*), W. Wuttke

Abteilung Klinische und Experimentelle Endokrinologie, Universitäts-Frauenklinik Göttingen
*) Plantamed Arzneimittel GmbH, Neumarkt

Menstrual bleeding is the apparent sign of ovarian function during the reproductive phase of a woman. The timepoint of cessation of regularly occurring menstrual cycles is called "menopause". The activity of the ovary is governed by a complex neuroendocrine circuit which includes the hypothalamus, the pituitary and the ovary. This regulatory circuit ensures the growth of the ovarian follicle harboring the oocyte, its rupture and the formation of the corpus luteum [for review see 13]. The steroidogenic cells of the ovarian follicle secrete estradiol. After ovulation the follicle is transformed into the corpus luteum which now produces, in addition to estradiol, the progestin progesterone. The growth of the ovarian follicle and the formation of the corpus luteum as well as the endocrine activity of the ovary are controled by the pituitary hormones luteinizing hormone (LH) and follicle stimulating hormone (FSH). The release of the gonadotropic hormones LH and FSH is controlled by the peptide gonadotropin releasing hormone (GnRH) which is produced in specialized neurons located in the hypothalamus. Ovarian steroids, in particular estradiol, exert a negative influence on the release of GnRH from the hypothalamus and the secretion of the gonadotropins LH and FSH from the pituitary.

GnRH is released from the hypothalamus in repetetive secretory episodes ("pulses"). Each of these GnRH secretory episodes stimulates the pituitary to release a pulse of LH [4]. In the follicular phase of women these LH pulses occur in 90-min intervals. Interruption of the neuroendocrine regulatory circuit by surgical removal of the ovaries results in stimulated GnRH release from the hypothalamus which subsequently results in LH pulses of particularly large amplitude compared to the situation of the intact regulatory circuit [6]. The effects of ovariectomy on pulsatile LH release is depicted in Fig. 1 by the example of an ovariectomized (ovx) rat. In this animal LH concentrations were determined in sequential blood samples taken from the jugular vein every 15 min (Fig.1).

In ovx individuals the inhibitory action of endogenous estradiol on LH secretion can be readily mimicked by substitution with the gonadal steroid [3]. As evident from the depicted example, average LH levels are drastically reduced by estradiol due to diminished amplitudes of the LH pulses.The so called "post-castration rise" of LH does not only occur in the situation of surgical removal of the ovaries, but also during the physiological cessation of ovarian function during the perimenopausal phase [20]. Thus, the endocrine situation of a menopausal woman is characterized by low estradiol and high mean LH levels.

In women cessation of ovarian function is associated with various somatic and psychical disorders which are summarized as "menopausal symptoms". The most characteristic and frequent symptom is hot flushes, which are experienced by 78 % of menopausal women [1]. About 50 % of the women suffer from psychical disorders like depression, nervousness, irritability, insomnia, and weakness of memory.

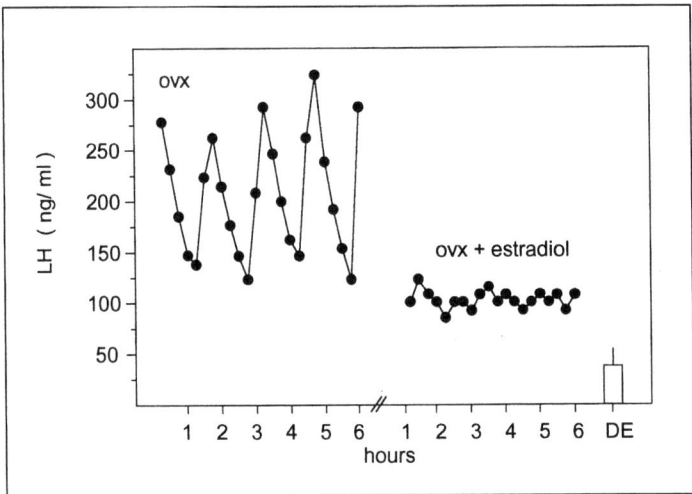

Fig. 1. Interruption of the neuro-endocrine circuit by ovariectomy results in high mean LH levels. In the ovx rat, LH pulses occur aproximately every 60 min. Substitution with estradiol reduces mean LH levels. For a complete reduction of LH secretion to levels observed in diestrus rats (DE, open bar) additional substitution with progesterone is required.

How are the above described endocrine changes related to the most characteristic somatic menopausal symptom, the hot flushes? Meldrum et al. [16] reported that in peripheral body regions like the tips of fingers and toes and the forehead the skin temperature synchronously increases with the subjective feeling of a hot flush, whereas the core temperature (determined as vaginal and rectal temperature) remained constant. This characteristic change of temperatures in peripheral body regions was not observed in either premenopausal women or in postmenopausal women substituted with estradiol. The link between hot flushes and LH secretion was discovered by Tataryn et al. [24] as well as Meldrum et al. [17]. In both studies a simultaneous pattern of changes of the finger temperature, the oscillating LH secretion and the onset of hot flushes in menopausal women was reported. These experiments demonstrate:
- a temporal correlation between the pulsatile LH secretion and hot flushes,
- both parameters are affected by substitution with estradiol in the same manner.

Menopausal symptoms are the result of largely reduced steroid production of the ovaries. Thus, one possibility for treatment of such symptoms is the replacement with ovarian steroids. A successful alternative therapeutical approach for treatment of menopausal symptoms are ethanol/water- [25] or isopropanol/water-extracts of *Cimicifuga racemosa* [22]. It has been hypothesized that the active principle might be an estrogenic compound and that the site of action is the pituitary [2].

Any hormone action requires the binding of the hormone to its specific receptor. Therefore, a prerequisite for an estrogenic action is the expression of the estradiol receptor in the target tissue. Within the neuroendocrine circuit described above, neurons in the hypothalamus, the gonadotropic cell of the pituitary, the follicular granulosa – as well as the steroidogenic cells of the corpus luteum – express the estrogen receptor. Non-hormone producing estrogen-receptive cells are the epithelium of the vagina and the endometrium of the uterus [for review see 14].

Theoretically, each of these target tissues can be used to study potential estrogenic actions of plant extracts under either in vivo or in vitro conditions. A suitable animal model for the endocrine situation of the menopausal women has been already introduced in Fig. 1, i.e., the ovx rat. A suitable biochemical method for in vitro investigations is the competition of estro-genic compounds with radioactive estradiol for binding sites of the estrogen receptor [15]. In the present review both principal approaches will be employed to provide evidence for an est-rogenic action of compounds in extracts of *Cimicifuga racemosa* (CR) which explains their therapeutical success for treatment of menopausal symptoms.

In an initial experiment a commercially available ethanol/water extract (60/40 v/v, Remi-femin®-liquidum) was evaporated/lyophilized to dryness and reconstituted in a mixture of water/1,2 propandiol (70/30 v/v) at a concentration of 40 mg dried extract per ml injection vehicle. Ovx rats were injected twice per day intraperitoneally with 0.3 ml per application of this CR preparation or with the injection vehicle for either 1, 3, or 14 days. Per treatment group 20 rats were injected with the extract or the vehicle, respectively. After decapitation, the serum concentrations of LH, FSH and prolactin were determined in the trunk blood by specific radioimmunoassays [10]. The mean hormone values are summarized in Table 1. Statistical analysis of these and all other presented data of this review was performed with analysis of variances for repeated measures of one parameter followed by Bonferroni's t-test for multiple *post hoc* comparisons.

Treatment of ovx rats for 1 day with the CR extract was without an effect on secretion of the investigated pituitary hormones. However, a 3-day treatment of rats caused a selective and pro-nounced inhibition of LH secretion while neither prolactin nor FSH levels changed in compa-rison to vehicle-injected rats. After 14 days of treatment the LH concentrations in extract-trea-ted rats tend to be lower without reaching statistical significance. This experiment is the first evidence that extracts of CR selectively reduce high mean LH levels in an animal model rele-vant for the endocrine situation of the menopausal woman. Since a LH suppressive effect is characteristic for the action of estradiol, these results are also the first in vivo data proving an estrogenic action of CR.

As outlined in Fig. 1 in ovx animals, LH secretion occurs in a highly pulsatile fashion. Theo-retically, the suppressive effect of CR extract on mean LH secretion can be due to low LH secretion between two secretory episodes at the timepoint of decapitation in the majority of the CR-treated rats while the majority of vehicle rats were accidentally decapitated at the maxi-mum of the LH peak. To reject this explanation for the estrogen-like effect of CR, the experi-ment was repeated but blood samples were taken from a permanent indwelling catheter in the vena jugularis of the rats, which allowed the collection of sequential blood samples in awake, freely moving, unstressed animals [7]. Rats were injected twice per day for a total of 9 appli-cations with the extract preparation described above or vehicle. At day 4, 2 h after the last injection, 10 blood samples were collected at 20-min intervals from each animal. In each blood

Table 1. Mean hormone values ± standard errors (SEM) in vehicle or CR -extract injected ovx rats. All hormo-ne values were expressed in relation to the first lot of reference preparations (RP1) of the National Institute of Health, USA. * = p < 0.01 vs vehicle, n = 20 rats per group). Modified after [10].

Group	Days of treatment	FSH [ng/ml]	Prolactin [ng/ml]	LH [ng/ml]
vehicle	1 d	1083 ± 42	156 ± 22	809 ± 104
extract	1 d	1023 ± 54	234 ± 35	892 ± 67
vehicle	3 d	1175 ± 67	133 ± 26	781 ± 118
extract	3 d	1441 ± 233	74 ± 21	332 ± 84*
vehicle	14 d	1054 ± 77	65 ± 20	820 ± 123
extract	14 d	1092 ± 60	66 ± 18	691 ± 110

sample LH was determined by radioimmunoassay. Hormone data of each rat were averaged such that in each animal an individual mean LH value was obtained. These values were used for calculation of mean LH secretion in the experimental group. While the mean LH secretion ± SEM in ovx rats treated with the vehicle was 611 ± 34 ng/ml, injection of the CR-extract reduced average LH secretion to 425 ± 33 ng/ml (p < 0.01, n = 10 individual mean values per treatment group). This experiment unequivocally demonstrates that the LH suppressive effects observed in the initial experiment were not due to a methodological artefact, but rather are the result of an estrogen-like LH inhibitory effect of CR compounds.

The first step to isolate the active principle in CR was a fractionated extraction of the drug which was performed according to the flow chart depicted in Fig. 2.

After removal of lipophilic compounds with petrol ether, the drug was subsequently extracted with dichloromethane, ethanol and water. The dichloromethane and ethanol extracts were evaporated to dryness while the water extract was lyophilized. For injections the dried residue of the dichloromethane extract was redissolved in a mixture of 95 % myglyol 812 (a mixture of synthetic triglycerides) and 5 % ethanol (v/v) while for resuspension of the dry residue of the ethanol extract a mixture of 80 % 1.2 propandiol and 20 % water was used. The concentrations of the applied suspensions were 10 mg/ml of the dichloromethane extract, 20 mg/ml of the ethanol and 80 mg/ml of the water extract. Animals were injected twice per day with 0.3 ml of the extract preparation or the respective vehicle. Four hours after the 9th injection at day 4 of treatment, 10 sequential blood samples were taken from each animal in intervals of 20 min. The results of the application of three different fractionated extracts are shown in Table 2.

The LH-suppressive compounds of CR are only found in the dichloromethane extract (DC) of the drug. Therefore, all following experiments in order to further characterize the biological activity of the active compounds and to isolate the active principle were performed with DC extracts.

Plant extracts contain numerous glycosilated compounds. To examine the possibility that the active principles in CR are also glycosilated, 10 g dried residue of a DC extract was suspended in 0.2 M acetate buffer pH 4.2 and hydrolized by means of 30 g cellulase C for 48 h. After enzymatic hydrolysis the suspension was centrifuged, the pellet lyophilized and resuspended in the injection vehicle (myglyol/ethanol) at a concentration of 20 mg/ml. The second parameter besides hydrolysis investigated in this experiment was the effect of the application route of the CR extract. Clinically used CR extracts are applied per os, while the LH-suppressive effect in ovx rats was observed following intraperitoneal injections of the ethanolic extract. The resorption and metabolic kinetics of the active principle, as well as inductions of degrading pathways may be different depending on the application route which may have an impact on the estrogenic respectively LH-suppressive effect of CR. Therefore, in the following expe-

Table 2. Mean LH levels in ovx rats treated with nine intraperitoneal injections of preparations obtained from a fractionated extraction of CR (* < 0.01 vs vehicle 1). Modified after [10].

Applied preparation	totally applied dose of dry extract [mg]	LH- concentration [ng/ml ± SEM]
vehicle 1 (myglyol/ethanol)	–	458 ± 23
vehicle 2 (propandiol/water)	–	401 ± 26
water - extract	216	432 ± 31
ethanol - extract	54	412 ± 30
dichloromethane - extract	27	289 ± 27*

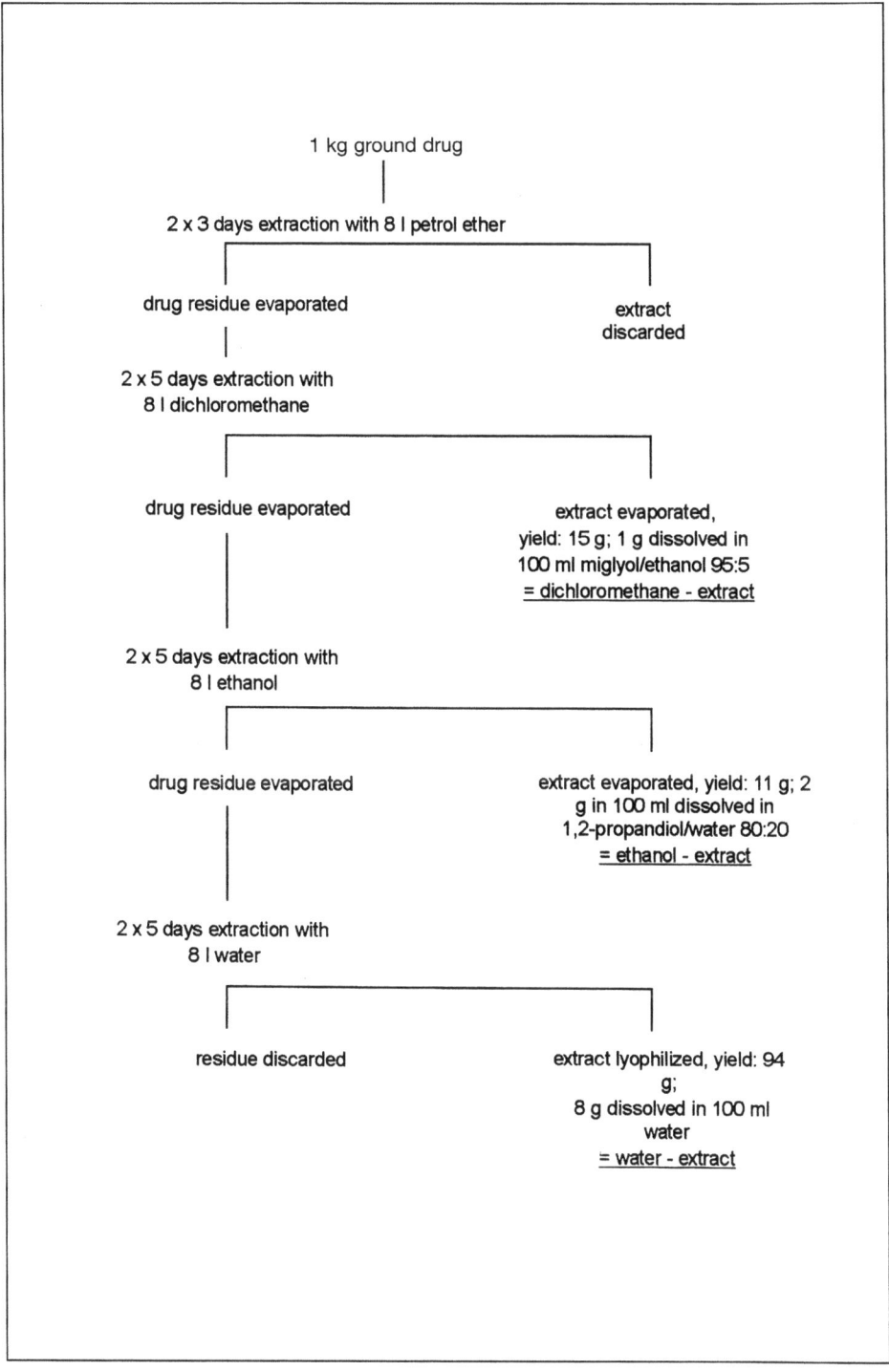

Fig. 2. Flow chart of the fractionated extraction of rhizoma *Cimicifuga racemosa*. Note different concentrations of the preparations used for the injections. Maximal amounts of dried extract were dissolved in the respective injection vehicle. Modified after [10].

riment, in addition to intraperitoneal injections, the hydrolized and non-hydrolized extracts were applied orally to ovx rats (Fig. 3). The amount of applied extract was doubled to 0.6 ml for more reliable per os feeding.

The enzymatic cleavage of glycosilated compounds in CR extracts apparently reduced the capability of the extract to reduce pulsatile LH release in ovx rats. The effect of the non-hydrolized extract applied intraperitoneally is particularly pronounced after the doubling of the applied amount of extract. The non-hydrolized extract applied orally still has a slight inhibitory effect on LH secretion which is statistically significant at the 5 % level. Application of the hydrolized extract per os was ineffective to modify LH release in comparison to the respective control group. This experiment indicates: I) that also orally applied CR extracts exert an inhibitory effect on LH secretion though the degree of suppression is lower compared to the i.p. application route. II) that the glycosilated forms of the active principle are more active with regard to inhibition of LH secretion than the aglycon form of the molecule. However, this experiment does not rule out that the aglycon is the active form of the molecule finally exerting the estrogenic action. It is possible that the glycosilated form of the molecule has improved resorption properties compared to the aglycon. Thus, the CR extract may contain a kind of prodrug which is easily resorbed and cleaved in the organism to the active form. However, this assumption needs further pharmacological investigations.

In order to isolate the endocrine active principle 38 kg of rhizoma of *Cimicifuga* were extracted for 10 days with 400 l of methanol. The resulting 380 l of methanol extract were concentrated under reduced pressure to 20 l and filtrated to remove insoluble particles. The filtrate was evaporated to dryness and the residue was resuspended in 15 l of a 1:1 mixture of trichloromethan (TC) :water and stirred for 3 h. After phase separation the water phase was re-extracted with 52 l TC. Both TC phases were evaporated to dryness, the water phase was lyophilized.

This extract was used to test its LH-suppressive effect in ovx rats and secondly, on its capability to compete with radiolabeled estrogen for binding sites on the estrogen receptor. An estrogenic action is exerted via a specific receptor which is located in the cytosol of the estrogen-receptive cells, for example, of the endometrium of the uterus. If the LH-suppressive effect of the CR extract is due to an estrogen-like compound, then one would assume that this compound is structurally related to estradiol and therefore should be able to bind to the estrogen receptor. Such binding of "estrogen-like" compounds to the estrogen receptor can be assessed by a competitive receptor binding assay [15]. In brief, a cytosol preparation is prepared from rat uteri by homogenization and various centrifugation steps which results in a protein fraction highly enriched with the estrogen receptor. This receptor preparation is incubated with radiolabeled estradiol in the presence of increasing amounts of non-labeled estradiol or the putative estrogen-like test compound. With increasing amounts of added competitor the binding of the radiolabeled tracer to the estrogen receptor is reduced such that a standard curve of the amount of bound radioactivity versus the increasing concentration of the competitor can be constructed. This test system can be used for the monitoring of isolation of the active compounds in CR extract by chromatography methods.

Both the water- and the TC phase of the newly prepared extract were tested for their ability to inhibit LH secretion in ovx rats and to compete with radiolabeled estradiol for binding sites on the estrogen receptor. Table 3 summarizes the results of both test systems. Since the molecular weight of the active principle in CR is not known, the determined competition achieved with this extract is expressed in a concentration of estradiol which would result in a similar competition. The ip-application of the extract-preparation was performed according to the experiment shown in Fig. 3.

In line with the data from the experiment with preparations from a fractionated extraction of CR the water phase is ineffective to modify LH release while the TCphase potently reduced

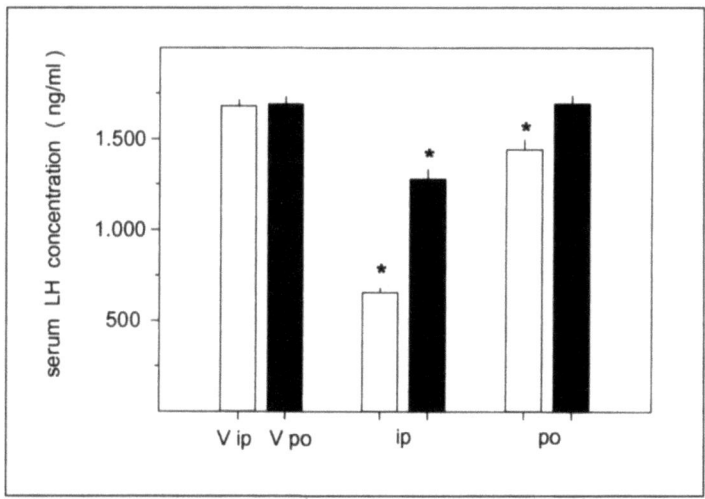

Fig. 3. Effect of an enzymatic deglycosilation and the application route on the LH - suppressive effect of a DC-extract of CR. Vip = vehicle applied intraperitoneally, Vpo = Vehicle applied orally, ip = intraperitoneal injection of the CR-extract, po = oral application of the CR-extract; open bars = no hydrolysis, black bars = extract after enzymatic hydrolysis (means + SEM, 10 rats per group, * = $p < 0.05$ vs the respective vehicle). Drawn after [10].

mean LH levels. Note that the steroid hormone progesterone, even at the high concentration of 10^{-5} M, is totally ineffective to inhibit LH release in ovx rats underlining the specific action of CR compounds. The data clearly support the hypothesis that CR contains estrogenic compounds which may induce the LH suppressive effect. The water phase and progesterone (10 μM!) did not displace estradiol from its binding sites on the estrogen receptor. Clearly, compounds in the TCphase of the large scale methanol extract exert such properties.

The dried TCphase was subjected to column chromatography with Sephadex LH 20 swollen in methanol. Three major fractions, as determined by their composition of compounds by thin layer chromatography (silica gel plates, developement with formic acid ethyl ester, toluene, formic acid 10/10/3) were obtained and named I-1, I-2, I-3. Fractions were dried and subjected to the in vivo test system of the ovx rat and the in vitro assay of the estrogen receptor binding. Figure 4 summarizes the results obtained with both tests.

The TCphase potently inhibits LH secretion and it contains compounds able to displace radioactive estradiol from its binding sites. While fraction I-2 was totally inactive to inhibit

Table 3. Effects of the water- and TCphase of the large scale extract of CR on LH secretion in ovx rats and the competitor properties of the extracts in the estrogen receptor assay. (means ± SEM, n = 10 rats per group; samples in the estrogen receptor assay were determined in triplicate). Modified after [11].

Treatment	LH levels (ng/ml)	Estrogen activity (molar)
vehicle	657 ± 32	$< 10^{-11}$ (sensitivity of assay)
water phase	632 ± 54	$< 10^{-11}$
TC phase	339 ± 31 *	$35 *10^{-11} ± 0.2 *10^{-11}$
progesterone (10 μM)	612 ± 66	$< 10^{-11}$

pulsatile LH secretion, both fraction I-1 and fraction I-3 contain compounds inhibitory to LH release. Maximal estradiol-like activity determined in the estrogen receptor binding assay is found in fraction I-3. Note the logarithmic scale of the estrogen receptor assay. This experiment clearly demonstrates that at least two compounds contribute to the LH-suppressive effect of *Cimicifuga racemosa*. Both compounds can be separated by column chromatography as demonstrated by the intermediate fraction I-2 which is absolutely ineffective to modulate LH release. The assumption that two distinct types of compounds are endocrinologically active is supported by the observation that fraction I-3 contains clearly most of the estrogen receptor binding activity. Again, fraction I-2 is the less potent fraction of the three fractions tested. However, these data do not allow the conclusion that the active compound in each assay is necessarily the same, i.e., it is still possible that fraction I-3 contains two distinct compounds which either inhibit LH secretion or displace estradiol from the binding site.

Based on the above result, fraction I-3 was further purified as summarized in the following flow chart of Fig. 5.

Fraction I-3 was rechromatographed on LH 20 swollen in methanol and the resulting five fractions (II-1 - II-5) were analyzed in the estrogen receptor assay yielding the information that fraction II-4 contained the highest amount of estrogen displacing compounds. Fraction II-4 was evaporated to dryness and the residue was subjected to a fluid/fluid extraction with ethyl acetate and phosphate buffer pH 8. The water phase was discarded and the organic phase dried and chromatographed on polyamide-S-6 in ethylacetate. The chromatography resulted in 10 fractions of which only the first three fractions (III-1 to III-3) were without any effect on the estrogen receptor assay. Maximum activity was observed in fraction III-10 while the remaining fractions were equally potent (data not shown). As determined with thin-layer chromatography fraction III-7 contained only one spot visible under UV illumination with 254 nm. A HPLC analysis on a C18 reversed phase column with acetonitrile/water/phosphoric acid (35/64/1) as eluent confirmed that the biological active fraction III-7 (as defined by the estrogen receptor assay) contains only one compound. After twice recrystalization from ethanol, 50 mg of puri-

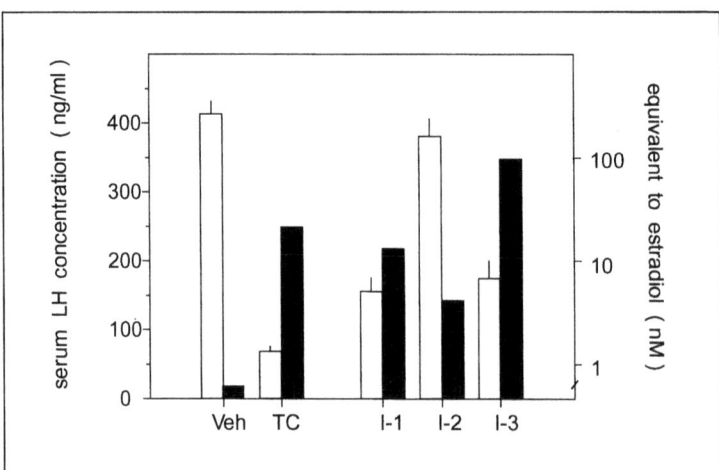

Fig. 4. Comparison of the effects of three fractions obtained from a gel chromatography on LH release in ovx rats (open bars, left scale) and the competition properties in the estrogen receptor assay (black bars, right scale). Please note the logarithmic scale of the receptor assay. For experimental details see Fig. 3. Drawn after [11].

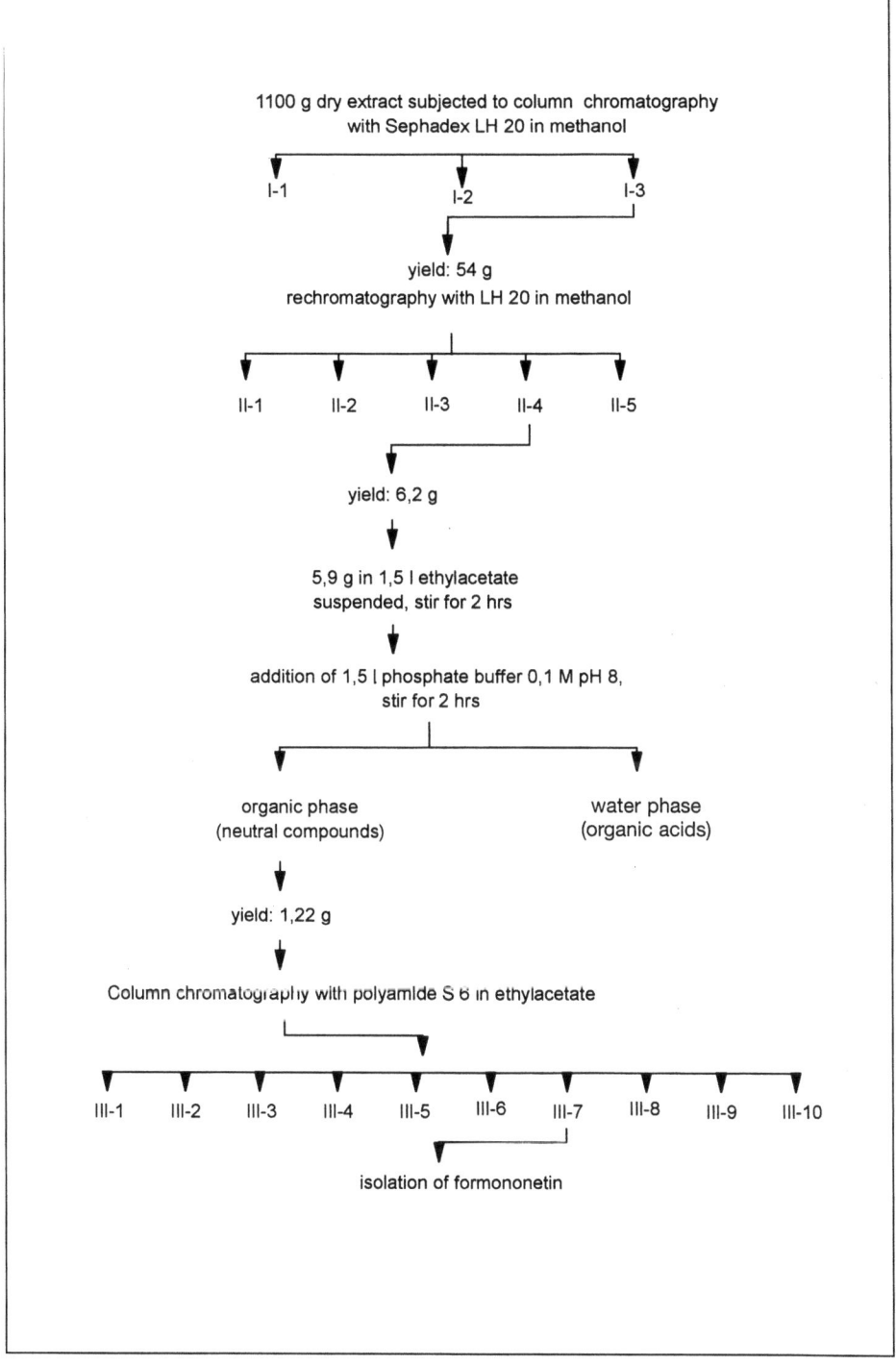

Fig. 5. Flow chart of the chromatographic separations of the DCphase of the large scale methanol extract of CR which resulted in the isolation of formononetin. Modified after [11].

fied compound were obtained from fraction III-7. Structural analysis by mass spectrometry identified the isolated compound as the isoflavonoid formononetin.

Purified formononetin was used to calculate the relative molar binding affinity [11, 23] to the estrogen receptor in comparison to its natural ligand 17β-estradiol (Fig. 6).

The ability of formononetin to inhibit LH secretion was compared to the effect of the DC extract of CR. Rats were injected 9 times ip, receiving a total dose of 10 mg of formononetin or 108 mg of the DC extract. The resulting mean LH values are shown in Table 4.

While compounds of the DC extract potently inhibit LH secretion in ovx rats, formononetin was without any action on gonadotropin release.

At the first view this result appears to be paradoxical in so far as formononetin binds to the estradiol receptor, but does not inhibit LH release. It should be pointed out that both test systems allow to identify estrogenic compounds, however, also estrogen antagonists like tamoxifen are able to displace estradiol from the specific receptor [23]. Therefore, the possibility exists that formononetin acts as an estradiol antagonist rather than an agonist without affecting LH secretion. On the other hand, similar effects with regard to LH secretion and binding in the estradiol receptor assay have been reported for the isoflavonoid genistein which even more potently displaces estradiol from its receptor than does formononetin, but lacks any effect on pulsatile LH secretion in ovx rats regardless of whether the steroid analogon is supplied chro-

Table 4. Comparison of the effects of formononetin and the compounds of the DC-extract of CR on LH secretion (means ± SEM, n = 10 rats group, * = p < 0.01 vs vehicle). Modified after [11].

Treatment	LH concentrations (ng/ml)
vehicle	532 ± 45
DC - extract	198 ± 24*
formononetin	558 ± 49

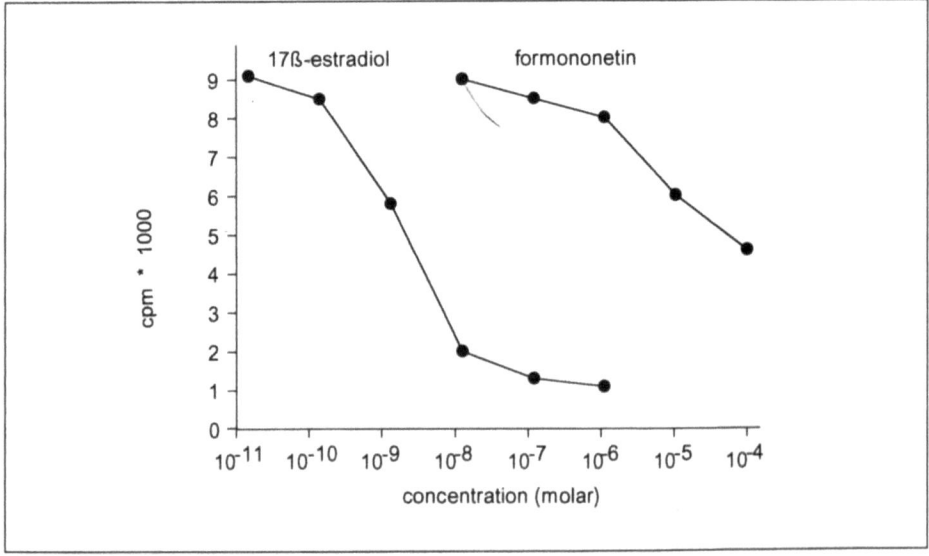

Fig. 6. Comparison of the competition of radiolabeled estradiol with either estradiol or formononetin for binding sites on the estrogen receptor. The relative molar binding affinity of formononetin is 1.15 x 10^{-2} M. (cpm = counts per minute). Modified after [11].

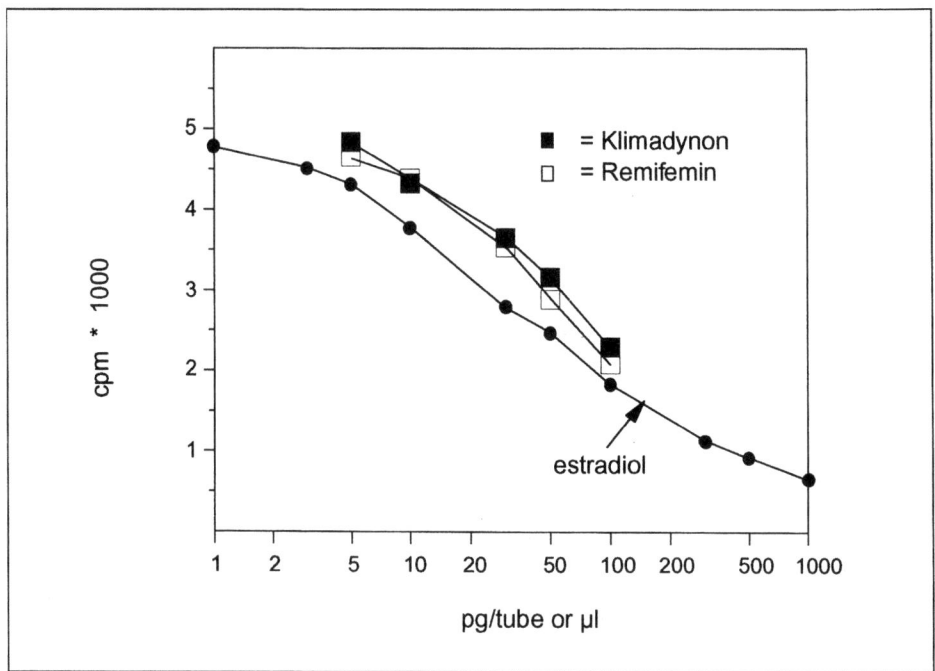

Fig. 7: Determination of estrogen – like components in the commercially available ethanolic CR-extracts Remifimin®-liquidum and Klimadynon®. The ordinate scale shows the amount of radioactive labeled estradiol bound to the specific estradiol antiserum used for the radioimmunoassay. Increasing amounts of non-labeled estradiol compete with the radioactive tracer for the binding sites on the IgG molecules (analogues to the estradiol receptor binding sites) resulting in decreased amount of radioactivity bound to the IgG molecules. The plot of radioactivity bound versus the increasing amount of non-labeled estradiol results in a sigmoid standard curve. The plot of radioactivity versus increasing sample volume (5 to 100 μl) of either CR extract parallels the standard curve of estradiol. Note that Remifimin®-liquidum and Klimadynon® equipotently displaced the radioactive tracer. The figure depicts the mean values of triplicate determinations for each tested amount of extract. For sake of clarity the standard deviation bars are not depicted.

nically or acutely [9]. This missing effect of genistein on in vivo LH secretion is in line with the observations described for formononetin in the present study. Undoubtedly, the LH suppressive effects of CR extracts is caused by at least two estrogenergic compounds (see Fig. 4). Therefore, formononctin is not necessarily one of the most potent compounds contributing to the overall clear and pronounced endocrine effects of the entire extract.

The estrogen receptor binds only compounds structurally related to estradiol. For immunological determinations of estradiol levels in, for example, the blood radioimmunoassays are a suitable analytical tool. To raise antisera, animals were injected with protein conjugates of estradiol resulting in antibody generation against the hapten estradiol. Those antisera are an essential part of radioimmunoassays. Theoretically, compounds able to displace estradiol from the estrogen receptor should also be recognized by antisera against estradiol. In other words, extracts of CR which have been shown to contain estrogenergic compounds should displace estradiol not only from the estrogen receptor, but also should be able to compete with radioactive estradiol for binding sites on antibody molecules directed against estradiol. The experimental verification of this assumption is shown in Fig. 7.

Both commercially available ethanolic extracts contain compounds which crossreact with the estrogen antiserum used for the radioimmunoassay. The characteristics of this estradiol RIA has been described previously [12]. Increasing amounts of the tested extracts dose dependently displace the tracer from the antigen-binding site. It is of particular interest that both extracts were equally potent and that the dose/response relationship of Klimadynon® and Remifemin®-liquidum in the estradiol RIA runs absolutely parallel to the displacement curve obtained with the standard compound estradiol. This result is of particular importance since immunological assays based on the interaction of a ligand <> receptor (receptor assay) or anti-gen <> antibody (radioimmunoassay) are extremely susceptible to chemical artefacts, for example organic acids causing minute changes of pH. If such unspecific interferences con-found a possible specific interaction of estrogenic compounds in CRextracts with the anti-bodies, then a non-parallel displacement curve should result from the plot of the amount of extract versus response in the RIA. The depicted data undoubtedly deny such unspecific action of compounds of the CRextract. It should be noted that particular care was taken in all expe-riments presented in this review that the applied samples, either in vitro or in vivo, always were adjusted to the appropriate pH. It should also be emphasized that the absolute concentrations of the estrogenergic compounds in CRextract cannot be calculated from the RIA since nothing is known about the percentage of crossreactivity of the estradiol-directed antiserum with the active compounds in the CRextract. Controls were performed with identical volumes of an ethanol/water mixture (60/40 v/v) used for extraction of the drug. This solvent mixture did not interfere with the assay and did not show any effect on tracer displacement (data not presen-ted). The presence of estrogenergic compounds in CRextracts was not only verified with the estradiol RIA developed in our group, but could be totally confirmed by using RIA kits pro-vided by several diagnostic companies. Such crossreactivity was not observed in either RIAs for progesteron, testosteron, androstendion and cortisol (data not shown). These data confirm the hypothesis that CR contains estrogenic compounds because two highly specific biochemi-cal assay systems based on ligand/receptor and ligand/antigen-binding site revealed identical and positive results.

The occurrence of LH pulses and hot flushes in menopausal women is not only temporally but also causally related because both episodic events are regulated in the hypothalamus and are affected by estradiol substitution in the same manner [17]. The above described data obtai-ned with ovx rats unequivocally demonstrate an LH-suppressive effect of CR extracts. On the other hand, the clinical experience proves the therapeutic success of treatment of menopausal symptoms including somatic as well as psychical symptoms with both ethanolic and isopro-panolic CR extracts [8, 22, 25]. The missing link between both the animal experiments and the clinical experience would be the estimation of LH secretion in menopausal women treated with CR extracts. In a recent study, 110 menopausal women (mean age 52 ± 2 years) who had received no steroid replacement therapy for at least 6 months and complained about climacte-ric symptoms were included in a study to investigate effects of CR extracts on mean LH and FSH levels. Half of them were treated twice daily with 2 tablets of a commercially available formulation of a CR extracts (Remifemin-tablets), each containing 2 mg of a dried isopro-panol/water extract of CR (totally applied dose 8 mg/day). The control group was treated with placebo accordingly. After 2 months of treatment a blood sample was withdrawn in the mor-ning from the antecubital vein and LH and FSH were determined by commercially available LH- and FSH RIA kits. Figure 8 summarizes the mean values of LH and FSH in the control and CR extract-treated group.

The compounds of the CR extract caused a mild, though statistically significant reduction of mean LH values in the menopausal women. There was no effect on FSH secretion in compa-rison to the placebo-treated women. The selective suppressive effect of CR-extracts on LH- but not on FSH secretion in menopausal women is in line with the above shown results obtained from ovx rats. Though estradiol, in conjunction with progesterone, is undoubtedly one of the compounds involved in the regulation of FSH secretion, there is increasing evidence that other ovarian and pituitary factors selectively modulate only FSH- but not LH release. Among these

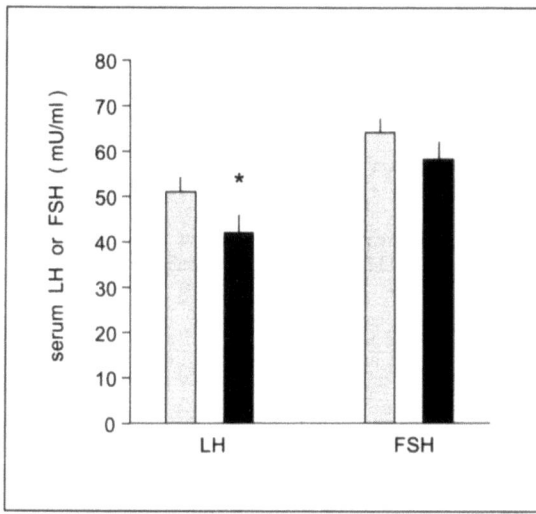

Fig 8. Effects of a treatment with 8 mg isopropanolic CR extract (applied as Remifemin-tablets) on mean LH- and FSH levels in menopausal women. Note the slight but significant and specific reduction of LH serum concentrations induced by the CR extract (hatched bars = placebo, black bars = CR-extract group, means + SEM, n = 55 per group, * = $p < 0.05$ vs. placebo). Drawn after [5].

compounds are activin and inhibin [18, 19]. In contrast, according to the current knowledge, steroids (estradiol and progesterone) are the only ovarian compounds exerting an inhibitory action on LH secretion. Thus, the specific inhibition of LH secretion in ovx rats and menopausal women further supports the conclusion that CR extracts contain estrogenic compounds.

The present data are the first evidence for an endocrine activity of compounds of *Cimicifuga* in menopausal women. It should be pointed out that the mild effect on LH secretion in women in comparison to the profound inhibition of LH release in ovx rats may be due to the low amounts of extract applied by the daily dose. While the rats were injected with a daily dose of 24 mg, women were treated with only 8 mg per day. Calculated on the base of applied dose/ kg body weight, rats (weight about 330 g) received 8 mg/kg/day, while the menopausal women (weight about 60 kg) were treated with a daily dose of 0.14 mg/kg/day. Though it is not known which relationship exists between the human and the rat for equipotent effects of active principles of CR in both species, the dose applied to rats is more than 50-fold higher than those applied to women. In view of this relation, the effect achieved with CR extract on LH secretion in women appears appreciable. In this context it should be reminded that the classical substitution with conjugated estrogens requires doses of about 1 mg/day [21].

In summary, we provide two lincs of evidence that CR extracts contain estrogenic compounds:
- High LH levels characteristic for the climacteric phase in women and ovx rats as an animal model for ceased ovarian function were significantly reduced by CRextracts. The physiological relevance of such hormone determinations as a parameter for efficacy of treatment of menopausal symptoms is given by the tight coupling of hot flushes and LH pulses in menopausal women. As evident from the chromatographic separations, the LH inhibitory effect of the entire extract is due to the synergistic effect of at least two distinct subsets of endocrine active compounds.
- Direct prove for the presence of estrogenic compounds in CR is derived from the displacement of radioactive estradiol from the ligand binding site of the cytosolic estradiol receptor or by competition for the antigen binding sites on IgG molecules directed against estradiol.

Taken together these *in vivo* and *in vitro* data provide the physiological and biochemical background for the successful clinical use of ethanolic and isopropanolic CR extracts as an alternative to the estrogen substitution for treatment of menopausal symptoms.

Literatur

1. Bates GW (1981) On the nature of the hot flash. Clinical Obstetrics and Gynecology 24:231–241
2. Bergmann J (1940) Cimicifuga und die Hypophyse. Hippokrates 11: 327–330
3. Caligaris L, Astrada JJ, Taleisnik S (1971) Release of luteinizing hormone induced by estrogen injection into ovariectomized rats. Endocrinology 88 (1971): 810–815.
4. Clarke IJ, Cummins JT (1982) The temporal relationship between gonadotropin releasing hormone (GnRH) and luteinizing hormone (LH) secretion in ovariectomized ewes. Endocrinology 111: 1737–1739
5. Düker EM, Kopanski L, Jarry H, Wuttke W (1991) Effects of extracts from cimicifuga racemosa on gonadotropin release in menopausal women and ovariectomized rats. Planta Medica 57 420–424
6. Gay VL, Sheth NA (1972) Evidence for a periodic release of LH in castrated male and female rats. Endocrinology 90: 158–162.
7. Harms PG, Ojeda SA (1974) A rapid and simple procedure for chronic cannulation of the rat jugular vein. J Appl Physiol 36: 391–392
8. Harnischfeger G, Stolze H (1983) Bewährte Wirksubstanzen aus Naturstoffen: Traubensilberkerze. Notabene Medici (1980) 10: 446–450
9. Hughes CL, Chakinala MM, Reece SG, Miller RN, Schomberg DW, Basham KB (1991) Acute and subacute effects of the naturally occurring estrogens on luteinizing hormone secretion in the ovariectomized rat. Reprod Toxicol 5:133–137
10. Jarry H, Harnischfeger G (1985) Studies on the endocrine effects of the contents of Cimicifuga racemosa: 1. Influence on the serum concentration of pituitary hormones in ovariectomized rats. Planta medica 51: 46–49
11. Jarry H, Harnischfeger G, Düker, E (1985) Studies on the endocrine effects of the contents of Cimicifuga racemosa: 2. In vitro binding of compounds to estrogen receptors. Planta medica 51: 316–319
12. Jarry H, Einspanier A, Kanngießer L, Dietrich M, Pitzel L, Holtz W, Wuttke W (1990) Release and effects of oxytocin on estradiol and progesterone secretion in porcine corpora lutea as measured by an in vivo microdialysis system. Endocrinology 126: 2350–2358
13. Knobil E (1980) The neuroendocrine control of the menstrual cycle. Recent Prog Horm Res 36: 53–88.
14. Knobil E, Neill JD (1988) Physiology of reproduction, Raven Press, New York
15. Korenman SG (1970) Relation between estrogen inhibitory activity and binding to cytosol of rabbit and human uterus. Endocrinology 87: 1119–1123
16. Meldrum DR, Shamnonki IM, Frumar AM, Tataryn IV, Chang RF, Judd HL (1979) Elevations in skin temperature of the fingers as an objective index of postemnopausal hot flashes: Standardization of the technique. Am J Obstet Gynecol 135: 713–717
17. Meldrum DR, Tataryn IV, Frumar AM, Erlik Y, Lu KH, Judd HL (1980) Gonadotropins, estrogens and adrenal steroids during menopausal hot flashes. J Clin Endocrinol Metab 50: 685–689
18. Rivier C, Vale W (1991) Effect of recombinant activin-A on gonadotropin secretion in the female rat. Endocrinology 129:2463–2465.
19. Rivier C, Schwall R, Mason A, Burton L, Vaughan J, Vale W (1991) Effect of recombinant inhibin on luteinizing hormone and follicle-stimulating hormone secretion in the rat. Endocrinology 128:1548–1554.
20. Scaglia H, Medina M, Pinto-Ferreira AL, Vazques G, Gual C, Perez-Palacios G (1976) Pituitary LH and FSH secretion and responsivenness in women of old age. Acta Endocrinologica 81: 673–684
21. Schiff I, Ryan K (1980) Benefits of estrogen replacement. Obstetrical and Gynecological survey 35: 400–411
22. Stoll W (1987) Phytotherapeutikum beeinflußt atrophisches Vaginalepithel: Doppelblindversuch Cimicifuga vs. Östrogenpräparat. Therapeutikum 1: 23–32
23. Sutherland RL, Jordan VC (1981) Nonsteroidal antiestrogens Academic Press, Sydney
24. Tataryn IV, Meldrum DR, Lu KH, Frumar AM, Judd HL (1979) LH, FSH and skin temperature during the menopausal hot flash. J Clin Endocrinol Metab 49: 152–154
25. Warnecke G (1985) Beeinflussung klimakterischer Beschwerden durch ein Phytotherapeutikum. Erfolgreiche Therapie mit Cimicifuga-Monoextrakt. Med Welt 36: 871–874

Authors' address
Priv. Doz. Dr. H. Jarry
Abteilung Klinische und Experimentelle
Endokrinologie der Universitäts-Frauenklinik Göttingen
Robert-Koch-Straße 40
D-37075 Göttingen

Michellamine – Neue antivirale Alkaloide aus afrikanischen Pflanzen

G. Bringmann

Institut für Organische Chemie der Universität Würzburg

Die Suche nach neuen Medikamenten ist mühsam: Durchschnittlich mehr als 10 000 chemische Verbindungen muß man heutzutage testen, um am Ende *einen* neuen Wirkstoff wirklich therapeutisch einsetzen – und vermarkten – zu können. Eine bessere Trefferquote verspricht man sich von Naturstoffen, denn die sind ja im Lauf der Evolution bereits von lebenden Systemen vorselektiert und optimiert worden.

Seit einigen Jahren untersucht das US National Cancer Institute (NCI) im Rahmen eines großangelegten Screening-Programms eine große Zahl von Pflanzen und anderen Organismen auf Anti-HIV-Aktivität – getestet wurden über 70 000 Extrakte! Dabei stieß man auf eine interessante Pflanzenart aus Kamerun aus der Gattung *Ancistrocladus.* Die Extrakte dieser Pflanze zeigten eine besonders hohe Anti-HIV-Aktivität [1, 2].

Inzwischen wurde deutlich, daß dieser Befund von weitreichender Bedeutung ist: Zum einen handelt es sich nicht, wie zunächst fälschlich angenommen, um die schon lange bekannte Spezies *Ancistrocladus abbreviatus,* sondern um eine ganz neue, botanisch noch nicht bekannte, ja nicht einmal in der Volksmedizin genutzte *Ancistrocladus*-Art, die inzwischen *Ancistrocladus korupensis* genannt wurde – nach ihrem Entdeckungsort, dem Parc von Korup in Kamerun [3].

Zum anderen fand die NCI-Gruppe, daß das aktive Prinzip, die antiviralen Substanzen, ganz neuartige Quateraryl-Alkaloide sind, die sogenannten Michellamine (s. **Formel 1**, Abb. 1), hochgradig polar mit sechs freien Phenolgruppen und zwei Aminfunktionen [1]. Es sind konstitutionell symmetrische dimere Naphthylisochinolin-Alkaloide, das formale Monomer ähnelt dem schon zuvor in unserer Gruppe entdeckten [4] Alkaloid Ancistrobrevin B (s. **Formel 2** in Abb. 1), dem ebenfalls ein solcher 5,8'-Kupplungstyp zwischen Isochinolin- und Naphthalinhälfte zugrunde liegt.

Die Michellamine, z.B. Michellamin B, zeigen neben ihrer neuartigen Struktur auch interessante biologische Aktivitäten, sie sind aktiv gegenüber verschiedenen HIV-Stämmen in verschiedenen Wirtszellen, sie sind aktiv gegenüber HIV-1 und HIV-2, auch gegenüber wirkstoffresistenten Stämmen, und greifen in verschiedene Stadien des viralen Lebenszyklus ein, sie hemmen die Reverse Transkriptase und die Zell-Zell-Fusion [5].

Die aussichtsreiche antivirale Wirksamkeit der Michellamine und ihre bislang beispiellose Struktur veranlaßten uns, mit Dr. Boyd und seiner Gruppe zusammenzuarbeiten, um so das erstklassige Screening-Know-how des NCI mit unseren langjährigen Erfahrungen auf dem Gebiet der „normalen", also monomeren Naphthylisochinolin-Alkaloide [6] zusammenzulegen – die wir unter verschiedensten Blickwinkeln bearbeiten.

So isolieren wir diese Alkaloide, in Abb. 3 beispielhaft das von uns entdeckte Dioncophyllin A (**3**), aus tropischen Lianen und klären ihre Strukturen auf, mitsamt der absoluten Konfiguration an Zentren und Achsen. Insgesamt haben wir so fast 50 verschiedene Alkaloide isoliert und strukturell aufgeklärt.

Konstitution:

hoch polare (6 OH's, 2 NH's), konstitutionell symmetrische
"Dimere" 5,8'-gekuppelter Naphthylisochinoline:

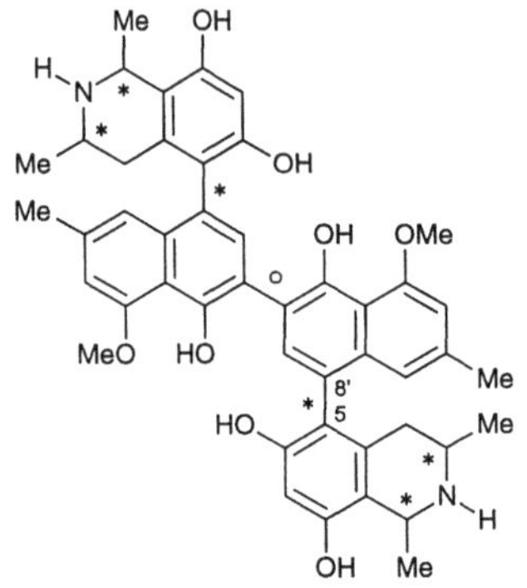

vgl. mit dem "normalen"
Naphthylisochinolin
Ancistrobrevin B:

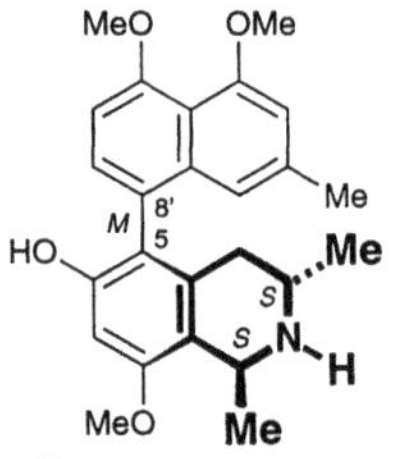

Stereochemie:

- 4 Stereozentren *
- 2 stereogene Achsen *   ... und die zentrale Achse°, die stereochemisch labil ist.

Abb. 1. Michellamine: Konstitution und struktureller Vergleich mit Ancistrobrevin B (2).

Michellamin B

– Neue Struktur, aktiv gegen verschiedene Laborstämme und klinische Isolate von HIV
in diversen Wirtszellen;

– aktiv gegen HIV-1 und HIV-2;

– aktiv gegen drogenresistente virale Stämme;

– greift an früher und an später Stelle im viralen Lebenszyklus ein: hemmt Reverse
Transcriptase; hemmt Zell-Zell-Fusion.

Abb. 2. Michellamine B ("NSC 649324"): biologische Aktivität und Wirkmechanismus.

Ferner konnten wir erstmals solche Alkaloide erfolgreich im Labor synthetisieren [7].
Eigens hierfür haben wir sogar ein ganz neues Verfahren zum stereoselektiven Aufbau solcher
Biarylachsen entwickelt [8]. Schließlich haben wir als erste die sehr schwierige Anzucht von
Ancistrocladus-Pflanzen geschafft, z.B. die indische Spezies Ancistrocladus heyneanus, die
zuvor noch nicht einmal in Indien kultiviert werden konnte [9]. Bei uns hat sie sogar geblüht
(Abb. 4) und hat z.Z. sogar Früchte, ungewöhnliche Nüsse mit 5 flügelartig ausgewachsenen
Kelchblättern (Abb. 5).

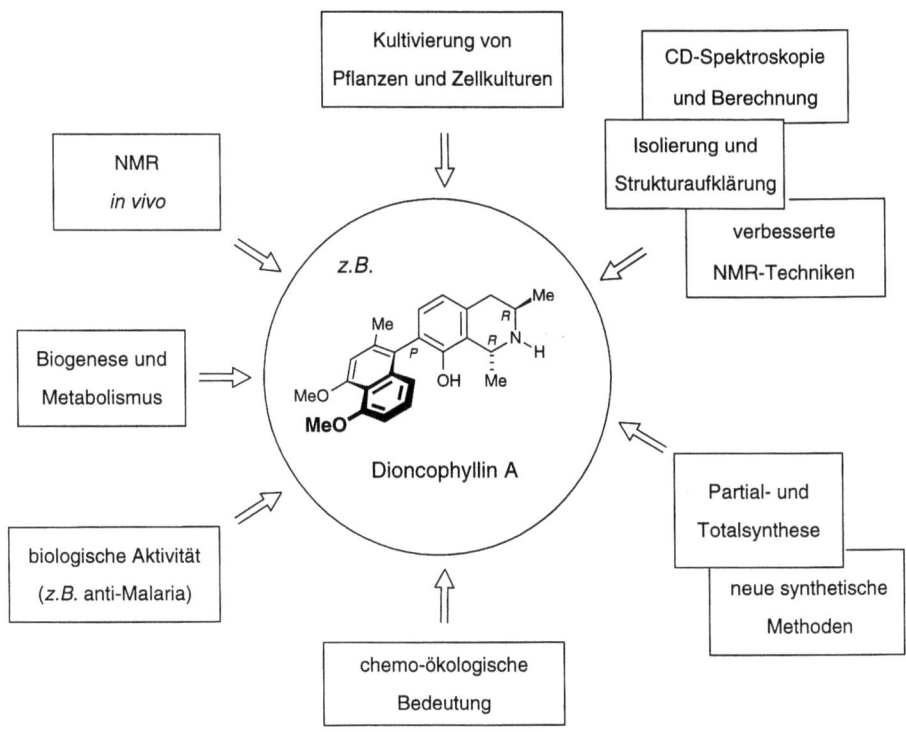

Abb. 3. Naphthylisochinolin-Alkaloide [6]: Naturstoffe mit vielfältigen strukturellen, biochemischen und pharmakologischen Facetten – am Beispiel des Dioncophyllins A (**3**).

An diesen lebenden Pflanzen untersuchen wir die **Biogenese** dieser ungewöhnlichen Alkaloide, die offensichtlich die ersten Isochinoline sind, die nicht aus aromatischen Aminosäuren entstehen, sondern nur aus Essigsäureeinheiten [6].

Vielfältig und bemerkenswert sind auch die **biologischen Aktivitäten** dieser Alkaloide, darunter z.B. fungizide [10] sowie fraß- und entwicklungshemmende Eigenschaften gegenüber Insekten [11], vor allem aber eine ausgeprägte in-vitro- und in-vivo-Aktivität gegenüber den Malariaerregern *Plasmodium falciparum* und *P. berghei* [6, 12]. Ferner zeigt z.B. Dioncophyllin A (**3**) eine ausgeprägte Molluskentoxizität gegen *Biomphalaria glabrata*, also gegen den Zwischenwirt der Tropenkrankheit Bilharziose [6]. Bilharziose und Malaria sind ja leider für die Länder, in denen unsere Pflanzen wachsen, von sehr großer Bedeutung; für uns ist es daher sehr wichtig, gerade diesen Indikationsfeldern nachzugehen. Das gilt insbesondere auch für die Immunschwächeerkrankung AIDS, gegen deren Erreger, wie schon erwähnt, die *dimeren* Naphthylisochinoline, die Michellamine (**1**), wirken – ein zentraler Beweggrund für uns, mit dem NCI zusammenzuarbeiten.

Aufgeklärt hatten die NCI-Forscher bereits die Konstitution (die Grobstruktur) der Michellamine [1]. Interessant und einzigartig ist aber auch die dreidimensionale Stereostruktur dieser Naturstoffe. Anders als bei den „Hälften" gibt es jetzt nicht nur zwei, sondern vier Stereozentren, gleich zwei rotationsgehinderte und damit stereogene Biarylachsen, die zu Atropisomeren Anlaß geben, und zusätzlich eine konfigurativ labile zentrale Achse zwischen den beiden Molekülhälften.

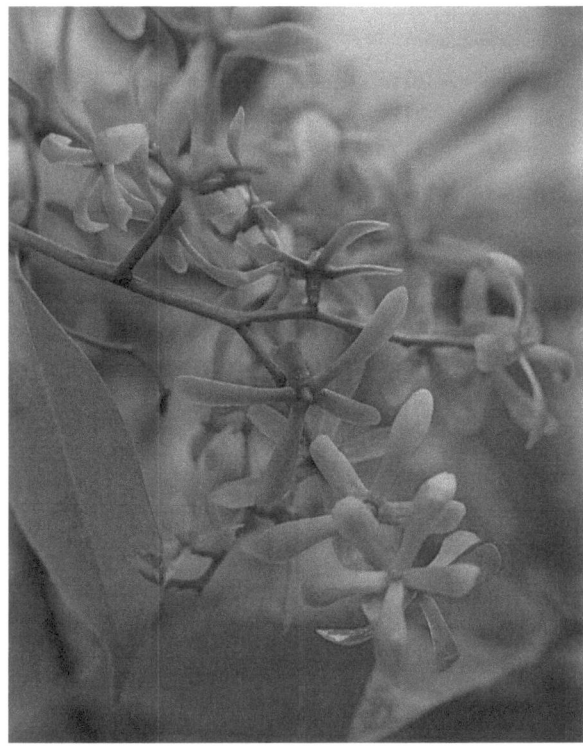

Abb. 4. Blüte von *Ancistrocladus heyneanus.* (Foto: B. Wiesen).

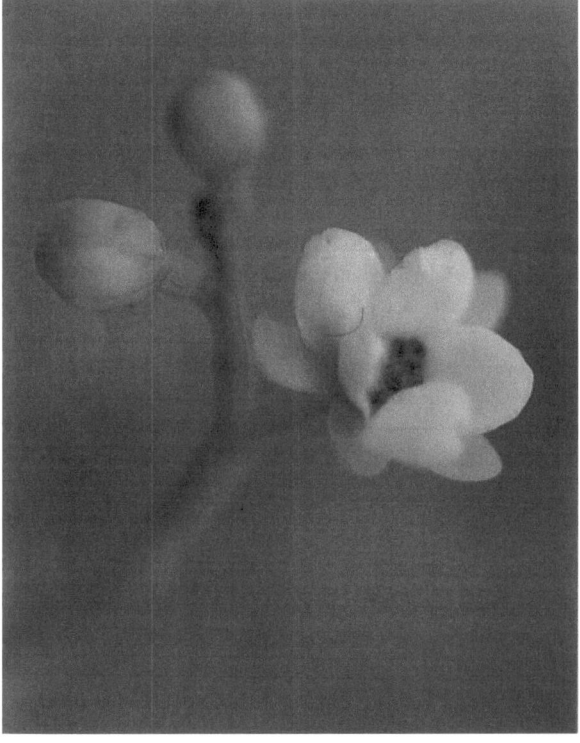

Abb. 5. Erstmals in Würzburg: *A. heyneanus* bildet Früchte! (Foto: B. Wiesen).

Innerhalb dieser Hälften wurde die *relative* Konfiguration an Zentren und Achsen durch NMR-Spektroskopie aufgeklärt (Abb. 6). Man fand, daß im Michellamin A die beiden Molekülhälften, also die beiden Naphthylisochinolin-Teile, identisch sind. Sie haben in allen Punkten gleiche Stereoanordnung, sog. relative Konfiguration – *trans* an den beiden Stereozentren und *unlike* an Zentren *versus* Achse, während Michellamin B, das die gleiche *trans*-Konfiguration an den Zentren besitzt, dennoch aus zwei diastereomorphen (d.h. stereochemisch verschiedenen) Teilen besteht [1, 2].

– Relative Konfiguration innerhalb der Hälften

  – C-1 *vs.* C-3:   *trans* (*like*)   *trans* (*like*)
  – C-1/C-3 *vs.* Achse: *unlike*   *like*

         ⇒ *z.B.* 1*S*,3*S*,5*M*   ⇒ *e.g.* 1*S*,3*S*,5*P*

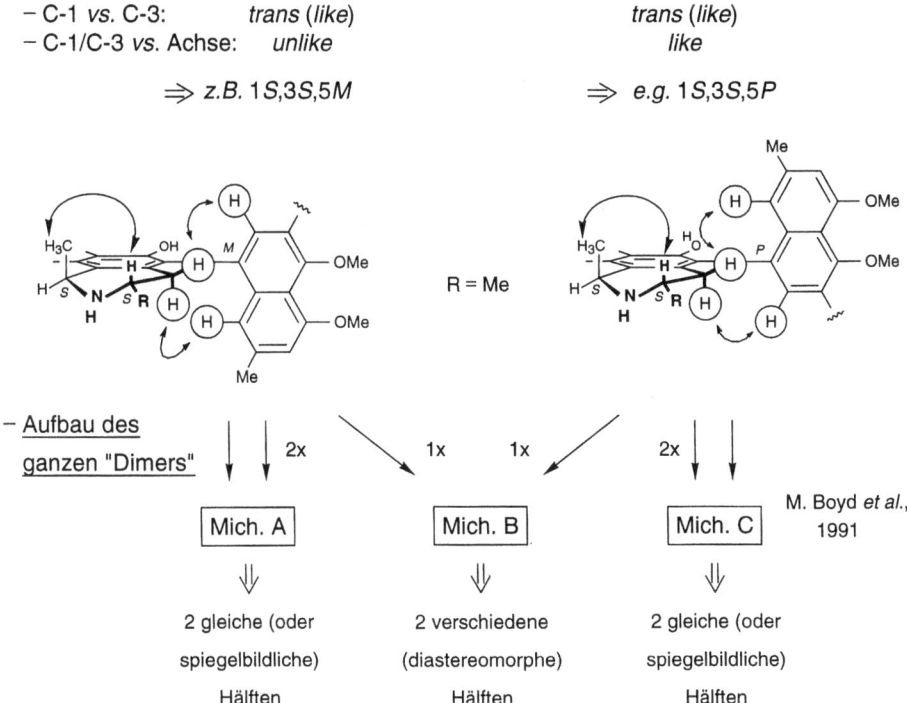

– Aufbau des ganzen "Dimers"

Abb. 6. Relative Stereoanordnung innerhalb der Michellamine A, B und C.

Mit dieser Erkenntnis: *trans*-Konfiguration an C-1 vs. C-3 und diastereomorpher Charakter der beiden Hälften, und angesichts der Tatsache, daß zuvor fast alle *Ancistrocladus*-Alkaloide 3*S*-Konfiguration hatten (s. Ancistrobrevin B, **2**), nahm die NCI-Gruppe dies auch hier an und schlug zunächst Struktur **1x** für Michellamin B vor: beide Hälften mit 1*S*, 3*S*-Konfiguration und die Achsen konfigurativ verschieden [1].

Aber natürlich konnte Michellamin B genauso gut auch durch das Spiegelbild (das Enantiomer) *ent*-**1x** dieser Verbindung realisiert sein, also wieder mit einmal *M*-, einmal *P*-Konfiguration an den Achsen, diesmal aber überall mit *R*-Konfiguration an allen Zentren.

Gar nicht hingegen wurden die beiden Stereoisomere **1y** und *ent*-**1y** in Erwägung gezogen, obwohl sie ebenfalls voll zu den NMR-Daten paßten; denn wenn die beiden Molekülhälften räumlich verschieden sind, muß dies ja nicht unbedingt davon herrühren, daß die Achsenkonfigurationen unterschiedlich sind, denkbar wäre ja ebenfalls, daß die beiden Molekülhälften

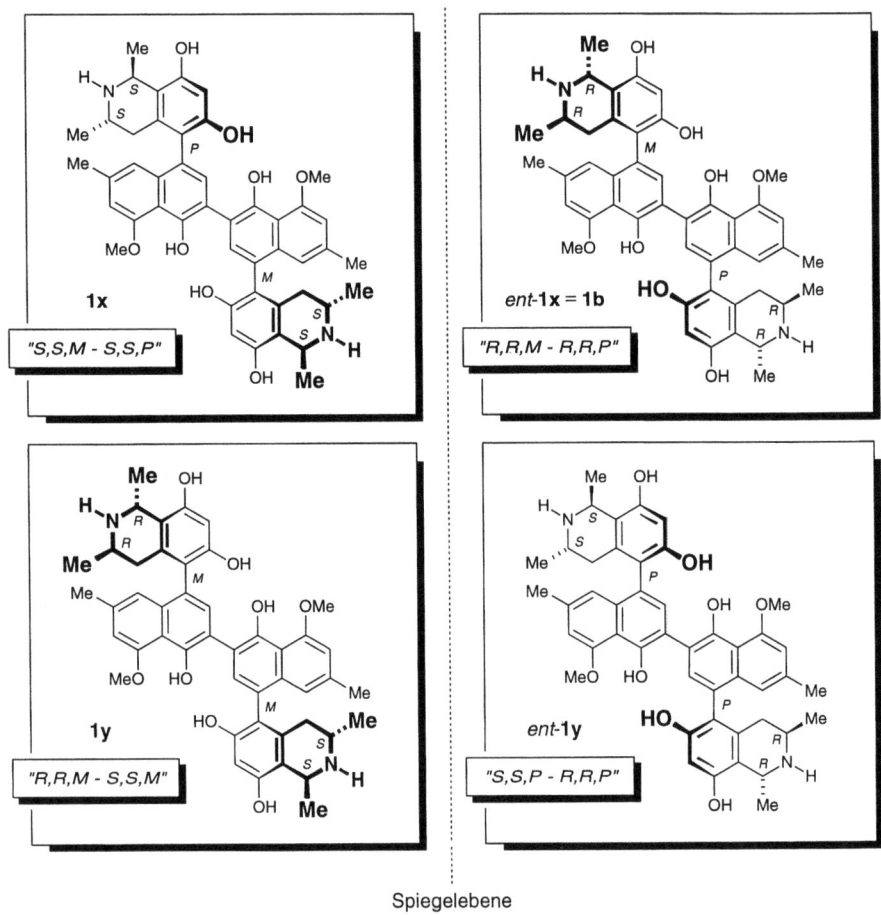

Spiegelebene

Abb. 7. Denkbare absolute Konfiguration von Michellamin B.

unterschiedliche Konfigurationen an den Zentren haben, dafür aber identische Konfigurationen an den Achsen (also beide *M* oder beide *P*).

Eine sehr einfache Unterscheidungsmöglichkeit ergab sich hier durch ein von uns entwickeltes [13] oxidatives Abbauverfahren, das die beiden Chiralitätszentren sauber in Form der leicht analysierbaren Aminosäuren 3-Aminobuttersäure (**4**) und Alanin (**5**) aus dem Molekül „herausschält". Das Ergebnis der Abbaureaktion (Abb. 8), die in Würzburg durchgeführt wurde, ist eindeutig: Beide Aminosäuren fallen in hoher stereochemischer Reinheit an, und zwar in *R*-konfigurierter Form [14].

Dieser Befund ist ganz klar im Einklang mit nur einer stereoisomeren Form, nämlich mit *ent*-**1x** (=**1b**). Denn bei **1x** hätten wir beim Abbau *S*-konfigurierte Aminosäuren erwartet, während bei den beiden Alternativen **1y** und *ent*-**1y** beide Aminosäuren *razemisch* angefallen wären, nämlich als 1:1-Gemisch der *S*- und *R*-Beiträge aus den beiden Molekülhälften.

Und wenn – per NMR (s.o.) – die beiden Molekülhälften des Michellamins B diastereomorph (d.h. stereochemisch verschieden) sind und jetzt herauskommt, daß die Zentren jeweils gleich (nämlich *R*-) konfiguriert sind, dann müssen es die Achsen sein, die unterschiedlich

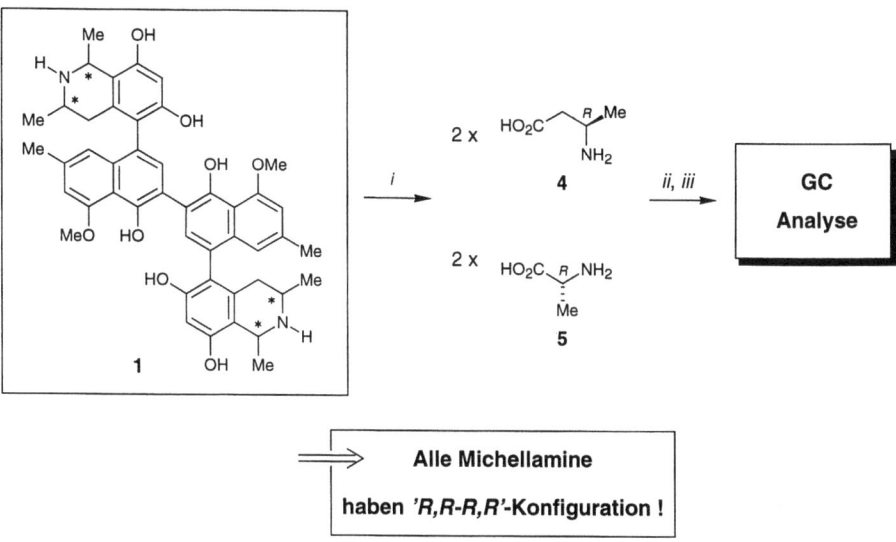

Abb. 8. Bestimmung der absoluten Konfiguration an den Chiralitätszentren der Michellamine durch oxidativen Abbau [2, 14]. – Reaktionsbedingungen: *i*) RuCl$_3$, NaIO$_4$; *ii*) MeOH/HCl; *iii*) „Mosher's Reagenz".

sind, d.h. die eine Achse ist *M*-, die andere ist *P*-konfiguriert! Michellamin B hat also die Struktur **1b,** mit *R,R,M,R,R,P*-Konfiguration [14], ganz klar lassen sich die anderen Alternativen ausschließen, auch die ursprünglich vorgeschlagene [1] *S,S,M,S,S,P*-Form **1x.**

Auch Michellamin A gibt beim Abbau *R*-konfigurierte Aminosäuren (s. Abb. 8). Mit den NMR-Ergebnissen ergibt sich dadurch für Michellamin A die absolute Stereostruktur **1a** [2], also mit *R,R,P*-Konfiguration in **beiden** Molekülhälften (Abb. 9) – wieder genau das Spiegelbild dessen, was zunächst von der NCI-Gruppe vermutet worden war [1]. Michellamin A ist also ganz symmetrisch, genauso wie auch Michellamin C (**1c**), das ebenfalls zwei identische Molekülhälften besitzt, hier beide mit *R,R,M*-Konfiguration [2].

Damit sind die Michellamine an den Stereozentren alle identisch (nämlich *R*-)konfiguriert, sie unterscheiden sich nur durch die Achsenkonfiguration: „*P,P*" (bei **1a**), „*M,P*" (bei **1b**) und „*M,M*" (bei **1c**) und stellen somit den vollständigen Satz aller denkbaren Atropdiastereomeren dar.

Die absolute Konfiguration an den Zentren hatten wir also direkt bestimmt, durch unseren oxidativen Abbau, und daraus hatten wir, unter Einbezug der NMR-Ergebnisse, letztlich auch auf die absolute Achsenkonfiguration geschlossen. Für eine unabhängige Bestätigung der Achsenkonfiguration dieser beispiellosen Naturstoffe bot sich hier die sog. CD-Spektroskopie (CD = Circulardichroismus) als Mittel der Wahl an. Abb. 10 (links oben) zeigt das gemessene CD-Spektrum von Michellamin A (**1a**). Aber davon weiß man noch nicht die absolute Konfiguration an den Achsen, denn ein empirischer CD-Vergleich mit bekannten Substanzen ist ja nicht möglich – es ist ja ein ganz neuer Strukturtyp – es sei denn – und das haben wir mit eigens hierfür entwickelten Techniken getan [15] –, man könnte das Spektrum z.B. für diese Struktur rechnerisch vorhersagen und dann das gerechnete Spektrum mit dem experimentellen vergleichen.

Hierbei galt es angesichts der Komplexität des Moleküls zahlreiche Konformere zu berücksichtigen, von denen eins (mit AM1 gerechnet) in Abb. 10 unten zu sehen ist. Dennoch ist die Übereinstimmung zwischen experimentellem und theoretisch berechnetem (Abb. 10, rechts oben) CD-Spektrum für Michellamin A (**1a**) im entscheidenden kurzwelligen Bereich außer-

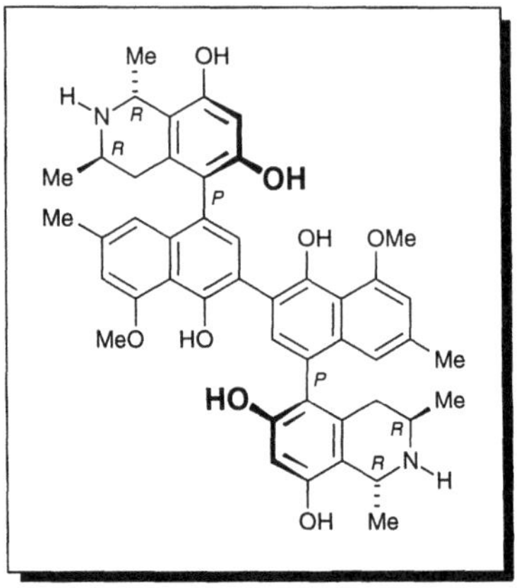

Michellamin A (**1a**) 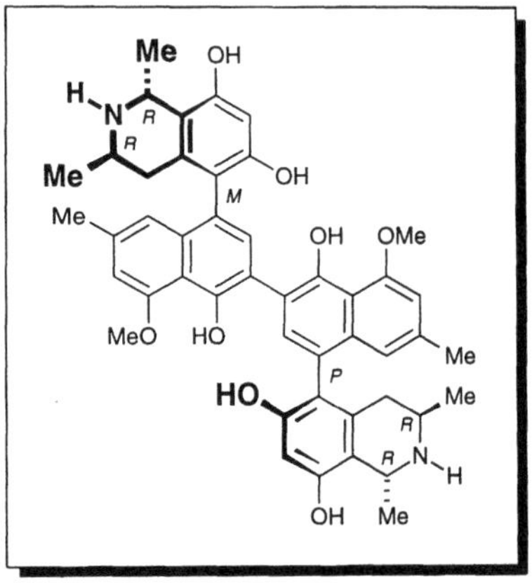   Michellamin B (**1b**)

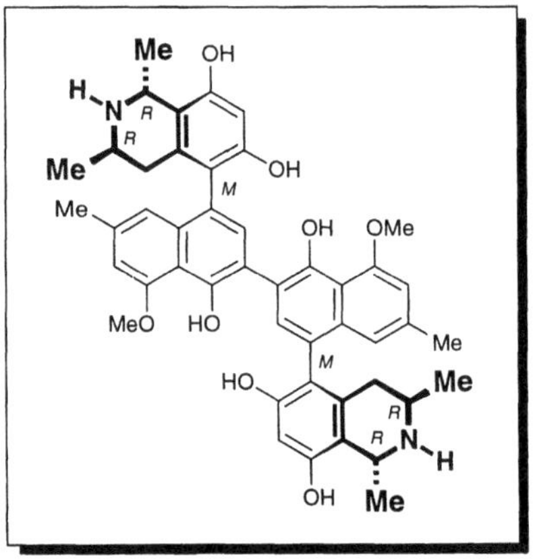

Michellamin C (**1c**)

Abb. 9. Die absoluten Stereostrukturen **1a-c** der Michellamine A, B und C aus *A. korupensis* [2, 14].

ordentlich gut und unterstreicht die Leistungsfähigkeit dieses effizienten Verfahrens, vor allem bei ganz neuartigen Strukturtypen, bei denen ein empirischer CD-Vergleich mit ähnlichen Substanzen nicht möglich ist.

Damit bestand absolute Gewißheit über die vollständige Stereostruktur aller drei Michellamine, und wir konnten nun an die Entwicklung einer erstmaligen Laborsynthese gehen. Hiervon versprachen wir uns nicht nur eine Bestätigung unserer Strukturzuordnung, sondern vor allem die Option einer erstmaligen Gewinnung auch unnatürlicher, modifizierter Analoga mit hoffentlich noch günstigeren Wirkeigenschaften.

Die antiviralen Michellamine sind also attraktive Syntheseziele. Auf den ersten Blick sehen sie zwar sehr komplex aus, aber sie sind ja zumindest von der Konstitution her *symmetrische* Moleküle. Am einfachsten ist es also, wenn man das Michellamingerüst gedanklich an den Biarylachsen durchschneidet, dann gelangt man zu 4 paarweise identischen Aromatenbausteinen **8** und **9**. (s. Abb. 11).

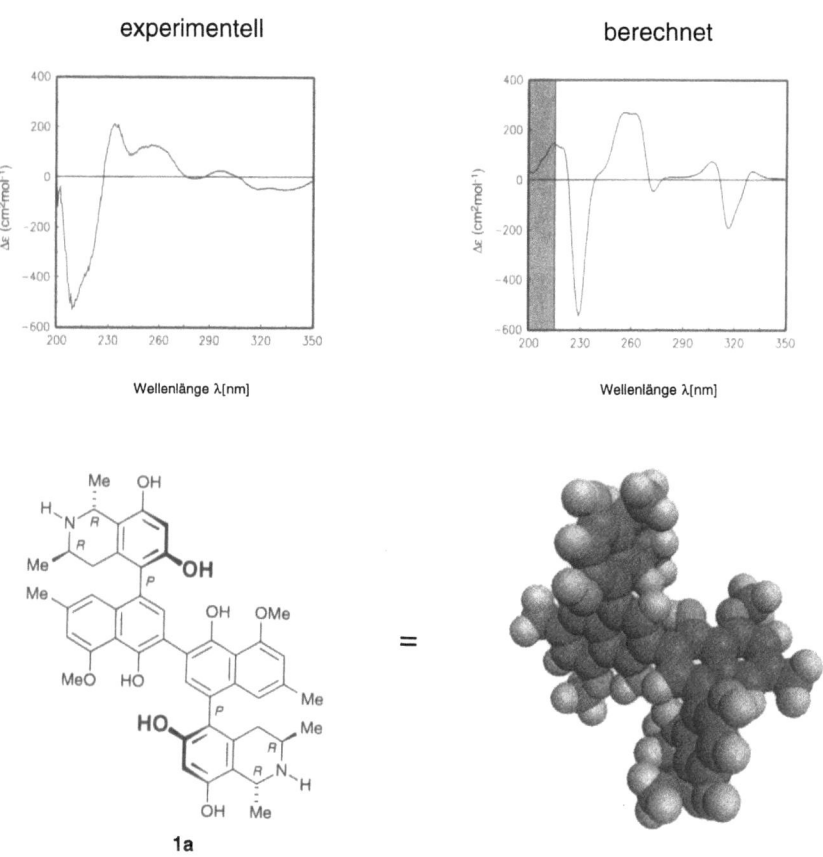

Abb. 10. Bestätigung der Stereostruktur von Michellamin A (**1a**) durch Vergleich des experimentellen und des gerechneten CD-Spektrums [15].

Ausgehend von diesen Isochinolin- und Naphthalinfragmenten ergeben sich damit in der Vorwärtssynthese im Prinzip *zwei* komplementäre Strategien: Man kann grundsätzlich entweder (Weg 1) zuerst die beiden äußeren – rotationsgehinderten – Biarylachsen aufbauen und dann die innere, die zentrale Achse, oder (Weg 2) umgekehrt erst die innere und dann die beiden äußeren. Beide Konzepte haben ihre Vorzüge: Bei Weg 1 würden zunächst monomere Naphthylisochinoline **6** aufgebaut, die – in freier Form (R = H, **7**) – auch in den Pflanzen vorkommen und Korupensamine heißen [16], und diese könnten dann biomimetisch, nach dem Prinzip der oxidativen Phenolkupplung, dimerisiert werden. Ein wichtiges Etappenziel wäre hier also die erstmalige Synthese dieser (übrigens anti-Malaria-aktiven [16]) Naturstoffe. Diesen biomimetischen (d.h. der Biogenese folgenden) Syntheseweg haben wir daher als ersten realisiert.

Leider kann hier nicht auf die Synthese der Molekülbausteine **8** und **9** eingegangen werden, daher gleich zum Problem ihrer Verknüpfung, die schwieriger war als zunächst angenommen.

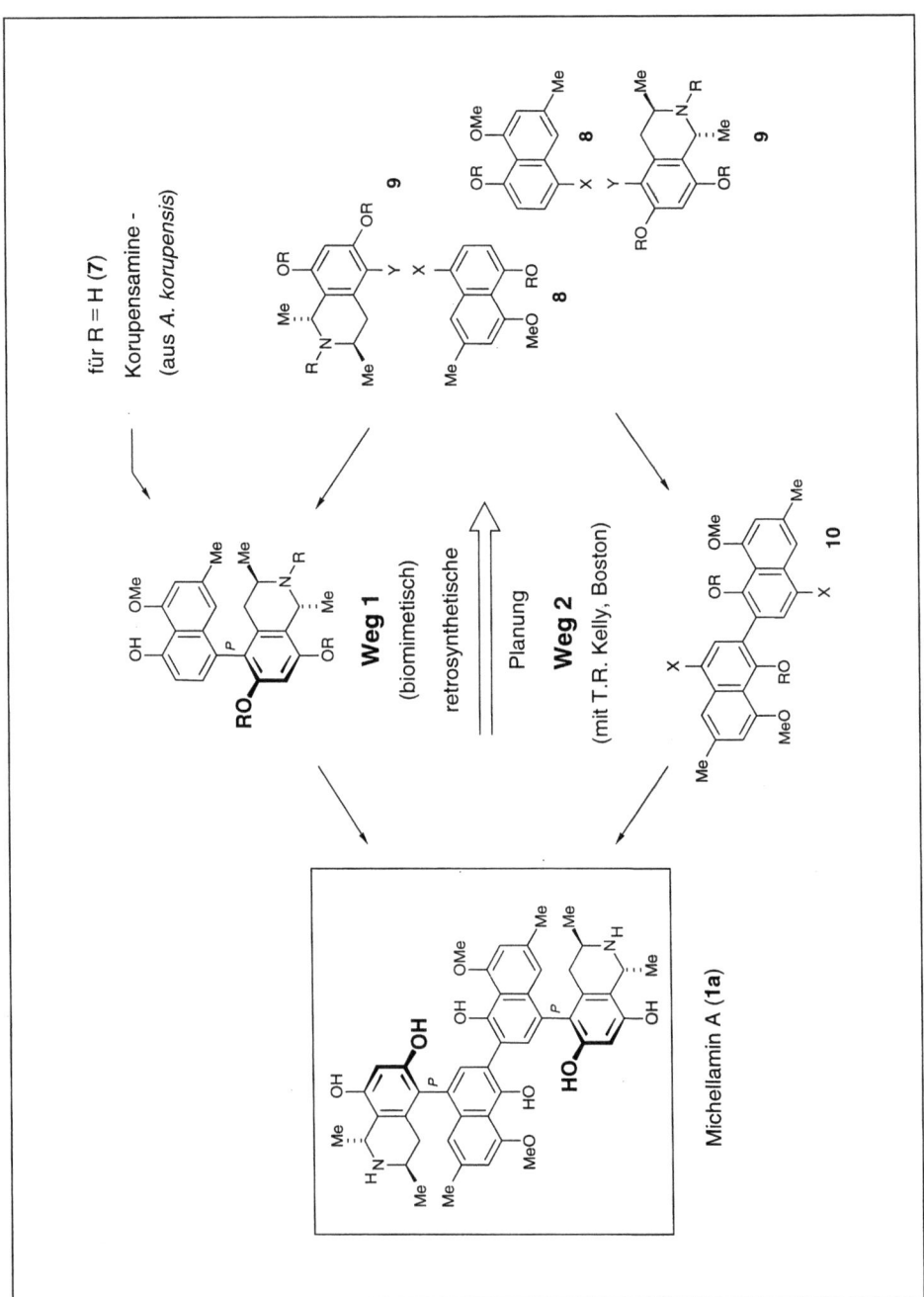

Abb. 11. Alternative Synthesestrategien zum Aufbau der Michellamine.

Erfolg hatten wir schließlich mit dem zinnaktivierten Naphthalin **8a** und dem bromierten Isochinolinbaustein **9a** (Abb. 12), sie ergaben unter Palladiumkatalyse die erwünschte C,C-Verknüpfung zu **6** und damit erstmals diesen ungewöhnlichen Strukturtyp [17]. Die Trennung der beiden entstandenen Atropisomeren (d.h. Rotationsisomeren) vollzogen wir erst später, nämlich auf der Ebene der fertigen Naturstoffe Korupensamin A (**7a**) und B (**7b**), die wir nun leicht aus den noch geschützten synthetischen Vorstufen **6a/b** freisetzen und durch Chromatographie rein gewinnen konnten [17].

Damit war das erste Etappenziel erreicht: die Totalsynthese der Korupensamine, und wir konnten nun an die Knüpfung der inneren Achse gehen (Abb. 13). Hierzu schützten und versiegelten wir zunächst all die empfindlichen *N*- und *O*-Funktionen in der „unteren Molekülhälfte", bis auf die entscheidende Phenolgruppe neben der geplanten Kupplungsstelle (hohler Pfeil). Dies gelingt ungewöhnlich glatt und in hervorragender Ausbeute durch N-Formylierung und anschließende O-Acetylierung, spezifisch nur der unteren OH-Gruppen.

Das so gewonnene spezifisch *mono*phenolische Korupensaminderivat **11** können wir dann mit Silberoxid in phantastischer Ausbeute direkt zum wunderschön violett gefärbten Bichinon **12** kuppeln. Von da aus ist der Rest ein Kinderspiel: Reduktion und Abspaltung aller 6 Schutzgruppen in einem einzigen Reaktionsschritt liefert Michellamin A (**1a**), das in allen chroma-

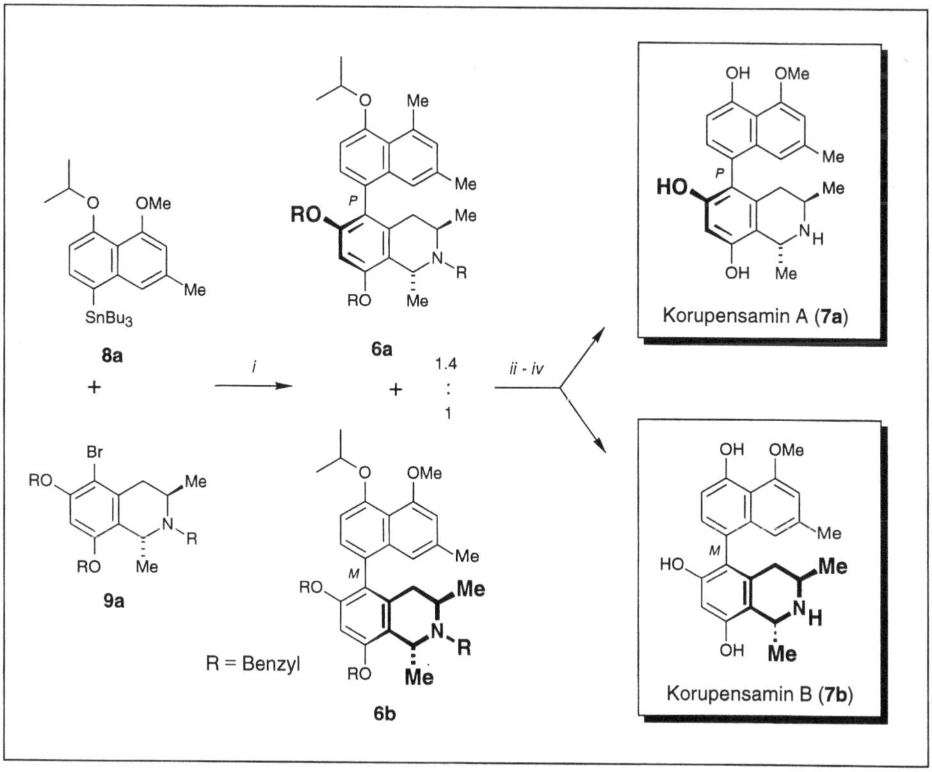

Abb. 12. Aufbau der „äußeren" Biarylachse: erstmalige Synthese der Korupensamine [17]. – Reaktionsbedingungen: *i*) PdCl$_2$(PPh$_3$)$_2$, PPh$_3$, LiCl, Cu(I)Br; *ii*) BCl$_3$; *iii*) H$_2$, Pd/C; *iv*) HPLC.

tographischen, physikalischen und spektroskopischen Eigenschaften mit dem natürlichen Michellamin A identisch ist [18].

Diese – gegen starke internationale Konkurrenz – erstmalige Michellaminsynthese bestätigt unsere Strukturzuordnung in allen Details und unterstreicht noch einmal, wie leistungsfähig und zugleich verblüffend einfach man Naturstoffe oft biomimetisch, also nach dem Vorbild der Biosynthese, aufbauen kann. So viel zu Weg 1.

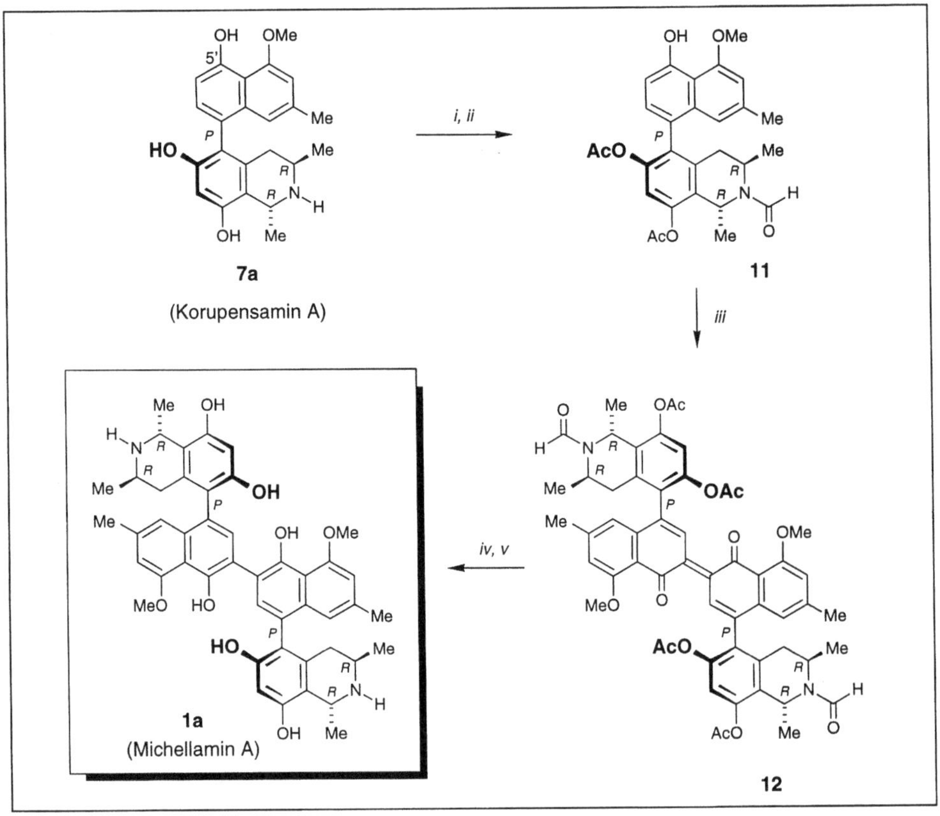

Abb. 13. Biomimetische oxidative Dimerisierung von Korupensamin A (**7a**): erste Laborsynthese von Michellamin A (**1a**) [18]. – Reaktionsbedingungen: *i)* (CH₃)₃CCO₂CHO; *ii)* CH₃COCl, Et₃N, DMAP; *iii)* Ag₂O, Et₃N; *iv)* NaBH₄; *v)* MeOH/HCl.

Interessant ist aber auch unsere zweite Synthesestrategie zum Aufbau von Michellaminen (Weg 2, s. Abb. 11), die wir zusammen mit der Arbeitsgruppe von T. R. Kelly (Boston) realisiert haben [19]. Ausgehend von einem zentralen Binaphthalinsegment **10,** also mit schon vorhandener zentraler Biarylachse, läßt sich das Michellamingerüst durch Verknüpfung mit zwei Isochinolinbausteinen, also unter gleichzeitiger Erzeugung der beiden äußeren Achsen, tatsächlich ebenfalls sehr rationell aufbauen – am besten mit dem Binaphthalin **10** in Form der *bis-O*-Triflats **10a** (Abb. 14) und dem Isochinolinbaustein **9** in Form der gut kristallisierenden Boronsäure **9b**. Die Kupplung ergab nun ein Gemisch der noch geschützten atropisomeren Michellamine **13** in einer phantastischen Ausbeute von 74 %! Wieder warteten wir mit der Trennung der Atropisomeren bis *nach* der Freisetzung der Naturstoffe durch Abspalten der

Schutzgruppen, und hier erlebten wir eine große Überraschung: Von den 3 denkbaren (und rein statistisch im Verhältnis 1:2:1 zu erwartenden) Michellaminen finden wir nur Michellamin A (**1a**) und B (**1b**), kein Michellamin C (**1c**)! Offenbar erfolgt zumindest einer der beiden Kupplungsschritte in extrem hoher Stereoselektivität.

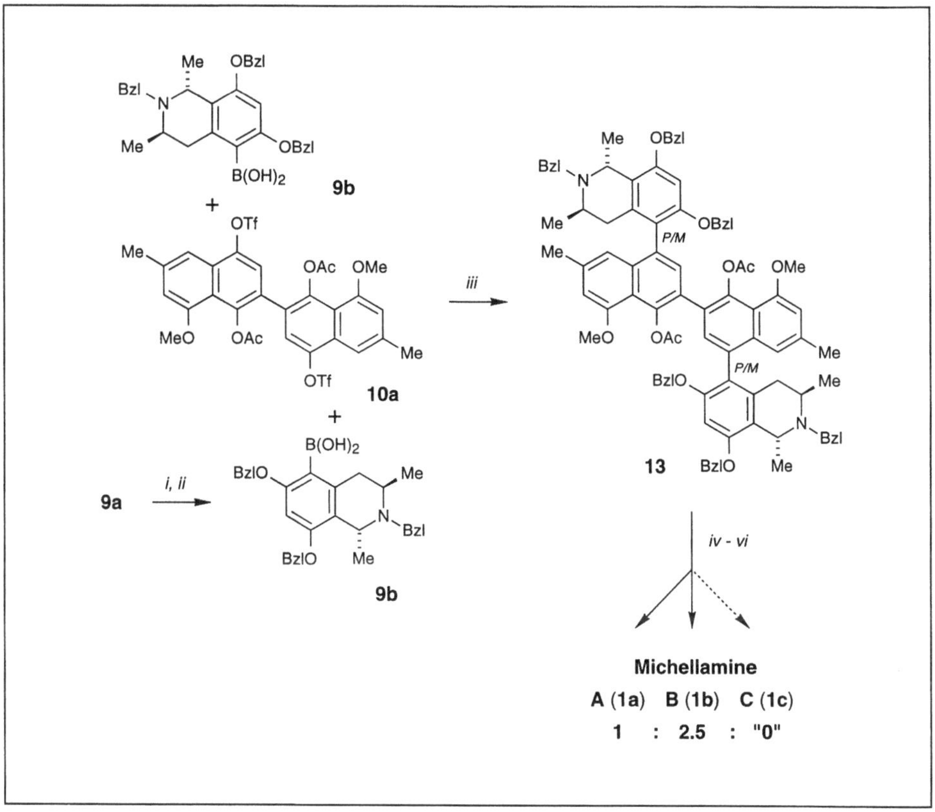

Abb. 14. Erfolgreiche doppelte Kupplung: Realisierung der zweiten Michellaminsynthese [19]. – Reaktionsbedingungen: *i)* nBuLi. – 78 °C; *ii)* P(OMe)$_3$, 2 N HCl; *iii)* Pd(PPh$_3$)$_4$, Ba(OH)$_2$, DME-H$_2$O, 80 °C; *iv)* H$_2$/Pd-C, EtOH; *v)* HCl/MeOH, *vi)* HPLC-Trennung.

Dieser Befund ist umso bemerkenswerter, wenn man weiß, daß es sich in der Pflanze ähnlich verhält, hier findet man ein Zahlenverhältnis von etwa 1:2 für die Michellamine A (**1a**) und B (**1b**), während Michellamin C (**1c**) offensichtlich gar kein Naturstoff ist, sondern nur ein Artefakt bei zu rauhen Isolierungsbedingungen.

Damit ist nun ein zweiter leistungsfähiger Synthesezugang zu dem zunächst so komplex anmutenden Strukturtyp der Michellamine erschlossen [20]. Den Wert dieser Michellaminsynthesen – abgesehen von der Bestätigung unserer Strukturzuordnung – sehen wir vor allem darin, daß man nun leicht in analoger Weise Strukturvarianten mit hoffentlich noch besserer Wirksamkeit synthetisieren kann. Eines unserer Konzepte ist es dabei, die bei uns verfügbaren natürlichen monomeren Naphthylisochinoline durch Kupplung zu dimerisieren.

Dies haben wir gerade erstmals exemplarisch für die Dimerisierung des schon erwähnten, in Gramm-Mengen verfügbaren Alkaloids Dioncophyllin A (**3**) realisiert [6], das sich leicht bromieren, schützen und dann reduktiv kuppeln läßt (s. Abb. 15). Dieses dimere Dioncophyllin A (**14**), das wir Jozimin A getauft haben, hat gegenüber den Michellaminen (**1**) zwei entscheidende Unterschiede: Zum einen sind die Hälften jetzt über den Isochinolinteil miteinander verknüpft, also mit der Konnektivität: Naphthalin-Isochinolin-Isochinolin-Naphthalin, und nicht mehr über den Naphthalinteil wie bei den Michellaminen; zum zweiten ist nun auch die zentrale Achse rotationsgehindert, es gibt zwei trennbare, sich nur langsam ineinander umwandelnde Atropisomere **14a** und **14b**. Jozimin A ist das erste künstlicher Dimer eines natürlichen Naphthylisochinolin-Alkaloids – ein Prototyp, dem mit Sicherheit viele weitere folgen werden!

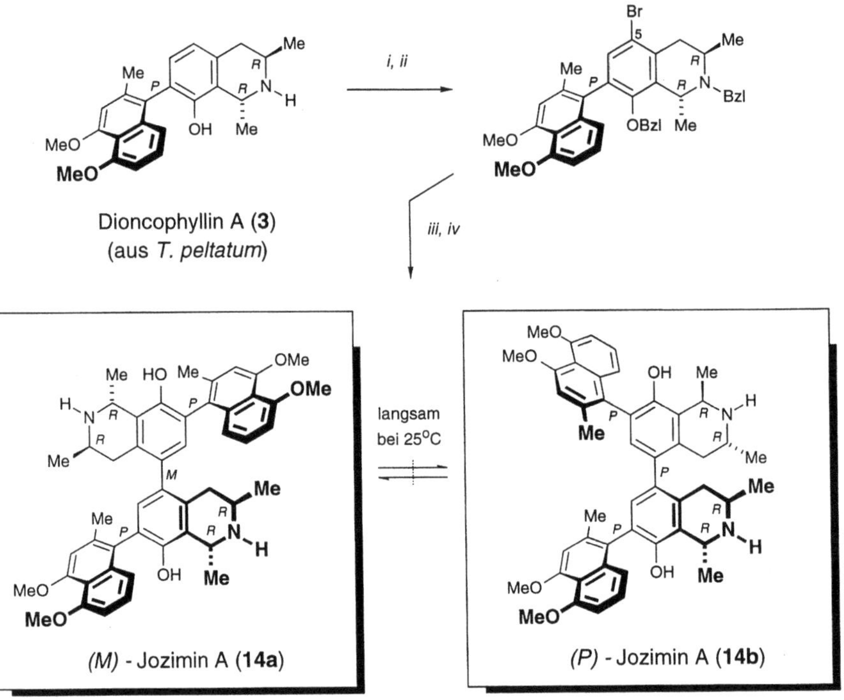

Abb. 15. Jozimin A (5,5-Bidioncophyllin A, **14**), das erste *unnatürliche* Dimer eines natürlichen Naphthylisochinolin-Alkaloids [6]. – Reaktionsbedingungen: *i)* N(*n*Bu)$_4$Br$_3$, NaOAc; *ii)* BzlBr; *iii)* *n*BuLi → CuCl$_2$; *iv)* H$_2$/Pd-C.

Aber auch für die Michellamine selbst, vor allem Michellamin B (**1b**), sieht die weitere Prognose vielversprechend aus (Abb. 16), denn parallel zur eben vorgestellten chemischen Totalsynthese wird schon jetzt auch der biologische Zugang zu Michellamin B ausgebaut, durch die in Kamerun bereits begonnene Kultivierung von *Ancistrocladus korupensis* in Plantagen. Offensichtlich setzt man in die weitere Entwicklung von Michellamin B sehr hohe Erwartungen, und in der Tat sind jetzt, nach aussichtsreichen präklinischen Voruntersuchungen, bereits klinische Untersuchungen der Phase I beantragt und stehen hoffentlich unmittelbar bevor.

Nach allem ist ganz klar zu erwarten, daß man von dieser interessanten neuen Naturstoffklasse, den dimeren Naphthylisochinolinen vom Typ der Michellamine (**1**) sowie der Jozimine (**14**) und ihren möglicherweise bald noch gewinnbaren Analoga in Zukunft noch einiges hören wird.

- Erste geglückte chemische Totalsynthese;
- plantagemäßige Anzucht von *Ancistrocladus korupensis* in Kamerun;
- Entwicklungsstatus des Wirkstoffs:
  - die INDA (investigator new drug application) – gelenkte Entwicklung ist in Kürze abgeschlossen;
  - eine 28tägige kontinuierliche Infusionsstudie an Hunden zeigt anhaltende Wirkstoffspiegel in antiviral wirksamen Konzentrationen;
  - für eine Pilotstudie oder für Phase 1 der klinischen Testung (geplant für 1995) stehen ausreichende Mengen an Wirksubstanz zur Verfügung.

Abb. 16. Michellamin B, gegenwärtiger Stand der Entwicklung

Danksagung

Ganz besonderer Dank gebührt den Mitarbeitern meiner Arbeitsgruppe, die sich durch Mut, Enthusiasmus, Kompetenz und Befähigung zum interdisziplinären Arbeiten in dieses zugleich schwierige und interessante Arbeitsgebiet hineingewagt und hier hervorragende Beiträge geleistet haben, insbesondere M. Schäffer, K.-P. Gulden, R. Götz, S. Harmsen, J. Holenz, Dr. R. Walter, W. Saeb, B. Wiesen und D. Koppler. Aufrichtiger Dank gebührt auch unseren Kooperationspartnern, mit denen uns eine langjährige fruchtbare und harmonische Zusammenarbeit verbindet, vor allem Dr. M. R. Boyd (NCI, USA) und Dr. G François (Tropenmedizin, Antwerpen). Schließlich danken wir der Deutschen Forschungsgemeinschaft, dem Fonds der Chemischen Industrie und der WHO für die finanzielle Unterstützung unserer Arbeiten.

Literatur

1. Manfredi KP, Blunt JW, Cardellina JH, McMahon JB, Pannell LL, Cragg, GM, Boyd, MR (1991) J Med Chem 34: 3402 3405
2. Boyd, MR, Hallock, YF, Cardellina II, JH, Manfredi KP, Blunt JW, McMahon JB, Buckheit RW Jr, Bringmann G, Schäffer M, Cragg CM, Thomas DW, Jato JG (1994) J Med Chem 37: 1740 1745
3. Thomas DW, Gereau RE (1993) Novon 3: 494 498
4. Bringmann G, Zagst R, Reuscher H, Aké Assi L (1992) Phytochemistry 31: 4011 4014
5. McMahon JB, Currens MJ, Gulakowski RJ, Buckheit RW, Lackman-Smith C, Hallock YF, Boyd MR (1995) Antimicrob Agents Chemother 39: 484 488
6. Bringmann G, Pokorny F (1995) In: Cordell G (ed) The Alkaloids, vol 46. Academic Press, New York, pp 127 271
7. Bringmann G, Jansen, JR, Reuscher H, Rübenacker M, Peters K, Schnering, HG v. (1990) Tetrahedron Lett 31: 643 646
8. Bringmann G, Walter R, Weirich R (1990), Angew Chem 102: 1006 1019; Angew Chem Int Ed Engl 29: 977 991
9. Bringmann G, Pokorny F, Zinsmeister H.-D (1991) Der Palmengarten 55/3: 13 18
10. BASF AG (Bringmann G, Aké Assi L, Rübenacker E, Ammermann E, Lorenz G, Erf.); D.O.S. DE 41 17 080.6 A 1, Offenlegung 26.11.92; Europäisches Patent EP 0 515 856 A 1, Offenlegung: 02.12.92
11. Bringmann G, Gramatzki S, Grimm C, Proksch P (1992) Phytochemistry 31: 3821 3825
12. François G, Bringmann G, Phillipson JD, Aké Assi L, Dochez C, Rübenacker M, Schneider C, Wéry M, Warhurst DC, Kirby GC (1994) Phytochemistry 35: 1461.1464
13. Bringmann G, Geuder T, Rübenacker M, Zagst R (1991) Phytochemistry 30: 2067 2070

14. Bringmann G, Zagst R, Schäffer M, Hallock YF, Cardellina II, JH, Boyd MR (1993) Angew Chem 105: 1242 1243; Angew Chem Int Ed Engl 32: 1190 1991
15. Bringmann G, Gulden KP, Hallock YF, Manfredi KP, Cardellina II, JH, Boyd MR, Kramer B, Fleischhauer J (1994) Tetrahedron 50: 7807 7814
16. Hallock YF, Manfredi KP, Blunt JW, Cardellina II, JH, Schäffer M, Gulden KP, Bringmann G, Lee AY, Clardy J, François G, Boyd MR (1994) J Org Chem 59: 6349 6355
17. Bringmann G, Götz R, Keller, PA, Walter R, Henschel P, Schäffer M, Stäblein M, Kelly TR, Boyd MR (1994) Heterocycles 39: 503 512
18. Bringmann G, Harmsen S, Holenz J, Geuder T, Götz R, Keller, PA, Walter R, Hallock YF, Cardellina II, JH, Boyd MR (1994) Tetrahedron 50: 9643 9648
19. Kelly TR, Garcia A, Lang F, Walsh JJ, Bhaskar KV, Boyd MR, Götz R, Keller PA, Walter R, Bringmann G (1994) Tetrahedron Lett 35: 7621 7624
20. Inzwischen gibt es – Zeichen des starken internationalen Wettbewerbs – bereits eine dritte Michellamin-Synthese, die aber unserer ersten Synthese [17, 18] ganz eng verwandt ist: Hoye T, Cheng M, Mi L, Priest OP (1994) Tetrahedron Lett 47: 8747 8751

Anschrift des Verfassers:
Prof. Dr. Gerhard Bringmann
Institut für Organische Chemie
der Universität Würzburg
Am Hubland
97074 Würzburg

II. Phytopharmaka in der klinischen Anwendung

Phytopharmaka in der Onkologie

G. Gastl

Klinik für Tumorbiologie, Freiburg

Das Interesse von Patienten und Fachkreisen an pflanzlichen Arzneimitteln in der Tumortherapie ist trotz der Fortschritte in der wissenschaftlich-rationalen Pharmakotherapie ungebrochen. Die Mehrzahl der Tumorpatienten wünscht an Stelle oder zusätzlich zu einer konventionellen Krebstherapie eine "alternative" Behandlung. Solche "alternativen" Formen der Krebsbehandlung, deren Wirksamkeit bisher nach objektiven Kriterien nicht belegt ist, werden aus Sicht der Schulmedizin häufig mit den Begriffen "unkonventionell" oder "paramedizinisch" belegt. Zu den einschlägigen Verfahren der unkonventionellen Tumortherapie zählt auch die Phytotherapie [5]. Der vorliegende Beitrag soll den aktuellen Stand der Phytotherapie in der Onkologie kritisch beleuchten und eine Orientierungshilfe für die rationale Bewertung von Phytopharmaka in der Krebstherapie bieten.

Stellenwert der Phytotherapie in der Tumorbehandlung

Phytopharmaka sind durch kontrovers geführte Diskussionen in ein Spannungsfeld zwischen naturwissenschaftlicher Medizin und Erfahrungsmedizin geraten, was unter Ärzten und Pharmazeuten zu Verunsicherungen über den Stellenwert dieser Medikamente und ihrem zweckmäßigen Einsatz in der Tumortherapie geführt hat. Den meisten zur Behandlung von Tumorkrankheiten eingesetzten Phytopharmaka ist gemeinsam, daß ihre Wirksamkeit nicht oder zumindest nicht zweifelsfrei bewiesen ist. Neben fehlender oder mangelhafter Qualitätssicherung bei der Herstellung von Phytopräparaten fehlen häufig die erforderlichen präklinisch-pharmakologischen und toxikologischen Daten zum Nachweis der antitumoralen Wirksamkeit und Unbedenklichkeit. Publizierte klinische Studien mit Phytopharmaka weisen oft schwere methodische Mängel wie z.B. zu geringen Stichprobenumfang oder fehlende Randomisation und Plazebokontrolle auf. Zudem werden Phytopharmaka bei Tumorpatienten häufig in polypragmatischer Weise mit einer konventionellen Tumortherapie oder diversen Naturheilmethoden kombiniert. Von Vertretern der Alternativmedizin werden Phytotherapeutika oft vor dem Hintergrund einer anthroposophisch-mystischen Medizin angewandt und ohne klares Indikationsspektrum prophylaktisch oder therapeutisch eingesetzt.

Bei Tumorpatienten finden pflanzliche Heilmittel im allgemeinen eine hohe Akzeptanz. Dies beruht weder auf einer grundsätzlichen Ablehnung wissenschaflich etablierter, schulmedizinischer Heilmittel noch aus Angst vor deren bekannten Nebenwirkungen. Sie hat ihre Ursache wohl häufig in einem Bedürfnis des Tumorkranken, den Krankheitsverlauf durch "Stärkung" körpereigener Abwehrmechanismen im Sinne einer Salutogenese selbst zu beeinflussen [23]. Das positive Image von Phytopharmaka wird oft durch pseudowissenschaftliche Mitteilungen in Laienpresse und Werbung noch verstärkt. Phytopharmaka werden vor allem in Medien und in Produktinformationen oft mit populären Termini wie "natürlich, biologisch, immunstimulierend" oder "ganzheitlich" assoziiert.

Definitionskriterien für Phytopharmaka

Der Begriff Phytopharmaka im engeren Sinn, wie er heute überwiegend Verwendung findet, wird durch zwei Kriterien definiert: Es sind Arzneimittel, die (a) als arzneilich wirksame Stoffe gemäß AMG II Zubereitungen aus Pflanzenteilen in einer bestimmten galenischen Form enthalten, und (b) Bestandteil einer rationalen medikamentösen Therapie im Sinne der naturwissenschaftlich orientierten Medizin sind und zur Behandlung definierter Krankheiten oder krankhafter Beschwerden dienen [26, 28]. Entsprechend dem schulmedizinischen Anspruch wird für Phytopharmaka der Nachweis von Wirksamkeit und Verträglichkeit durch naturwissenschaftliche Erkenntnismethoden gefordert. Auf Grund dieser Definition wird deutlich, daß homöopathische und anthroposophische Arzneimittel sowie im traditionellen Sinn eingesetzte Naturheilmittel oder "Hausmittel" nicht unter den Begriff Phytopharmaka fallen. Bei den meisten in der Onkologie verwendeten Phytopharmaka im engeren Sinn handelt es sich um Pflanzenextrakte. Onkologika auf der Basis isolierter pflanzlicher Reinsubstanzen werden als Reinstoff-Monopräparate zu den "Phytopharmaka im weiteren Sinn" gezählt. Diesen fehlen jedoch zum Unterschied von Pflanzenextrakten natürliche Begleit- und Ballaststoffe; andererseits erfüllen Reinsubstanzen und davon abgeleitete synthetische Derivate im Gegensatz zu vielen Extraktzubereitungen alle pharmazeutisch-medizinischen Qualitätsansprüche und den Nachweis der klinischen Wirksamkeit.

Beispiele für Phytotherapeutika mit postulierter antitumoraler Wirkung

Reinstoffpräparate (pflanzliche Zytostatika)

Zahlreiche Pflanzen enthalten Monosubstanzen mit direkter Zytostasewirkung. Deren Wirkweise besteht in einem direkten phasenspezifischen Eingriff in den Mechanismus der Zellproliferation durch Hemmung der Mitose, der DNA- oder Proteinsynthese. Sie werden nach Isolierung, Strukturaufklärung und biochemischer Modifikation meist synthetisch oder semisynthetisch produziert, in der Regel hoch dosiert und besitzen dementsprechend auch ein hohes Nebenwirkungsrisiko. Daneben besitzen viele dieser pflanzlichen Zytostatika in niederer Dosierung z.B. auch immunmodulierende [27] oder angiostatische [24] Eigenschaften. Wichtige Vertreter dieser Stoffklasse sind in Tabelle 1 aufgelistet.

Tabelle 1. Antitumorale Zytostatika pflanzlicher Herkunft.

Reinstoffe	Droge/Pflanze	Präparat
Vinblastin Vincristin Vindesin	Catharanthus-Alkaloide/ Catharantheus roseus	Vinblastin, Velbe Vincristin Eldesine
Etoposid Teniposid	Podophyllotoxine/ Podophylli rhizoma	VP-16 (Vepesid) VM-26-Bristol
Taxol Taxotere	Taxane/Taxus brevifolia	Paclitaxel Docetaxel
Camptothecin	Camptotheca accuminata	Irinotecan (CPT-11) Topotecan

Phytoextrakte

Diese Arzneimittelgruppe umfaßt eine breite Palette von Präparaten unterschiedlicher Herkunft, Zusammensetzung und Qualität. Eine Auswahl solcher Phytotherapeutika zeigt Tabelle 2.

Die für pflanzliche Extrakte postulierten antitumoralen Wirkungen werden vor allem der Stimulation unspezifischer Immunmechanismen zugeschrieben. Dies wird damit begründet, daß in den oral oder parenteral zur Anwendung kommenden Präparaten die in Frage kommenden Hauptinhaltsstoffe in so geringen Konzentrationen vorkommen, daß eine direkte zytostatische Wirkung bei üblicher Dosierung auszuschließen oder sehr unwahrscheinlich ist. Bei Testung dieser Präparate wurden in vitro und in vivo signifikante immunstimulatorische Effekte auf humorale und und zelluläre Komponenten des Immunsystems gemessen. So wurde z. B. mit Mistelinhaltsstoffen eine Aktivitätssteigerung von Granulozyten, Makrophagen, zytotoxischen T-Lymphozyten, LAK- und NK-Zellen sowie eine erhöhte Freisetzung von immunmodulatorischen Zytokinen, hämatopoetischen Wachstumsfaktoren, Sauerstoffradikalen und anderen Mediatoren beobachtet (Tabelle 3). In der Regel zeigten diese Untersuchun-

Tabelle 2. Phytoextrakte in der Tumortherapie.

Pflanze	Wirkstoff(e)	Präparat
Viscum album (Mistel)	Lektine, Viskotoxine, Polysaccharide, Flavonoide etc.	Iscador, Helixor, Abnoba-Viscum, Isorel, Plenosol, Vysorel
Echinacea purpurea (Sonnenhut)	Säureamide, Polysaccharide Zichoriensäure	Echinacin
Dionaea muscipula (Venusfliegenfalle)	Naphtochinone (z.B. Plumbagin)	Carnivora

Tabelle 3. Mistellektine.

Struktur
Glykopeptid (2 Ketten); Molekulargewicht: 60–120 kD

Subtypen
ML-1 (ß-galaktosidspezifisch), ML-2, ML-3

Wirkungen
→ immunmodulatorisch
● in vitro
erhöhte Freisetzung von TNF-alpha, IL-1 und IL-6 aus humanen Makrophagen [15]
erhöhte Freisetzung von IL-2, TNF-alpha und IFN-gamma aus ConA-stimulierten mononukleären Blutzellen [17]
Stimulation der Phagozytoseaktivität von Granulozyten [13]

● in vivo
verstärkte Expression des IL-2 Rezeptors, HLA-DR und HLA-DQ Antigen auf mononukleären Blutzellen [2,4]
Erhöhung der Zahl und Aktivität von NK-Zellen [12]
Erhöhung von Akut-Phase-Proteinen im Serum [2]

→ antimetastatisch
L-1- und RAW-Sarkom in der Balb/c Maus [1]

→ psychotrop
Anstieg von ß-Endorphin im Plasma von Mammakarzinompatientinnen [17]

gen keine lineare, sondern eine für "biological response modifiers" typische glockenförmige Dosis-Wirkungsbeziehung [10], d.h. daß Wirkungsoptima bereits im niederen Dosisbereich erreicht werden.

Hauptziel der bisher mit Phytopräparaten durchgeführten Untersuchungen war der Nachweis unspezifischer Immunreaktionen. Für die Stimulation tumorspezifischer Immunreaktionen durch Phytoextrakte fehlen bisher experimentelle Daten. Trotz Nachweis immunstimulatorischer Wirkungen in vitro bzw. in vivo fehlt für Phytopharmaka bisher der Beweis ihrer antitumoralen Wirksamkeit in kontrollierten klinischen Studien. Deshalb beruht die Anwendung von Phytopräparaten noch weitgehend auf Erfahrungswissen und versteht sich meist als adjuvant zu einer klassisch-zytostatischen Tumortherapie. Dieser Umstand soll nachfolgend am Beispiel der Misteltherapie verdeutlicht werden.

Paradigma Misteltherapie – eine kritische Betrachtung

Die Misteldroge wurde erstmals von Rudolf Steiner, dem Begründer der Anthroposophie, in die Krebstherapie eingeführt. Erst in jüngster Zeit konnten die Hauptkomponenten der Mistelextrakte identifiziert werden. Fünf Hauptverbindungsklassen sind für die Mistel charakteristisch [9]: Polypeptide (Viskotoxine), basische Proteine, Glykopeptide (Lektine), Polysaccharide und niedermolekulare phenolische Verbindungen (z.B. Flavonoide). Von diesen dürften die Lektine und Viskotoxine die für die Tumortherapie bedeutsamen Wirkstoffe darstellen. Viskotoxine hemmen Zellwachstum in vitro, allerdings erst in hohen, klinisch kaum relevanten Konzentrationen. Die Mistellektine zeigen in vitro und in vivo dosisabhängige immunstimulatorische Wirkungen mit Wirkungsoptima im niederen Dosisbereich (Tabelle 3).

Da Mistelpräparate bis vor kurzem weder pharmazeutisch noch immunbiologisch standardisiert waren, sind die Ergebnisse bisher publizierter klinischer Studien hinsichtlich ihrer Effektivität schwer zu beurteilen. Die Extraktpräparate wurden teils aus fermentierten, teils aus unfermentierten wäßrigen Auszügen und durch Verdünnen in verschiedenen Wirkstärken hergestellt. Nur das Mistelpräparat Eurixor™ liegt bisher standardisiert (auf Mistellektin-1) vor. Eine Übersicht über die unterschiedlichen Herstellungsarten von Mistelpräparaten gibt Tabelle 4.

Die Anwendung der Mistel in der Krebstherapie ist mangels beweiskräftiger, klinischer Wirksamkeitsstudien hinsichtlich Dosis, Dosierungsintervall und Applikationsweise wissenschaftlich nicht definiert. Die Applikation erfolgt meist nach Angaben der verschiedenen Hersteller fast ausschließlich subkutan, die Dosierung einschleichend. Als Orientierungshilfe für Dosissteigerungen gilt z.B. ein Anstieg der Körpertemperatur um 0,5 °C nach subkutaner Applikation. Manche Therapeuten versuchen außerhalb klinischer Studien durch zeitlich und finanziell aufwendiges Monitoring von Immunparametern das Wirkoptimum zu definieren,

Tabelle 4. Problem "Qualitätskontrolle" in der Phytotherapie – Unterschiede in der Produktion von Mistelpräparaten.

Methoden	Iscador™	Plenosol™	Helixor™
H$_2$0-Extraktion	+	+	+
Fermentation	+	-	-
Wärmesterilisation	+	+	-
Spez. Wirtsbäume	+	-	+
Sommer- u.Wintersaft	+	-	+

obwohl bisher der sichere Nachweis einer Korrelation zwischen Immunstimulation und klinischer Wirksamkeit bei Immuntherapeutika fehlt. Kleijnen und Knipschild publizierten 1994 eine kritische Analyse der bis dahin publizierten kontrollierten Patientenstudien mit Mistelpräparaten [20]. Auffällig ist dabei die Beobachtung der Autoren, daß keine der Mistelstudien in international anerkannten medizinischen Journalen veröffentlicht wurde. Ingesamt werden in dieser Arbeit 11 onkologische Studien mit Mistelpräparaten wie Iscador™, Helixor™ und Eurixor™ einer methodischen Qualitätsanalyse unterzogen. Nur die von Dold und Mitarbeitern 1991 publizierte Studie [7] mit Iscador bei Patienten mit nicht-kleinzelligem Bronchialkarzinom erfüllt weitgehend die Kriterien einer plazebokontrollierten Doppelblindstudie. Allerdings ergab diese Studie keine signifikante Wirkung des Mistelpräparates Iscador™.

Trotz bisher fehlender Daten zur antitumoralen Wirksamkeit der Misteltherapie bei Tumorpatienten gibt es tierexperimentelle Hinweise auf antimetastatische Effekte von Mistellektinen. So konnte am L-1- und RAW-Sarkom-Modell in der Balb/c-Maus eine antimetastatische Wirkung von Mistellektin-1 nachgewiesen werden [1]. Auch die von Heiny und Mitarbeitern publizierten Daten [17] zur Erhöhung von ß-Endorphinspiegeln im Serum und Verminderung des Angstindex bei Mammakarzinompatientinnen unter Behandlung mit einem standardisierten Mistelpräparat (Eurixor™) verdient Beachtung. Allerdings fehlt in dieser Studie eine Plazebokontrolle und Verblindung. Erst die Erprobung standardisierter Mistelpräparate bzw. isolierter Mistellektine in randomisierten und plazebokontrollierten klinischen Studien wird in Zukunft eine wissenschaflich fundierte Bewertung der Misteltherapie ermöglichen.

Inhibition der Tumorangiogenese: Ein neues antitumorales Wirkprinzip von Phytotherapeutika?

Erst die tumorinduzierte Einsprossung von Blutkapillaren in einen primär nicht vaskularisierten Tumorzellklon ermöglicht dessen weiteres Wachstum und fördert die hämatogene Metastasierung [8]. Eine ausgeprägte Mikrovaskularisation des Primärtumors korreliert z.B. bei Patienten mit Mamma-, Prostata- oder Blasenkarzinom mit früher Metastasierung und kurzer Überlebenszeit [6]. Die Hemmung der tumorassoziierten Neovaskularisation stellt einen neuartigen Angriffspunkt in der Therapie solider Tumoren dar. Für die meisten in der Tumorbehandlung verwendeten Phytopharmaka wurden bisher vor allem zytostatische und immunmodulatorische Wirkungen postuliert. Neue Untersuchungen an in-vitro-Angiogenesemodellen zeigen eine signifikante Angiogenese-Inhibition durch pflanzliche Inhaltsstoffe wie Genistein, Flavone, Vitamin-A-Derivate (Retinoide) oder Vitamin-D-Analoge [25]. Ergebnisse aus klinischen Studien zum Einfluß von Pflanzeninhaltsstoffen auf die Tumorangiogenese und die Freisetzung angiogener bzw. angiostatischer Mediatoren stehen noch aus.

Nutzen und Risiko der Phytotherapie

Der objektive Nutzen der Anwendung von Phytotherapeutika bei Tumorpatienten ist bisher hinsichtlich klinischer Kriterien wie Ansprechrate oder Verlängerung der Überlebenszeit nicht bewiesen. Allerdings verlangt der Nachweis von Wirkungen geringer Stärke eine große Testsensitivität. Dem probaten Mittel, den Stichprobenumfang zu vergrößern, um die Testsensitivität zu verstärken, steht entgegen, daß eine hohe Stichprobenzahl meist eine Vergrößerung der Störgrößen und eine Beeinträchtigung der Homogenität der Stichprobe zur Folge hat. Die Prüfung eines Phytopharmakons auf den Verlauf einer Tumorerkrankung setzt randomisierte und plazebokontrollierte Langzeitstudien voraus, die wegen des hohen finanziellen und logistischen Aufwandes in der Praxis erhebliche Durchführungsprobleme mit sich bringen [19]. Weiter fehlt den meisten bisher publizierten onkologischen Studien mit Phytopharmaka eine Evaluation subjektiver Parameter im Sinne einer Lebensqualitätsanalyse [18, 22]. Erste Daten zum Einfluß einer Misteltherapie auf die Lebensqualität von Tumorpatienten wurden von Heiny und Mitarbeitern publiziert [16, 17].

Das Hauptrisiko einer Phytotherapie liegt vor allem in der Entscheidung eines Patienten für diese alternative Behandlungsform an Stelle einer potentiell kurativen Operation, Radio- oder Chemotherapie. Das Risiko ernster, akuter Nebenwirkungen durch eine Behandlung mit Phytoextrakten ist hingegen nach bisherigen Erfahrungen gering. Der Einsatz von Phytotherapeutika bei Patienten mit lymphatischen Systemerkrankungen und Hämoblastosen kann allerdings auf Grund der immunstimulatorischen Wirkung pflanzlicher Inhaltsstoffe auch zu einer Wachstumssteigerung dieser Neoplasien und zu einer akuten Verschlechterung im Krankheitsverlauf führen. Zudem besteht durch Kontamination von Phytopräparaten mit Schwermetallen, Herbiziden und Insektiziden bei Langzeitanwendung z. B. in der Tumorrezidivprophylaxe die potentielle Gefahr chronischer Intoxikationen. Für einige dieser Kontaminanten und eine Reihe von Pflanzeninhaltsstoffen wie z.B. Pyrrolizidinalkaloide, Furocumarine und Phorbolester wurden auch kanzerogene Effekte nachgewiesen. Die Sichtweise von Phytopräparaten als "harmlose" Adjuvantien ist daher nicht gerechtfertigt.

Trotz fehlender Beweise der antitumoralen klinischen Wirksamkeit von Phytotherapeutika im engeren Sinne (Phytoextrakten) stellt sich die aktuelle Frage nach dem potentiellen individuellen Nutzen für den Tumorpatienten, der im Einzelfall eine Anwendung in der onkologischen Praxis rechtfertigen kann. Einer Definition von Haensel und Trutzler zufolge wird die Wirksamkeit eines Heilmittels erkennbar als Heilung oder Linderung einer Krankheit oder Mißbefindlichkeit, als Besserung des Befindens oder Vermeidung einer Krankheit bzw. Komplikation [11]. In diesem Sinn und dem Grundsatz des "nihil nocere" folgend kann die Anwendung eines pflanzlichen Arzneimittels bei Tumorpatienten nach Abwägung potentieller Risiken im Einzelfall gerechtfertigt sein. Dagegen ist der breite und unkritische Einsatz von Phytoextrakten in der Betreuung von Tumorpatienten aus wissenschaftlicher, ethischer und sozioökonomischer Sicht derzeit nicht zu vertreten [21].

Literatur

1. Beuth J, Ko HL, Gabius HJ, Pulverer G (1991) Influence of treatment with the immunmodulatory effective dose of the ß-galactoside-specific lectin from mistletoe on tumor colonization in Balb/c-mice for two experimental tumor models. In vivo 5: 29–32
2. Beuth J, Ko HL, Gabius HJ, Burrichter H, Oette K, Pulverer G (1992) Behaviour of lymphocyte subsets and expression of activation markers in response to immunotherapy with galactoside-specific lectin from mistletoe in breast cancer patients. Clin Investig 70: 658–661
3. Beuth J, Gabius HJ, Steuer MK, Geisel J, Steuer M, Ko HL, Pulverer G (1993) Einfluß der Mistellektintherapie auf den Serumspiegel definierter Serumproteine (Akutphasenproteine) bei Tumorpatienten. Med Klinik 88: 287–290
4. Beuth J, Ko HL, Tunggal L, Geisel J, Jeljaszewicz J, Steuer MK, Pulverer G (1994) Mistellektin als Immunmodulator in der Onkologie. Zeitschrift für Allgemeinmedizin 70: 159–164
5. Brittinger G, Drings P, Gaedicke G, Heimpel H, Hossfeld DK, Huber C, Meuer S, Wannenmacher M, Winkler K (1995) Die moderne Krebsbehandlung: Wissenschaftlich begründete Verfahren und Methoden mit unbewiesener Wirksamkeit. Forum Deutsche Krebsgesellschaft 10: 21–28

6. Craft PS, Harris AL (1994). Clinical prognostic significance of tumor angiogenesis. Ann Oncol 5: 305–311

7. Dold U, Edler L, Maeurer HC, Müller-Wening D, Sakellariou B, Trendelenburg F (1991) Krebszusatztherapie beim fortgeschrittenen nicht-kleinzelligen Bronchialkarzinom. Thieme, Stuttgart, S 1–12

8. Fidler IJ, Ellis LM (1994) The implications of angiogenesis for the biology and therapy of cancer metastasis. Cell 79: 185–188, 1994

9. Franz H (1985) Inhaltsstoffe der Mistel (Viscum album) als potentielle Arzneimittel. Pharmazie 40: 81–152

10. Gastl G (1989) Tumorimmunologie – Grundlagen und Perspektiven. Hippokrates, Stuttgart, S 9–23

11. Haensel R, Trutzler G (1989) Wissenswertes über Phytopharmaka. Braun, Berlin, S 5–30

12. Hajto T, Lanzrein C (1986) Natural killer and antibody dependent cellmediated cytotoxicity activities and large granular lymphocyte frequency in Viscum album treated breast cancer patients. Oncology 43: 93–97

13. Hajto T, Hostanska K (1989) Immunmodulierende Effekte der Misteltherapie. Therapeutikon 3: 361–368

14. Hajto T, Hostanska K, Gabius HJ (1989) Modulatory potency of the ß-galactoside-specific lectin from mistletoe extract (Iscador) on the host defense in vivo in rabbits and patients. Cancer Res 49: 4803–4808

15. Hajto T, Hostanska K, Frei K, Rordorf C, Gabius HJ (1990) Increased secretion of tumor necrosis factor-alpha, interleukin-1, and interleukin-6 by human mononuclear cells exposed to ß-galactoside-specific lectin from clinically applied mistletoe extracts. Cancer Res 50: 3322–3326

16. Heiny BM (1991) Therapie mit standardisiertem Mistelextrakt reduziert die Leukopenie und verbessert die Lebensqualität von Patientinnen mit fortgeschrittenem Mammakarzinom unter palliativer Chemotherapie (VEC-Schema). Krebsmedizin 12: 3–14

17. Heiny BM, Beuth J (1994) Mistletoe extract standardized for the galactoside-specific lectin (ML-1) induces ß-endorphin release and immunopotentiation in breast cancer patients. Anticancer Res 14: 1339–1342

18. Hornung J (1989) Methodisches zu den klinischen Studien zur Misteltherapie des Krebses. Therapeutikon 1: 16–21

19. Hornung J (1993) Formal-methodische Anforderungen an kontrollierte klinische Studien. Teil II: Patienten, Ärzte und statistische Methoden. Therapeutikon 7: 43–48

20. Kleinen J, Knipschild P (1994) Mistletoe treatment for cancer. Review of controlled trials in humans. Phytomedicine 1: 255–260

21. Kranich AL, Gastl G, Druckrey E, Porzsolt F (1995) Meeting report: Symposium on health economics in oncology. J Cancer Res Clin Oncol, in Druck

22. Muthny FA (1994) Zur Messung der Lebensqualität in der Onkologie. Onkologie 17: 547–556

23. Nagel GA (1993) Alternative Methoden der Krebsbehandlung. Freiburger Universitätsblätter 119: 89–93

24. Oktaba AMC, Hunter WL, Arsenault AL (1995) Taxol is a potent inhibitor of normal and tumor-induced angiogenesis. Proc Am Assoc Cancer Res 36: 454

25. Scott PAE, Harris AL (1994) Current approaches to targeting cancer using antiangiogenesis therapies. Cancer Treat Rev 20: 393–412

26. Vogel G (1986) Die Lage der Phytotherapie, das zweite Arneimittelgesetz und das Problem der Therapiefreiheit. Therapiewoche 36: 1054–1063

27. Wagner H, Kreher B, Jurcic K (1988) In vitro stimulation of human granulocytes and lymphocytes by pico- and femtogram quantities of cytostatic drugs. Arzneimittelforschung 38: 273–275

28. Wagner H, Wiesenauer M (1995) Phytotherapie – Phytopharmaka und pflanzliche Homöopathika. Fischer, Stuttgart, Jena, New York, S 3–32

Anschrift des Verfassers:
PD Dr. G. Gastl
Klinik für Tumorbiologie
Breisacher Straße 117
79106 Freiburg

Crataegi folium cum flore bei Herzinsuffizienz

M. Tauchert*, D. Loew**

* Kardiologie, Klinikum Leverkusen
**Wuppertal

Einleitung

Das therapeutische Vorgehen bei der Behandlung der Herzinsuffizienz hat sich in den letzten Jahren gewandelt und zu einem Umdenken bezüglich der Anwendung der bislang als Mittel der ersten Wahl eingesetzten Herzglykoside geführt. Digitalispräparate sind auch weiterhin nicht ersetzbar bei manifester chronischer Herzinsuffizienz, Tachyarrhythmia absoluta, bei Vorhof-Flimmern/Vorhof-Flattern und paroxysmalem Vorhof-Flimmern/Vorhof-Flattern [1, 2]. Nach Schüren [3] werden Diuretika u. a. bei der akuten Linksherzinsuffizienz, der chronischen Herzinsuffizienz NYHA II, bei arterieller Hypertonie mit Linksherzinsuffizienz, postkapillärer pulmonaler Hypertonie mit Sinus-Rhythmus sowie bradykarden Rhythmusstörungen empfohlen. Ein entscheidender Fortschritt in der Behandlung der Herzinsuffizienz war die Einführung von ACE-Hemmern (Angiotensin-Converting-Enzyme). Durch ihren direkten vasodilatatorischen Angriffspunkt korrigieren sie die insuffizienzbedingte Fehlregulation des Renin-Angiotensin-Mechanismus. Sie senken sowohl den peripheren Widerstand (Nachlast) als auch die Vorlast, d.h. den linksventrikulären enddiastolischen Füllungsdruck. Neben diesen chemisch-synthetischen Substanzen stehen zur Therapie der Herzinsuffizienz u. a. Phytopharmaka wie Crataegus-Zubereitungen zur Verfügung. Aufgrund des hohen Indikationsanspruchs „chronische Herzinsuffizienz" NYHA II sind an entsprechende Crataegus-Extrakte zwangsläufig die gleichen Anforderungen an den Nachweis der Qualität, Wirksamkeit und Unbedenklichkeit zu stellen [4]. In den nachfolgenden Ausführungen wird untersucht, welche Bedingungen normierte Crataegus-Extrakte für den therapeutischen Einsatz bei der Herzinsuffizienz erfüllen. Hierbei wird die genaue Definition der verwendeten Drogenteile und die gleichbleibende Qualität des eingesetzten Extraktes vorausgesetzt.

Inhaltsstoffe und normierte Zubereitungen von Crataegus

Von über 100 Crataegus-Arten sind fünf offiziell, wobei im wesentlichen Crataegus laevigata (Syn. oxyacantha) und monogyna therapeutisch eingesetzt werden. Die Droge enthält verschiedene Inhaltsstoffe (Tabelle 1), von denen neben den Flavonoiden insbesondere die oligomeren Procyanidine (OPC) sowie die pentazyklischen Triterpene als pharmakologisch relevante Wirksubstanzen diskutiert werden. Experimentell und klinisch sind vorrangig Zubereitungen aus 70 %igem wäßrig-methanolischen Extrakt und einem 45%igen wäßrig-ethanolischen Extrakt, normiert auf 2,2 % Flavonoide bzw. 18,75 % oligomere Procyanidine aus Weißdornblättern mit Blüten, untersucht (Tabelle 2).

Pharmakologisches Wirkprofil von Crataegus

Von verschiedenen Arbeitsgruppen wurde in den letzten Jahren das pharmakologische Wirk-profil von definierten Crataegus-Extrakten untersucht. Kurcock [5] untersuchte bei Ratten am Modell der Ischämie und reperfusionsinduzierten Arrhythmie den Einfluß eines Spezial-extraktes aus Weißdornblättern mit Blüten. In der Kontrollgruppe traten in 88 % und nach 0,5 mg/kg bzw. 5 mg/kg des Spezialextraktes nur in 20 % reperfusionsbedingte ventrikuläre Fibrillationen auf. Am gleichen Modell haben Krzeminski und Chatterjee [6] den Einfluß von 100 mg/kg eines oral verabreichten normierten Crataegus-Extraktes über 6 Tage auf Letalität, Fibrillation, Tachykardiedauer und den CPK-Anstieg untersucht. In der Kontrollgruppe trat nach Reperfusion ein starker Blutdruckabfall auf, wobei nur 8 von 16 Tieren die hypotensive Krise überlebten. Von den mit Crataegus-Extrakt behandelten Tieren entwickelte keines eine hypotensive Krise, alle Tiere überlebten, ventrikuläre Fibrillationen wurden nicht und nur in 62 % eine Tachykardie beobachtet. Pöpping et al. [7] wiesen im Bereich von 30 bis 180 µg/ml für einen auf 2,2 % Flavonoide aus Blättern und Blüten normierten Weißdornextrakt eine kon-zentrationsabhängige positiv inotrope Wirkung nach, wobei der Sauerstoffverbrauch sowohl für die kontraktilen als auch für die ionalen Prozesse nur mäßig zunahm. Darüber hinaus wurde durch den Extrakt die apparente Refraktärzeit sowohl in Abwesenheit als auch in Anwesenheit beta-adrenerger Agonisten deutlich verlängert, was auf eine potentielle anti-arrhythmische Wirkung hinweist. Der gleiche auf 2,2 % Gesamtflavonoide standardisierte Weißdornextrakt zeigt nach Siegel [8] im klinisch relevanten Konzentrationsbereich von 0,1 bis 100 µg/l eine positive Inotropie bei nur mäßig gesteigertem Sauerstoffverbrauch und eine Vasodilatation an Koronar- und Skelettmuskelgefäßen bei erhöhtem Blutfluß. Während die positiv inotrope Wirkung auf einen gesteigerten Calciuminflux und eine vermehrte intra-zelluläre Calciumfreisetzung zurückgeführt werden kann, ist die Gefäßerweiterung Folge der Zunahme einer Kalium-Kanaloffenwahrscheinlichkeit. Damit unterscheidet sich Crataegus im pharmakologischen Wirkprofil von den Reinglykosiden Digoxin und Digitoxin (Tabelle 3).

Tabelle 1. Inhaltsstoffe in Crataegus laevigata und monogyna.

- Flavon-C bzw. -O-Glykoside wie Vitexin, Isovitexin, Orientin, Isoorientin, Vitexinrhamnosid
- Flavonol-Glykoside wie Kämpferol, Quercetin, Hyperosid, Rutin
- Flavanverbindungen wie Catechin, Epicatechin, dimere, oligomere und polymere Procyanidine
- aromatische Karbonsäuren, hauptsächlich Chlorogen-Kaffeesäure
- pentazyklische Triterpene, hauptsächlich Urolsäure, Oleansäure, Crataegolsäure
- einfache Amine wie Cholin, Azetylcholin, Alkylamine sowie Polyamine
- Xanthinderivate wie Adenin, Adenosin, Guanin, Harnsäure
- sonstige Bestandteile wie ätherische Öle, Vitamin B 1, Vitamin C, Karotinoide, Kalium, Chlorophyll, Anthocyanfarbstoffe

Tabelle 2. Inhaltsstoffe von Crataegus.

Blätter mit Blüten		
Präparat	Droge: Extrakt	Standardisierung, ED
Crataegutt forte	5 : 1	80 mg, 15,0 mg OPC
Faros Drg.	5–7 : 1	300 mg, 2,2 mg Flavonoide

Tabelle 3. Gegenüberstellung der pharmakodynamischen Wirkungen von Crataegus-Extrakten und Digitalis-Glykosiden.

Crataegus-Extrakt	Digitalis-Glykoside
– **positiv** inotrope Wirkung	– **positiv** inotrope Wirkung
– positiv oder negativ chronotrope Wirkung	– negativ chronotrope Wirkung
– **positiv** dromotrope Wirkung	– **negativ** dromotrope Wirkung
– **negativ** bathmotrope Wirkung	– **positiv** bathmotrope Wirkung
– Zunahme der Koronar- und Myokarddurchblutung	
– Senkung des peripheren Gefäßwiderstandes	

Klinische Studien mit normierten Crataegus-Extrakten

Von einem Arzneimittel zur Behandlung der chronischen Herzinsuffizienz werden heute verbesserte Lebensqualität, Reduktion der Morbidität und verlängerte Überlebenszeit gefordert. Als klinisch relevante Endpunkte für die Lebensqualität gelten die Verbesserung der Belastungskapazität, der subjektiven Symptome anhand der NYHA- oder SAS-Skalen sowie der Morbidität. Vielfach werden hämodynamische Variablen wie Ejektionsfraktion, Ultraschall, Szintigraphie, Angiographie, Röntgenbefund, neurohumorale Parameter wie Plasma-Noradrenalin oder ANF-Konzentrationen bzw. Beeinflussung von Rhythmusstörungen als wirksamkeitsbestimmende Zielgrößen herangezogen. Hierbei handelt es sich um sogenannte sekundäre Surrogate, die das pharmakodynamische Wirkprofil beschreiben und zur Dosisfindung und Effektkinetik geeignet sind.

Legt man die heute an Arzneimittel zur Behandlung der chronischen Herzinsuffizienz NYHA II gestellten Anforderungen zugrunde, dann erfüllen nur wenige Crataegus-Präparate die wissenschaftlichen Anforderungen der nationalen und internationalen Richtlinien.

Design einer Studie zum Vergleich des Weißdornextraktes LI 132 zu Captopril

In einer prospektiven multizentrischen, randomisierten Doppelblindstudie wurden 132 Patienten mit stabiler Herzinsuffizienz im Stadium II nach NYHA auf die Dauer von 8 Wochen entweder mit 3 x 300 mg Crataegus-Extrakt LI 132 oder mit 3 x 12,5 mg Captopril behandelt [9]. Jedes Zentrum erhielt die Muster für 12 Patienten. Jeder Patient erhielt im Laufe der Behandlung drei Flaschen mit Kapseln, die entsprechend den Prüfrichtlinien für Arzneimittel beschriftet waren. Die erste Flasche, deren Kapseln vom 0. bis zum 6. Tag einzunehmen waren, enthielt in der Verumgruppe Kapseln mit 300 mg Crataegus-Extrakt, in der Vergleichsgruppe solche mit 6,25 mg Captopril. Die Dosierung betrug am Tag 0 eine Kapsel, vom 5. bis zum 3. Tag 2 x 1 und vom 4. bis zum 6. Tag 3 x 1 Kapsel täglich. Die zweite und dritte Flasche, von denen 3 x 1 Kapsel vom 7. bis zum 56. Tag einzunehmen waren, enthielten in der Verum-Gruppe 300 mg Crataegus-Extrakt und in der Vergleichsgruppe 12,5 mg Captopril pro Kapsel. Dieses Dosierungsschema (Abb. 1) gewährleistete eine „einschleichende" Therapie, die wegen des Vergleichspräparates Captopril notwendig war. Der Behandlungsphase von ins-

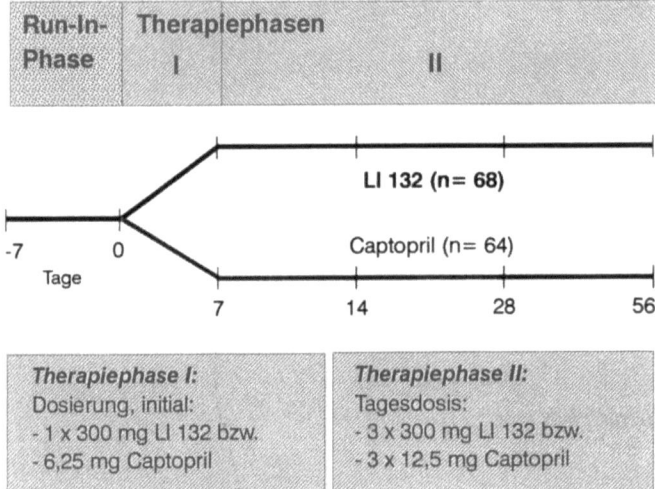

Abb 1. Flußdiagramm der Studie.

gesamt acht Wochen ging eine Run-in-Phase von einer Woche voraus. Die Kontrolle der Patientencompliance erfolgte mittels „Pill-counting" zu den Kontrollzeitpunkten nach 7, 28 und 56 Tagen.

Einschlußkriterien waren Patienten im Alter von 50 bis 70 Jahren mit stabiler Herzinsuffizienz NYHA II. Die Arbeitstoleranz bei normierter Fahrradergometrie mußte inital weniger als 100 Watt betragen. Ausschlußkriterien waren Herzinsuffizienz NYHA III und IV, instabile Angina pectoris, Herzinfarkt in den letzten sechs Monaten, Vorhof-Flimmern, ventrikuläre Extrasystolen im Stadium Lown IV, AV-Block 2. und 3. Grades, Schenkelblock, Hypo- und Hyperthyreose, Anämie, Hypertonie > 165/95 mmHg, Übergewicht > 25 %, obstruktive Atemwegserkrankungen sowie körperliche Gebrechen, die eine Ausbelastung in der Fahrradergometrie ausschlossen. Weitere Ausschlußkriterien waren Kontraindikationen gegenüber Captopril. Hauptzielgröße war die Ergometrie an den Tagen 7, 28 und 56, immer zur gleichen Tageszeit. Die Belastung begann mit 50 Watt und wurde nach jeweils zwei Minuten um 25 Watt erhöht. Betrug die Belastbarkeit in der letzten Stufe nur eine Minute, so ging diese Stufe mit 12,5 Watt in die Berechnung ein. Nebenzielgrößen waren Blutdruck, Herzfrequenz und Druckfrequenzprodukt in Ruhe und unter maximaler Belastung, die Analyse des Ruhe-EKGs, die vierstufige Score-Bewertung (0 bis 3) der Symptome Leistungsminderung, Abgeschlagenheit, rasche Ermüdbarkeit, Belastungsdyspnoe und Ödeme sowie das globale Abschlußurteil zur Wirksamkeit und Verträglichkeit von seiten des Arztes und der Patienten. Die Studie wurde entsprechend den Grundsätzen der Deklaration von Helsinki geplant und durchgeführt. Es lag das Votum der Ethikkommission vor. Jeder Patient wurde über Zweck und

Tabelle 4. Sozialdemographische Daten der Studienteilnehmer.

Medikation	LI 132	Captopril
Patientenzahl	68	64
männlich	32	21
weiblich	36	43
Alter (Jahre)	62 ± 6	63 ± 5
Gewicht (kg)	74 ± 10	73 ± 12
Größe (cm)	167 ± 8	166 ± 8

Bedeutung sowie Risiken der Studie informiert, die schriftliche Einverständniserklärung lag vor. Die statistische Auswertung erfolgte bei den nicht-parametrischen Variablen mit dem Wilcoxon-Test und dem Mann-Whitney-U-Test. Bei Kategorisierungsvariablen kamen entsprechend der McNemar-Test und der Chi^2-Test zur Anwendung.

Ergebnisse

Ein Patient aus der Captopril-Gruppe brach die Studie ab, sieben mußten wegen unzulässiger Begleitmedikation sowie Überschreiten der Kontrollzeitpunkte von der Auswertung ausgeschlossen werden.

Hinsichtlich der soziodemographischen Daten, der klinischen Befunde sowie Blutdruck, Herzfrequenz und Ruhe-EKG unterschieden sich beide Gruppe nicht (Tabelle 3). Die Mittelwerte der Arbeitstoleranz stiegen zwischen dem 7. und dem 56. Tag unter dem Crataegus-Präparat von 83 auf 97 und unter Captopril von 83 auf 99 Watt (Abb. 2). Der Unterschied war

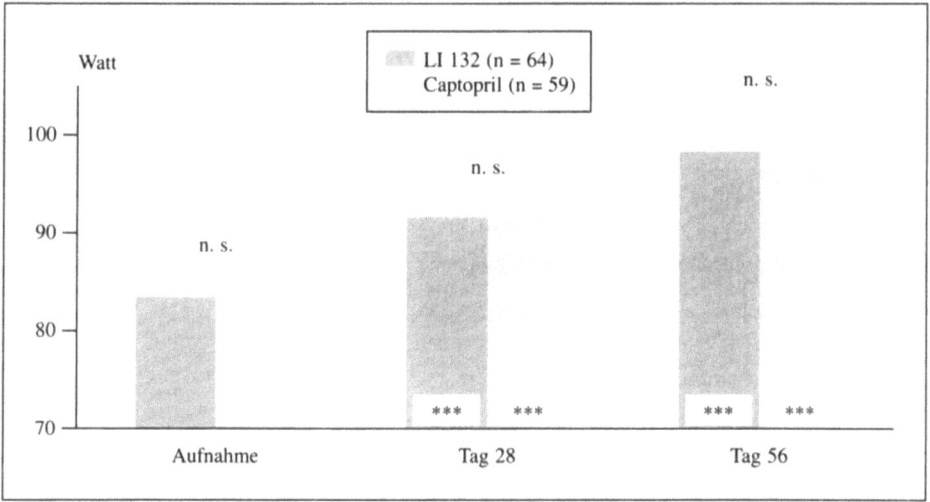

Abb. 2. Mittelwerte der Arbeitstoleranz. Während im Verlauf der Therapie unter beiden Prüfmedikationen ein hochsignifikanter Anstieg (*** = p < 0,001) nachweisbar war, bestanden zwischen den Behandlungsgruppen keine statistischen Unterschiede.

Tabelle 5. Häufigkeit von 4 typischen Symptomen im Verlauf der Therapie. In beiden Behandlungsgruppen kam es in etwa zu einer Halbierung der Zahlenwerte bis zum 56. Tag.

Prüftag	-7		28		56	
Medikation	LI 132	Capto.	LI 132	Capto.	LI 132	Capto.
Leistungsminderung	55	51	38	41	35	32
Abgeschlagenheit	48	49	27	34	22	23
Ermüdbarkeit	46	47	38	38	24	26
Belastungsluftnot	51	52	30	37	30	35

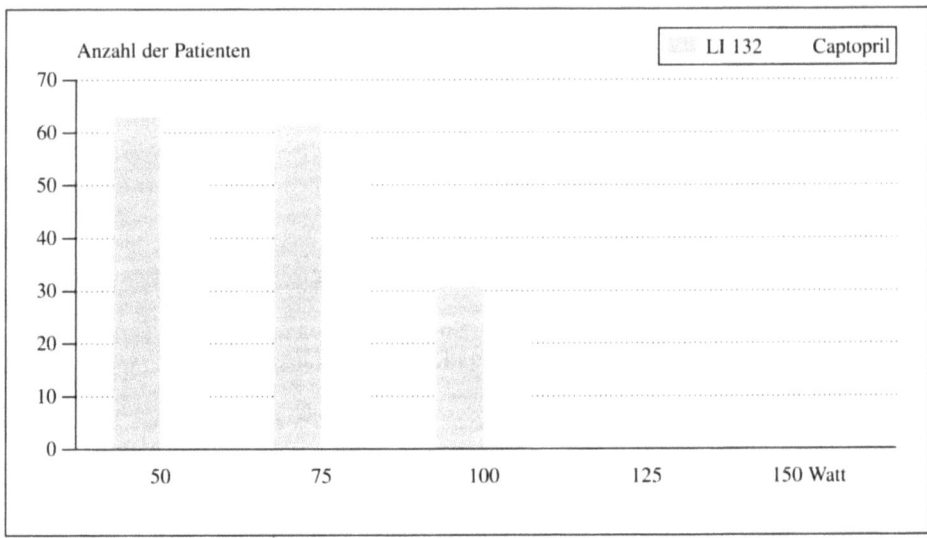

Abb. 3. Anzahl der Patienten, die die Belastungsstufen zwischen 50 und 100 Watt vor Beginn der Studie erreichten.

statistisch nicht signifikant. Wie aus den Abbildungen 3 und 4 hervorgeht, unterschieden sich beide Behandlungsgruppen im Hinblick auf die ergometrische Belastungsstufe vor bzw. am Ende der Therapie nicht voneinander. Die Herzfrequenz auf der höchsten Belastungsstufe verringerte sich im Verlauf der Behandlung unter dem Crataegus-Präparat von 111 auf 108 und unter Captopril von 111 auf 110. Die Mittelwerte des Druck-Frequenz-Produktes bei der höchsten individuellen Belastungsstufe zeigte in beiden Gruppen eine tendenzielle Abnahme (Abb. 5).

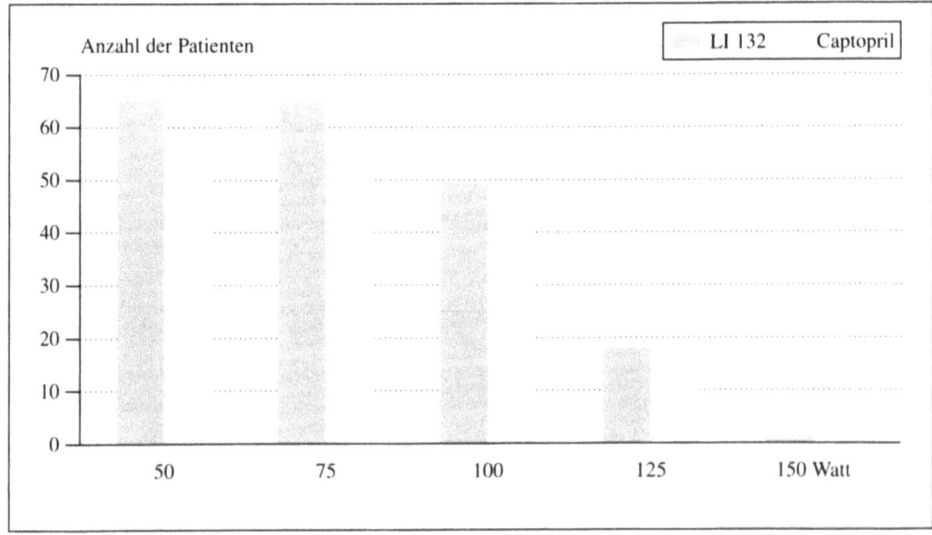

Abb. 4. Anzahl der Patienten, die die Belastungsstufen zwischen 50 und 150 Watt nach 56 Tagen Therapie erreichten. Die verbesserte Herzleistung wird, im Vergleich zu Abb. 3, unter Belastungen von 100 bzw. 125 Watt erkennbar.

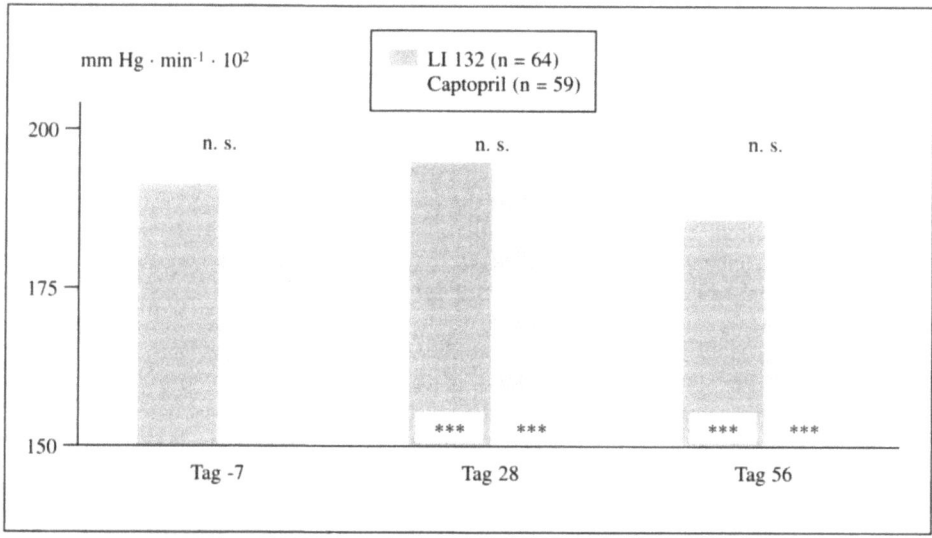

Abb. 5. Mittelwerte des Druck-Frequenz-Produktes bei der höchsten individuellen Belastungsstufe. Unter beiden Therapien tendenzielle Abnahme, die jedoch bei LI 132 durch die Abnahme der Herzfrequenz, bei Captopril durch die Senkung des Blutdruckes verursacht wurde.

Wie aus Tabelle 5 hervorgeht, verringerte sich in beiden Behandlungsgruppen die Häufigkeit von vier klinischen Symptomen innerhalb der achtwöchigen Therapie um etwa 50 %. Das globale Wirksamkeitsurteil von seiten der Ärzte und Patienten sprach am 56. Behandlungstag übereinstimmend zugunsten von Crataegus. Unter Crataegus traten zweimal gastrointestinale Beschwerden, Herzbeschwerden und unter Captopril zweimal Reizhusten, Kopfschmerzen und Schwindel auf.

Tabelle 6. Klinische Studien mit Crataegus-Spezialextrakten.

Blätter mit Blüten									
Autor	Präparate	Studienart	Indikation	Dosis TD mg	Dauer Tage	Wirksamkeit			
						subj. Befund	AT	DFP	sonstiges
Eichstädt et al. 1989	Crataegutt forte	OS	NYHA II	480	28	+	+		EF +
Leuchtgens 1993	Crataegutt forte	PDB	NYHA II	160	56	+		+	
Weikl et al. 1993	Crataegutt forte	PDB	NYHA II	160	56	+		+	
Weikl u. Noh 1993	Crataegutt forte	OS	NYHA II-III	240	28	+			EF +
Bödigheimer 1994	Faros Drg.	PDB	NYHA II	300	28	∅	∅	∅	
Schmidt 1994	Faros Drg.	PDB	NYHA II	600	56	+	+	+	
Foerster 1994	Faros Drg.	PDB	NYHA II	900	56	+			AS +
Tauchert 1994	Faros Drg.	CDB	NYHA II	900	56	+	+	+	

OS = offene Studie; PDB = Plazebo-Doppelblind-Studie; CDB = Captopril-Doppelblind-Studie; AT = Arbeitstoleranz; DFP = Druck-Frequenz-Produkt; EF = Ejektionsfraktion; AS = Anaerobe Schwelle; ∅ = nichtsignifikant; + = signifikant

Diskussion

Zwischen Akzeptanz und Verordnung von Phytopharmaka in Schulmedizin und Praxis besteht nach wie vor eine Diskrepanz, insbesondere wenn es sich um die Behandlung von Herz-Kreislauf-Erkrankungen handelt. Aufgrund neuerer experimenteller und klinisch-pharmakologischer Untersuchungen ist diese Kritik an bestimmten normierten Crataegus-Extrakten nicht mehr berechtigt. Nicht nur in der vorliegenden Studie, sondern auch in anderen Projekten (Tabelle 6) konnte anhand objektiver und allgemein anerkannter Untersuchungsverfahren wie Arbeitstoleranz, anaerobe Schwelle mittels Spiroergometrie, Ejektionsfraktion, Druck-Frequenz-Produkt und Verringerung der subjektiven Beschwerden überzeugend eine verbesserte Lebensqualität bei Patienten mit einer Herzinsuffizienz NYHA II nachgewiesen werden [10]. Entscheidend ist eine ausreichend hohe Dosis, unter Umständen bis zu 900 mg über 4 bis 8 Wochen. Gegenüber Digitalis und ACE-Hemmern zeichnet sich Crataegus durch eine große therapeutische Breite, arrhythmogenes Potential und vor allem keine Indikationseinschränkung bei Patienten mit reduzierter Nierenfunktion aus. Noch fehlen Langzeitstudien, aus denen ein Rückgang von Morbidität und eine Verlängerung der Überlebenszeit hervorgeht. Dennoch ist aufgrund der vorliegenden klinischen Studien Crataegus in der Behandlung der Herzinsuffizienz NYHA II eine echte Alternative zu den klassischen chemisch-synthetischen Arzneimitteln.

Literatur

1. Monographie zu Digitoxin. BAnz Nr. 43 vom 2.3.1990
2. Monographie zu Digoxin. BAnZ Nr. 95 vom 25.5.1991
3. Schüren K P (1985) Behandlung der Herzinsuffizienz mit Diuretika. MMW 127/41, 956–960
4. AMG vom 24. August 1976
5. Kurcock A (1992) Ischemia- and reperfusion-induced cardiac injury; effects of two flavonoids containing plant extracts possessing radical scavening properties. Naunyn-Schmiedeberg's Arch Pharmacol 345, Suppl. RB 81, Abstr. 322
6. Krzeminski T, Chatterjee S S (1993) Ischemia- and reperfusion-induced arrhythmias; beneficial effects of an extract of Crataegus oxyacantha L. Pharm Pharmacol Lett 3: 45–48
7. Pöpping S, Fischer Y, Kammermeier H (1994) Crataegus-Wirkung auf Kontraktion und O_2-Verbrauch isolierter Herzzellen. Münch med Wschr 136 Suppl 1: 39–46
8. Siegel B, Casper U, Walter A, Hetzer R (1994) Weißdorn-Extrakt LI 132. Dosis-Wirkungs-Studie zum Membranpotential und Tonus menschlicher Koronararterien und des Hundepapillarmuskels. Münch med Wschr 136 Suppl. 1: 47–56
9. Tauchert M, Ploch M, Hübner W D (1994) Wirksamkeit des Weißdorn-Extraktes Li 132 im Vergleich mit Captopril. Münch med Wschr 136 Suppl 1: 27–33
10. Loew D (1994) Crataegus-Spezialextrakte bei Herzinsuffizienz. Der Kassenarzt 34 : 43–52

Für die Verfasser:
Prof. Dr. M. Tauchert
Med. Klinik I
Kardiologie
Klinikum Leverkusen
Dhünnberg 60
51375 Leverkusen

Ginkgo biloba bei Demenzerkrankungen

A. Kurz

Psychiatrische Klinik der Technischen Universität München

Einleitung

Wegen ihrer rheologischen Eigenschaften werden Extrakte aus den Blättern des Ginkgobaums schon seit langem zur Behandlung von Hirnleistungsstörungen im Alter eingesetzt. Diese therapeutische Strategie gründet sich auf die ätiologische Hypothese, daß die Minderung der Lernleistung, der Konzentrationsfähigkeit und des Denkvermögens im Alter in Verbindung mit Veränderungen des Affekts und des Antriebsverhaltens – das „hirnorganische Psychosyndrom" – durch eine globale zerebrovaskuläre Insuffizienz hervorgerufen werde.

Diese Auffassung hat aber ihre Gültigkeit verloren, seit sich Anfang der achtziger Jahre die Erkenntnis durchgesetzt hat, daß ausgeprägte Hirnleistungsstörungen in der zweiten Lebenshälfte überwiegend das psychopathologische Muster der Demenz aufweisen und daß die häufigste Ursache dieser Demenzzustände die Alzheimer-Krankheit ist, mit weitem Abstand gefolgt von lakunären Hirninfarkten als Ausdruck einer zerebralen Mikroangiopathie [3].

Das neuropathologische Korrelat der meisten Demenzen ist somit ein Untergang von Nervenzellen und von Nervenzellverbindungen, der durch eine Steigerung der zerebralen Perfusion therapeutisch nicht beeinflußt werden kann [37]. Nach diesem Konzeptwandel stellt sich die Frage nach der Wirksamkeit von Ginkgo-Zubereitungen neu, denn zu den wichtigen pharmakologischen Eigenschaften von Ginkgo-Extrakten zählt auch eine Steigerung des neuronalen Stoffwechsels und ein möglicherweise neuroprotektiver Effekt durch die Neutralisierung freier Radikale [22].

Für die Beantwortung gelten seit einigen Jahren klare Kriterien [5]. Ihnen zufolge ist im Indikationsgebiet der Demenz eine Substanz nur dann als wirksam anzusehen, wenn ihr Effekt in doppelblinder, placebokontrollierter Prüfung an einer klar definierten Stichprobe auf *drei* unabhängigen Beurteilungsebenen nachgewiesen werden kann (ärztliches Gesamturteil, objektivierende Leistungsmessung und Alltagsbewältigung). Praktische Bedeutung kann einer nachgewiesenen Wirkung zugesprochen werden, wenn ein hinreichend großer Teil der Patienten auf die Behandlung anspricht, wenn die Therapie zu einer Verringerung von Pflegebedürftigkeit oder – im Fall von fortschreitenden Demenzprozessen – zu einer Verzögerung der Krankheitsprogression führt [20, 32].

Studien zum Nachweis der Wirksamkeit

Schon unter den semiologischen und ätiologischen Konzepten des hirnorganischen Psychosyndroms und der zerebrovaskulären Insuffizienz wurde die Wirksamkeit und Verträglichkeit von Ginkgo-biloba-Zubereitungen in einer großen Zahl von Studien geprüft. Aus heutiger Sicht sind viele dieser Untersuchungen wegen einer unklaren Definition der Patientenstichprobe oder auch wegen inadäquater Methoden der Erfolgsmessung unbefriedigend. Es liegen aber einige doppelblind geführte und placebokontrollierte klinische Prüfungen vor, aus denen ein signifikanter Effekt von Ginkgo biloba auf kognitive Leistungen hervorgeht, vor allem auf Gedächtnis und Aufmerksamkeit, sowie auf den psychopathologischen Gesamtzustand [1, 2, 4, 6, 7, 10, 13, 16, 17, 19, 25–28, 30, 31, 33, 34]. Die Verträglichkeit von Ginkgo biloba war in all diesen Studien ausgezeichnet, die Häufigkeit von Nebenwirkungen äußerst gering. Vergleiche zwischen Ginkgo-biloba-Zubereitungen und anderen Nootropika wie Vincamin [11] oder Ergotderivaten [8, 23] ergaben keine Wirksamkeitsunterschiede bezüglich der Verbesserung kognitiver Leistungen. In einer dreiarmigen Studie waren allerdings Ginkgo biloba und Nicergolin nicht wirksamer als Placebo [9].

Bei Patienten mit Demenzerkrankungen werden Ginkgo-biloba-Zubereitungen seit 1986 klinisch geprüft. Die erste Studie dieser Art [35] ist ein dreiarmig angelegter Vergleich zwischen Ginkgo biloba, einem Ergotderivat und Placebo bei Patienten mit vermutlich leichtgradiger primär degenerativer Demenz (diese diagnostische Kategorie entspricht im wesentlichen der Alzheimer-Krankheit). Die beiden Verumpräparate zeigten gegenüber Placebo eine nahezu identische Wirksamkeit, die zwar nicht sehr ausgeprägt war, sich aber auf das ärztliche Globalurteil, auf die kognitiven Leistungen und auf die subjektive Befindlichkeit erstreckte. Keines der eingesetzten Beurteilungsinstrumente bildete jedoch spezifische Symptome der Demenz ab.

Weitere doppelblind geführte und placebokontrollierte Studien an Patienten mit Alzheimer-Krankheit leichten Grades bestätigten die Wirksamkeit von Ginkgo biloba im Hinblick auf Gedächtnisleistung und Aufmerksamkeit [24, 29]. Die erstgenannte Studie ist trotz einer sehr kleinen Stichprobe (N = 20] interessant, weil sie bei der objektiven Leistungsmessung parallel zum Syndrom-Kurztest (SKT, einer Testbatterie vorwiegend zur Prüfung von Gedächtnis und Aufmerksamkeit) eine international weiter verbreitete und besser validierte Skala einsetzte: die Alzheimer Disease Assessment Scale (ADAS). Bei diesem veränderungssensitiven Instrument kennt man im Unterschied zum SKT die durchschnittliche jährliche Leistungsabnahme bei Alzheimer-Patienten; sie liegt in der Größenordnung von 5 Punkten. Während sich im SKT nach 3 Behandlungsmonaten eine Verum-Placebo-Differenz von 3,7 Punkten ergab, zeigte die ADAS in keiner der beiden Gruppen eine wesentliche Veränderung an.

Wegen des nosologisch unspezifischen Wirkprinzips von Ginkgo biloba ist es gerechtfertigt, Patienten mit degenerativen (Alzheimer-Krankheit) und vaskulär bedingten Demenzen in klinische Prüfungen einzubeziehen. Studien an ätiologisch gemischten Stichproben von sehr leichtgradig eingeschränkten [12, 15], aber auch von mittelgradig dementen Patienten [18] bestätigten die Überlegenheit von Ginkgo biloba im Vergleich zu Placebo in bezug auf das Befinden der Patienten sowie auf ihre Aufmerksamkeits- und Gedächtnisleistung. Hinweise auf ätiologiebezogene Wirksamkeitsunterschiede ergaben sich nicht.

Auch die bisher methodisch exakteste und daher aussagekräftigste Untersuchung zur Wirksamkeit von Ginkgo biloba bei Demenzzuständen wurde an einer degenerativ-vaskulär gemischten Patientenstichprobe durchgeführt [21]. Sie folgt in ihrem Aufbau weitgehend den Empfehlungen für die Prüfung von Arzneimitteln im Indikationsgebiet Demenz. Einbezogen wurden 156 Patienten mit leicht- bis mittelgradiger, jedoch nicht leichtestgradiger Alzheimer-Krankheit oder vaskulärer Demenz. Die Behandlung erfolgte mit 240 mg Ginkgo-Extrakt im doppelblinden Vergleich mit Placebo über einen Zeitraum von 24 Wochen. Als Zielvariablen wurden gewählt das ärztliche Gesamturteil, der Summenwert des SKT und der Summenwert der Nürnberger Alters-Beobachtungsskala. Für diese Zielvariablen wurden jeweils a priori Kriterien für das positive Ansprechen definiert. Als Responder galten Patienten, die auf mindestens *zwei* Ebenen auf die Behandlung ansprachen. Diese Festlegung erfolgte mit Rücksicht darauf, daß alle verfügbaren Skalen zur Beurteilung der Alltagskompetenz bei leichtgradig dementen Patienten eine sehr geringe Veränderungssensitivität aufweisen. Die Ergebnisse sind in Tabelle 1 zusammengestellt.

Tabelle 1. Wirksamkeit von Ginkgo biloba bei Patienten mit degenerativer und vaskulärer Demenz [21].

Zielvariable	Ginkgo	Placebo	p
Ärztliches Gesamturteil (Kriterium: sehr viel besser oder viel besser)	32 %	13 %	< 0,05
Syndrom-Kurztest (Kriterium: Besserung um mindestens 4 Punkte)	38 %	18 %	< 0,05
Nürnberger Alters-Beobachtungs-Skala (Kriterium: Besserung um mindestens 2 Punkte)	33 %	23 %	n.s.
Response insgesamt (Definition: Ansprechen auf mindestens zwei Zielvariablen)	28 %	10 %	0,005

Die Verbesserung der objektiven kognitiven Leistung im SKT betrug in der Verumgruppe 2,2 Punkte, in der Placebogruppe 0,8 Punkte. Die Placebo-Verum-Differenz nach 24 Behandlungswochen lag somit bei 1,2 Punkten auf dieser Skala. Auch in dieser Studie wurden keine Unterschiede der Wirksamkeit bei den beiden Formen der Demenz deutlich.

In Stichproben von Patienten mit ausschließlich vaskulär bedingten Demenzzuständen sehr leichten Ausprägungsgrades zeigten doppelblinde, placebokontrollierte Untersuchungen ebenso wie bei Alzheimer-Patienten eine Wirkung von Ginkgo biloba auf die Gedächtnis- und Aufmerksamkeitsleistung [14]. Bei Patienten mit leichten idiopathischen kognitiven Störungen ohne genauere diagnostische Zuordnung verbesserte Ginkgo biloba in einem doppelblinden placebokontrollierten Versuch mit vorwiegend computergestützter Prüfung [36] die kognitiven Leistungen in 2 von 8 Bereichen. Die praktische Relevanz dieser Ergebnisse ist unklar.

Diskussion

Ginkgo biloba ist auf dem Gebiet der kognitiven Störungen eine sehr gut untersuchte Substanz. Eine große Zahl von doppelblinden und placebokontrollierten Studien hat schon unter den früheren semiologischen und ätiologischen Konzepten des hirnorganischen Psychosyndroms und der zerebrovaskulären Insuffizienz nachweisen können, daß Ginkgo-biloba-Zubereitungen kognitive Fähigkeiten verbessern können, vor allem basale kognitive Leistungen wie Aufmerksamkeit, Konzentrationsfähigkeit und Reaktionsgeschwindigkeit, aber auch höher integrierte Leistungen wie Gedächtnis und Lernen. Diese Studien haben mit überzeugender Einstimmigkeit auch die gute Verträglichkeit von Ginkgo biloba und die äußerst geringe Rate von Nebenwirkungen unter Beweis gestellt.

Nach dem Konzeptwandel auf dem Gebiet der organisch bedingten psychischen Störungen stellte sich die Frage, ob Ginkgo biloba auch bei Demenzzuständen wirksam ist. Als deren häufigste Ursachen werden heute die Alzheimer-Krankheit und die zerebrale Mikroangiopathie angesehen. Auch hierzu liegen mehrere methodisch adäquate Studien vor. Ihre Ergebnisse sind übereinstimmend positiv. Ginkgo-biloba-Zubereitungen sind in der Lage, bei Patienten mit Alzheimer-Krankheit, mit vaskulärer Demenz und mit Mischformen dieser beiden Erkrankungen kognitive Leistungen, den psychopathologischen Gesamtzustand und das subjektive

Befinden signifikant zu verbessern. Rund ein Drittel der Patienten spricht positiv auf die Behandlung an.

Allerdings ist das im Durchschnitt der Patienten erreichbare Ausmaß der positiven Veränderungen im Vergleich zu unbehandelten Patienten gering. Die praktische Relevanz der nachgewiesenen Effekte muß daher kritisch beurteilt werden. Es gibt bisher keinen überzeugenden Beleg dafür, daß die Behandlung mit Ginkgo biloba bei Demenzerkrankungen zu einer Verbesserung der Alltagsbewältigung auf seiten der Patienten oder zu einer Verringerung des Pflegeaufwands auf seiten der Bezugspersonen zur Folge hat. Damit sind strenggenommen die heute geltenden Kriterien für den Nachweis der Wirksamkeit im Indikationsgebiet der Demenz nur teilweise erfüllt. Es ließ sich auch nicht nachweisen, daß die Behandlung mit Ginkgo-biloba-Zubereitungen das Fortschreiten der Symptome bei der Alzheimer-Krankheit beeinflußt.

Sicher gibt es aber Patienten, die in überdurchschnittlichem Maß von der Therapie mit Ginkgo biloba profitieren. Ihnen sollte diese Behandlungsalternative nicht vorenthalten bleiben, zumal sie sich durch eine sehr gute Verträglichkeit auszeichnet. Der Behandlungserfolg muß nach Ablauf einer geeigneten Zeitspanne von 2 bis 3 Monaten mit objektiven und veränderungssensitiven Maßen geprüft werden.

Literatur

1. Arrigo A (1986) Behandlung der chronischen zerebrovaskulären Insuffizienz mit Ginkgo-biloba-Extrakt. Therapiewoche 36: 5208–5218
2. Augustin P (1976) Le tanakan en gériatrie. Étude clinique et psychométrique chez 189 malades d'hospice. Psychologie Médicale 8: 123–130
3. Breteler MMB, Claus JJ, VanDuijn CM, Launer LJ, Hofman A (1992) Epidemiology of Alzheimer's disease. Epidemiol Rev 14: 59–82
4. Brüchert E, Heinrich SE, Ruf-Kohler P (1991) Wirksamkeit von LI 1370 bei älteren Patienten mit Hirnleistungsschwäche. Münch Med Wschr 133: S9–S14
5. Bundesgesundheitsamt (1991) Empfehlungen zum Wirksamkeitsnachweis von Nootropika im Indikationsbereich „Demenz" (Phase III). Bundesgesundheitsblatt 7: 342–350
6. Dieli G, LaMantia V, Saetta M, Costanzo E (1981) Studio clinico in coppio cieco del tanakan nell'insufficienza cerebrale cronica. Lavoro Neuropsichiatrico 68: 3–14
7. Eckmann F, Schlag H (1982) Kontrollierte Doppelblind-Studie zum Wirksamkeitsnachweis von Tebonin forte bei Patienten mit zerebrovaskulärer Insuffizienz. Fortschr Med 100: 1474–1478
8. Gerhardt G, Rogalla K, Jaeger J (1990) Medikamentöse Therapie von Hirnleistungsstörungen. Fortschr Med 108: 384–388
9. Geßner B, Voelp A, Klasser M (1985) Study of the long-term action of a ginkgo biloba extract on vigilance and mental performance as determined by means of quantitative pharmaco-EEG and psychometric measurements. Arzneimittelforschung 35: 1459–1465
10. Grässel E (1992) Einfluß von Ginkgo-biloba-Extrakt auf die geistige Leistungsfähigkeit. Fortschr Med 110: 73–76
11. Haan J, Reckermann U, Welter FL, Sabin G, Müller E (1982) Ginkgo-biloba-Flavonglykoside. Therapiemöglichkeit der zerebralen Insuffizienz. MedWelt 33: 1001–1005
12. Halama P (1991) Befindlichkeitsbeurteilung und Psychometrie. Testung der Ginkgo-biloba-Wirkung bei Patienten einer Neurologischen Fachpraxis. Münch Med Wschr 133: S19–S22
13. Halama P, Bartsch G, Meng G (1988) Hirnleistungstörungen vaskulärer Genese. Fortschr Med 106: 408–413
14. Hartmann A, Frick M (1991) Wirkung eines Ginkgo-Spezialextraktes auf psychometrische Parameter bei Patienten mit vaskulär bedingter Demenz. Münch Med Wschr 133: S23–S25
15. Hofferberth B (1992) The efficacy of EGb 761 in patients with senile dementia of the Alzheimer type. A double-blind, placebo-controlled study on different levels of investigation. Interner Bericht, Neurologische Abteilung, Krankenhaus Lindenbrunn
16. Hofferberth B (1989) Einfluß von Ginkgo biloba-Extrakt auf neuropsychiologische und psychometrische Meßergebnisse bei Patienten mit hirnorganischem Psychosyndrom. Arzneimittelforschung 39: 918–922
17. Hofferberth B (1991) Ginkgo-biloba-Spezialextrakt bei Patienten mit hirnorganischem Psychosyndrom. Münch Med Wschr 133: S30–S33

18. Hörr R, Halama P (1992) Placebo-kontrollierte randomisierte Doppelblindstudie zum Nachweis der klinischen Wirksamkeit des Ginkgo-biloba-Spezialextraktes EGb 761 bei intravenöser Verabreichung an Patienten mit mittelschwerer Demenz vom vaskulären oder Alzheimer-Typ sowie Mischformen von beiden. Interner Bericht, Dr. Willmar Schwabe, Karlsruhe

19. Israel L, Ohlmann T, Delomier Y, Hugenot R (1977) Étude psychometrique de l'activité d'un extrait végétal au cours des états d'involution sénile. Lyn Méditerranée Médical 13: 1197–1199

20. Kanowski S (1991) Klinischer Wirksamkeitsnachweis bei Nootropika. Münch Med Wschr 133: S5–S8

21. Kanowski S, Herrmann WM, Stephan K, Wierich W, Hörr R (1995) Proof of efficacy of the ginkgo biloba special extract EGb 761 in outpatients suffering from primary degenerative dementia of the Alzheimer type and multi-infarct dementia. Pharmacopsychiatry 4: 149–158

22. Kleijnen J, Knipschild P (1992) Ginkgo biloba for cerebral insufficieny. Brit J Clin Pharmacol 34: 352–358

23. Krauskopf R, Kugler J, Häuser B (1982) Leistungszunahme und Vigilanzänderung bei zerebrovaskulärer Insuffizienz nach 60 Tagen Behandlung mit Rökan bzw. Dihydroergotoxinmethansulfonat. Interner Bericht, Institut Gomed

24. Maurer K, Ihl R, Dierks T, Krebs E, Frölich L (1995) Klinische Wirksamkeit des Ginkgo-biloba-Spezialextraktes EGb 761 bei Demenz vom Alzheimer-Typ. Unveröffentlicht

25. Michaelis P (1992) Einfluß von Ginkgo-biloba-Extrakt auf die geistige Leistungsfähigkeit. Randomisierte doppelblinde Parallelgruppen-Vergleichsstudie bei Patienten mit zerebraler Insuffizienz. IMFORM Institut, 8.6.1992

26. Moreau P (1975) Un nouveau stimulant circulatoire cérébral. Nouvelle Presse Méd 4: 2401-2402

27. Pidoux, B, Bastien C, Niddam S (1983) Clinical and quantitative EEG double-blind study of ginkgo biloba extract (GBE). J Cereb Blood Flow Metab 3: S556–S557

28. Rabinovici, Lande (1990) Einfluß von Li 136 (Ginkgo biloba) auf Befindlichkeit und Leistungsfähigkeit bei cerebraler Insuffizienz. Interner Bericht, Lichtwer Pharma, GmbH Berlin

29. Rai GS, Shovlin C, Wesnes KA (1991) A double-blind, placebo-controlled study of Ginkgo biloba extract („Tanakan") in elderly outpatients with mild to moderate memory impairment. Current Medical Research and Opinion 12: 350–355

30. Schmidt U, Rabinovici K, Lande S (1991) Einfluß eines Ginkgo-Spezialextraktes auf die Befindlichkeit bei zerebraler Insuffizienz. Münch Med Wschr 133: S15–S18

31. Schulz V (1990) Multizentrische Praxis-Studie zur Prüfung der Wirksamkeit von Li 137 (Ginkgo-biloba-Extrakt) bei älteren Patienten mit Hirnleistungsschwäche. Interner Bericht, Lichtwer Pharma GmbH Berlin

32. Swash M, Brooks DN, Day NE, Frith CD, Levy R, Warlow CP (1991) Clinical trials in Alzheimer's disease. A report from the Medical Research Council Alzheimer's Disease Clinical Trials Committee. J Neurol Neurosurg Psychiat 54: 178–181

33. Vesper J, Hänsgen KD (1992) Wirksamkeit von LI 1370 (Ginkgo-biloba-Spezialextrakt) bei ambulanten Patienten mit cerebraler Insuffizienz im Alter. Ergebnisse einer placebokontrollierten Doppelblindstudie. Interner Bericht, Evangelisches Krankenhaus Königin Elisabeth Herzberge und Humboldt-Universität zu Berlin

34. Vorberg G, Schenk N, Schmidt U (1989) Wirkung eines Ginkgo-biloba-Extraktes bei 100 Patienten mit zerebraler Insuffizienz. Herz und Gefäße 9: 396–401

35. Weitbrecht WU, Jansen W (1986) Primär degenerative Demenz: Therapie mit Ginkgo-biloba-Extrakt. Plazebo-kontrollierte Doppelblind- und Vergleichsstudie. Fortschr Med 104: 45–48

36. Wesnes K, Simmons D, Rook M, Simpson P (1987) A double-blind placebo-controlled trial of Tanakan in the treatment of idiopathic cognitive impairment in the elderly. Human Psychopharmacology 2: 159 169

37. Yesavage JA, Tinklenberg JR, Hollister LE, Berger PA (1979) Vasodilators in senile dementias. Arch Gen Psychiatry 36: 220–223

Anschrift des Verfassers:
PD Dr. A. Kurz
Psychiatrische Klinik und Poliklinik
der Techn. Universität München
Klinikum rechts der Isar
Möhlstraße 26
81675 München

Kava-Spezialextrakt: Wirksame Phytotherapie bei Angststörungen

H. Woelk

Psychiatrisches Lehrkrankenhaus der Universität Gießen

Angst – notwendiger Bestandteil des Menschen

Angst ist ein Zentralerlebnis des Menschen und gehört – ähnlich dem Phänomen des Schmerzes – zum Wesen der menschlichen Existenz. Sie dient der Bewältigung äußerer und innerer Bedrohungen. Schmerz und Angst sind „biologische Warnsysteme". Während Schmerz vor Schädigungen des Organismus selbst warnt, erstreckt sich Angst über das Individuum hinaus und richtet sich auf Bedrohungen der Außenwelt inklusive der mitmenschlichen sozialen Beziehungen. Für die Entwicklung eines jeden Menschen spielt das Erleben und Erfahren von Angst eine wichtige Rolle; ebenso wichtig ist die Fähigkeit, mit Angst umzugehen und diese zu bewältigen. Angstunfähige Menschen sind nicht überlebensfähig. Ängste können verschiedene Inhalte haben: Examensängste, Angst vor Ansteckung und Krankheit, Angst uns zu blamieren, zu binden, den Arbeitsplatz zu verlieren, Zukunftsängste, existentielle Ängste, Angst vor Zerstörung der Umwelt, Angst vor dem Krieg und dem Tod usw. Angst wird als unlustvolle gespannte Erregung erlebt. Nicht selten wird Angst im Zusammenhang mit Spannungs- und Unruhezuständen beobachtet und beschrieben. Angst-, Spannungs- und Unruhezustände können darin bestehen, daß die Person etwas Schlimmes erwartet. Sie können aber auch als Reaktion auf ein bereits eingetretenes akutes (z. B. Verlust einer Person) oder chronisches (längerdauernde Belastung) Ereignis entstehen. Angstzustände in unterschiedlicher Form und Ausprägung gehören zu den häufigsten psychopathologischen Phänomenen, die dem Arzt in Praxis und Klinik begegnen. Bei schätzungsweise 30 % der Patienten treten Angststörungen als Begleit- oder Haupterkrankungen auf.

„Normale" Angst – pathologische Angst

Es ist schwierig, eine scharfe Grenze zwischen behandlungsbedürftiger, einen Leidensdruck erzeugender Angst, und der sogenannten „normalen Angst" zu ziehen. Die Realangst, welche sich beispielsweise bei Katastrophen, Gefahr und Bedrohung einstellt, kann zu Flucht, Ausweichen, aber auch zu Zorn und Aggressionen führen und hat demnach eine wichtige Signalfunktion für das Individuum.

Das Ausmaß der Realangst und die Reaktionen darauf sind abhängig von der Persönlichkeit, von früheren Angsterfahrungen sowie von der augenblicklichen psychischen und körperlichen Verfassung der Person. Das Ausmaß der Angstentwicklung und die Art der Angstverarbeitung werden u. a. davon abhängen, ob sich die Person in einer Überlastungs- und Überforderungssituation befindet oder ausgeruht und ausgeglichen ist.

Von der Realangst unterschieden ist die „frei flottierende Angst" oder die „diffus aufsteigende Angst", die nicht auf etwas Bestimmtes bezogen ist. Diese Form der Angst wird von den

Patienten als psychische und meist auch als körperliche Belastung erlebt. Sie erzeugt einen Leidensdruck und führt den Patienten häufig in die ärztliche Praxis. Die Patienten können oft nur angeben, daß sie Angst haben. Sie empfinden die Angst als ein qualvolles, unbestimmtes Gefühl der Beengung und Bedrohung, in dem sie ohnmächtig etwas Unbekanntem, Anrückendem, Unangreifbarem ausgeliefert sind, ohne daß sie Möglichkeiten der Flucht oder des Auswegs sehen.

Angst – psychopathologische Zeichen

Die Angst ist ein „symptomatisches Chamäleon". Bezeichnend sind ihre biologischen Wurzeln, die sich in – mitunter sehr hartnäckigen – körperlichen Symptomen ausdrücken.
Psychopathologische Zeichen sind zu finden

● in der Stimmungslage (Gefühl der Einengung, der Unsicherheit, der Beunruhigung, des Ausgesetztseins, Sorge um die Gesundheit des Leibes, des Gewissens, der Existenz usw.),

● im Antrieb (Spannung, Unruhe, Erregung, Erstarren, Panik),

● im Bewußtsein, Denken und in der Wahrnehmung (Einschränkung der Besonnenheit, der Übersicht, der Fähigkeit zu Überlegen, verminderte Zugänglichkeit für Zuspruch, Trost, Beruhigungsversuche usw.),

● in Leibsymptomen (Kopfschmerzen, Herzklopfen, Halsschmerzen, Zittern, Impotenz, Frigidität),

● in Symptomen, die vom vegetativen Nervensystem ausgehen (Mydriasis, Anstieg von Puls und Blutdruck, Mundtrockenheit, Schwitzen, erhöhter Muskeltonus, Übelkeit, Erbrechen, Harndrang, Durchfall usw.).

Wichtig für die Behandlung einzelner Angststörungen ist das Erfassen des Schweregrads der Erkrankungen, der z. B. durch die Unterscheidung zwischen normaler und pathologischer Angst getroffen werden kann. Als orientierende Merkmale zur Diagnose pathologischer Ängste werden folgende Kriterien genannt:

1. die Unangemessenheit der Angstreaktionen gegenüber der Bedrohung,
2. die Symptomausprägung, d. h. dessen Intensität und Persistenz,
3. der Grad des subjektiven Leistungsdrucks,
4. das Vorliegen von körperlichen Symptomen.

Angst ist immer ein psychosomatischer Vorgang, also ein körperliches und seelisches Phänomen zugleich. Die körperlichen Symptome sind häufig nicht Folgen der Angst, sondern ein unmittelbares somatisches Korrelat. Hinweise auf die psychische Genese körperlicher Symptome ergeben sich häufig:
● aus dem Fehlen eines ausreichenden Organbefundes,

● aus der Vielzahl und der Heterogenität der körperlichen Beschwerden,

● aus dem Fluktuieren der körperlichen Symptomatik (wechselnder Organbefall und Beschwerdebilder),

● aus dem gleichzeitigen Vorhandensein psychischer Symptome.

Angst – internationale Klassifikation

Erst nach einer gründlichen Diagnostik soll eine Klassifikation nach DSM-IV oder ICD-10 durchgeführt werden, wobei jedoch bereits von den Klassifikationsschemata auf einige diagnostische Maßnahmen geschlossen werden kann.

In der ICD-10 werden die Angststörungen im Abschnitt 4 (Neurotische, Belastungs- und somatoforme Störungen) klassifiziert. Besonders die Hauptgruppe F 41 (andere Angststörungen), unter die die Untergruppen F 41.0 (Panikstörungen), F 41.1 (Generalisierte Angststörung), F 41.2 (Angst- u. depressive Störung, gemischt), F 41.3 (sonstige gemischte Angststörungen) subsumiert werden, spiegelt die Tatsache wider, daß die somatische und psychische Symptomatik von Angststörungen höchst vielfältig ist und häufig Mischformen repräsentiert. Ohne eine Bewertung dahingehend, welche Symptome und Angstformen im Vordergrund und welche mehr im Hintergrund liegen, ist eine Klassifikation nach ICD-10 bei diesen Erkrankungen nicht möglich.

Vor allem die Generalisierte Angststörung (F 41.1) dürfte in niedergelassenen Praxen und mit Blick auf Indikationen von Phythotherapeutika von besonderem Interesse sein. Diagnostische Leitlinien für diese Erkrankung nach ICD-10 sind:

Der Patient muß primäre Symptome von Angst an den meisten Tagen, mindestens mehrere Wochen lang, meist mehrere Monate, aufweisen. In der Regel sind folgende Einzelsymptome festzustellen:

1. Befürchtungen (Sorge über zukünftiges Unglück, Nervosität, Konzentrationsschwierigkeiten usw.),
2. motorische Spannung (körperliche Unruhe, Spannungskopfschmerz, Zittern, Unfähigkeit, sich zu entspannen);
3. vegetative Übererregbarkeit (Benommenheit, Schwitzen, Tachykardie oder Tachypnoe, Oberbauchbeschwerden, Schwindelgefühle, Mundtrockenheit etc.).

Bei Kindern herrschen auch das häufige Bedürfnis nach Beruhigung und wiederholte somatische Beschwerden vor.

Ein vorübergehendes Auftreten anderer Symptome während jeweils weniger Tage, besonders von Depression, schließt eine generalisierte Angststörung als Hauptdiagnose nicht aus, sofern nicht die vollständigen Kriterien für eine depressive Episode (F 32), phobische Störung (F 40), Panikstörung (F 41.0) oder Zwangsstörung (F 42) vorliegen.

Behandlung von Angststörungen mit Kava-Spezialextrakt

Historie, Ursprung

Die Heimat der Kavapflanze ist unbekannt; man vermutet sie auf Neuguinea oder auf den Neuen Hebriden. Mit der Besiedlung der Inseln des pazifischen Raumes durch die Polynesier verbreitete sie sich bis hin zu den Hawai-Inseln. Wildpflanzen von Kava-Kava sind keine bekannt. Man kennt lediglich Kultursorten in großer Vielfalt. Ursprungsgebiet der wilden Vorfahren der Kavadroge, für die heute Piper wichmannii angesehen wird, bilden Papua-Neuguinea, die Salomoninseln und der nördliche Teil von Vanuatu. Um 1800 v. Christus verließen die Bewohner des heutigen Südchinas ihre Wohnstätten, um an der Küste entlang weiter nach Süden zu gelangen. Dabei drangen diese Malayo-Polynesier – übrigens das wahrscheinlich bisher größte Seefahrervolk der Erde – über die Philippinen südwärts nach Melanesien und Neuguinea. Um 1000 v. Chr. waren die melanesischen Inseln Fidschi und Neukaledonien von Malayo-Polynesiern bewohnt, ab 750 v. Chr. wurden dann auch andere Inselgruppen entdeckt, die heute als Tonga- und Samoagruppe bezeichnet werden.

Diese Völker gebrauchten die Kavadroge auf zweierlei Weise, die abhängig von dem Trocknungszustand der Droge war: Frische Droge wurde durch Kauen zerkleinert, getrocknete Droge durch Zerreiben zwischen Steinen. In beiden Fällen wurde die zerkleinerte Droge in kaltem Wasser suspendiert. Das Kavagetränk wurde nicht auf Vorrat, sondern immer frisch zubereitet. Die zahlreichen Beschreibungen der Wirkung des Kavatrankes auf den Menschen differieren erheblich. Diese Abweichungen dürften durch den unterschiedlichen Pyrongehalt der Zubereitung bedingt sein sowie durch die unterschiedliche Trinkmenge. Nach Aufnahme geringer Mengen soll sich eine erfrischende, leicht stimulierende Wirkung bemerkbar machen, höhere Dosen führten zu einer ataraktischen Wirkung, übermäßiger Gebrauch, besonders der getrockneten Wurzel, führte zu einer motorischen Ataxie, „zu einem Verlust der Kontrolle über die Muskeln der Gliedmaßen". Bemerkenswert dabei ist, daß der Geist klar bleibt „bis der Schlaf kommt". Als unerwünschte Wirkung des Kavatrinkens wird eine lokal anästhetische Wirkung auf Zunge und Gaumen beschrieben, auch Appetitlosigkeit, Gewichtsverlust und das Auftreten von Hauterscheinungen werden beschrieben.

Gemessen an dem sehr häufigen Gebrauch des Kavatrankes waren die Begleiterscheinungen jedoch sehr selten.

Extraktherstellung, Definition

Seit Jahren hält der Kava-Spezialextrakt Einzug in die Psychopharmakotherapie. Damit aus einem Extrakt ein Arzneimittel mit gutem Nutzen-Risiko-Profil wird, bedarf es eines mehrstufigen Herstellungsverfahrens und verschiedener Kontrollen, die die Qualität der Ausgangsdroge und des Fertigprodukts sicherstellen. Dabei spielen Auswahl der Pflanzenspezies, des Pflanzenteils, des Lösungsmittels und die Festlegung dessen, welche Bestandteile an- und welche abgereichert werden, eine bedeutende Rolle.

Der Kava-Spezialextrakt wird aus dem Wurzelstock von Piper methysticum hergestellt. Der Wurzelstock der Kavapflanze enthält 2,5–8 % eines Gemisches verschiedener wirksamkeitsbestimmender Kavalactone, die auch Kavapyrone genannt werden. Die mengenmäßig vorherrschenden Kavalactone im Kava-Spezialextrakt sind Kavain, Dihydrokavain, Methysticin, Dihydromethysticin, Yangonin und Desmethoxyyangonin. Während bei der chemischen Synthese dieser Substanzen Razemate, also rechts- und linksdrehende Kavapyrone, jeweils zu 50 % entstehen, werden in der Pflanze selektiv die (+)-Enantiomere synthetisiert.

Meyer und Kretzschmar konnten im Tierversuch zeigen, daß intraperitoneal verabreichtes synthetisches Kavain um den Faktor 2,8 schwächer ist als die gleiche Menge des natürlich vorkommenden rechtsdrehenden Kavains, was vermutlich auf eine schlechtere Resorbierbarkeit des linksdrehenden Enantiomers zurückzuführen ist.

Die Schwierigkeit der Kava-Extraktion besteht darin, daß bei Extraktionen mit Wasser Extrakte mit einem nur geringen Gehalt an wirksamen Kavapyronen entstehen, bei Extraktionen mit Alkohol/Alkohol-Wasser-Mischungen Kavalactone besser herausgelöst werden, gleichzeitig aber auch harzige Matrixanteile, die resorptionshemmend wirken, mit extrahiert werden. Ziel ist es deshalb, einen Extrakt mit einer möglichst hohen Konzentration an wirksamkeitsbestimmenden Kavalactonen bei gleichzeitig guter Löslichkeit und damit Resorbierbarkeit der Lactone herzustellen. Der Kava-Spezialextrakt erfüllt diese Kriterien, er enthält 70 % wirksamkeitsbestimmende Kavalactone und 30 % resorptionsfördernde Begleitstoffe. Unerwünschte Begleitstoffe wie z. B. Harze, Flavokavine wurden abgereichert bzw. reduziert.

Beschreibung der Extraktzubereitung von Kava-Spezialextrakt: Es handelt sich um einen Trockenextrakt aus dem Kava-Wurzelstock: 11 bis 20 : 1. Die Extraktion erfolgt mit einem Aceton-Wasser-Gemisch. Eingestellt wird der Extrakt auf einen Gehalt von 70 % Kavalactone, berechnet als Summe der 6 Haupt-Kavalactone Kavain, Dihydrokavain, Methysticin, Dihydromethysticin, Yangonin, Desmethoxyyangonin. Bei der Herstellung werden durch Flüssig-Flüssig-Extraktion mit einem Gemisch aus Heptan-Aceton-Wasser lipophile Begleitstoffe entfernt. Als analytische Leitsubstanz für die erfolgreiche Entfernung dieser Fraktion wird eine Obergrenze von 0,5 % Flavokavinen, berechnet als Summe von Flavokavin A und B, definiert.

Dieses aufwendige Herstellungsverfahren und die Gewährleistung gleichbleibender Qualität schafften die Voraussetzung, daß aus einem euphorisierenden Getränk ein modernes Phytopharmakon zur Behandlung von definierten Formen der Angststörung wurde.

Klinische Studien

Selten gelingt es bereits in der Frühphase einer schulmedizinisch orientierten Anwendung, klar umrissene Indikationen für Phytotherapeutika durch humanklinische kontrollierte Studien zu definieren und zu belegen. Die klinische Erforschung des Kava-Spezialextrakts ist ein Beispiel dafür, daß durch sorgfältiges Screening der Daten aus der traditionellen Anwendung von Kava-Kava sowie der Ergebnisse aus der Analytik und der pharmakologischen Wirkstoffforschung indikationsspezifisch und zielgerichtet humanklinische Studien durchgeführt werden können. Dadurch konnten bereits früh die Kernindikationen von Kava-Spezialextrakt, nämlich Angststörungen, die mit motorischer Spannung und vegetativer Überregbarkeit einhergehen, gefunden werden. Diese Kernindikationen entsprechen weitgehend dem Krankheitsbild der generalisierten Angststörung (F 41.1 nach ICD-10). Was die Wirkstärke betrifft, so scheint eine Tagesdosis von 300 mg Kava-Spezialextrakt, entsprechend 210 mg Kavapyrone, einer Tagesdosis von lediglich 150 mg Kava-Spezialextrakt, entsprechend 105 mg Kavapyrone, in der Therapie von Angststörungen bei gleich guter Verträglichkeit überlegen zu sein.

Die vorliegenden humanklinischen Studien, wovon ein großer Teil mit dem Kava-Spezialextrakt WS 1490 durchgeführt wurde, belegen unter verschiedenen Versuchsbedingungen Wirkung und Wirksamkeit dieser Drogenzubereitung. Neben Untersuchungen an Probanden, die cerebrale elektrophysiologische Korrelate der Kavawirkung im Sinne einer Anxiolyse bei gleichzeitiger Verbesserung der Informationsverarbeitung zeigten, sowie Probandenstudien zur Prüfung der Arzneimittelsicherheit wurden bisher 4 klinische Studien mit Kava-Spezialextrakt an Patienten mit Angststörungen durchgeführt. Drei davon waren placebokontrolliert, eine referenzkontrolliert. Alle erfüllten die Anforderungen der GCP-Richtlinien. Nachfolgend sei ausführlicher die kontrollierte Studie von H. Woelk et al.: Behandlung von Angstpatienten; Kava-Spezialextrakt WS 1490 bei Angstpatienten im Vergleich zu den Benzodiazepinen Oxazepam und Bromazepam – eine Doppelblindstudie in ärztlichen Praxen (Z Allg M 69, 271–277 (1993)), vorgestellt.

Wie bei 2 der anderen o. g. Studien wurde auch im Rahmen dieser Studie der HAMA-Gesamtscore als Hauptprüfkriterium und auch als Teil der Einschlußkriterien gewählt. Eingeschlossen wurden Patienten beiderlei Geschlechts im Alter von 18 bis 65 Jahren mit Angst-, Spannungs- und Erregungszuständen nichtpsychotischer Genese, die vor Beginn der Therapie einen HAMA-Gesamtscore > 18 sowie einen Punktwert im Mehrfachwahl-Wortschatz-Intelligenztest (MWT-B) $\geq$ 80 erreichten. Verglichen wurden 3 Behandlungsgruppen, die wie folgt unterschiedlich medikamentiert wurden:

Beh.-Gruppe 1 (n = 57):   Kava-Spezialextrakt   3 x 100 mg
Beh.-Gruppe 2 (n = 59):   Oxazepam   3 x 5 mg
Beh.-Gruppe 3 (n = 56):   Bromazepam   3 x 3 mg.

Hauptzielkriterium war die Veränderung des HAMA-Summenscores zwischen Anfang und Ende der Beobachtungszeit. Begleitvariablen waren CGI, KEPS, EAAS, EWL 60-S. Die Gesamtzahl der untersuchten Patienten betrug 172. Die Behandlung erstreckte sich über 6 Wochen. Im Anschluß an diese Studie wurden zum Zweck der Prüfung der Langzeitverträglichkeit 158 der 172 Patienten für die Dauer von 15 Wochen mit Kava-Spezialextrakt weiterbehandelt. Dies geschah unabhängig von der vorherigen Medikation. Damit sollte auch geprüft werden, ob Patienten, die mit Benzodiazepinen vorbehandelt wurden, auf den Kava-Spezialextrakt umgestellt werden können.

Ergebnisse

1. Hauptzielkriterium
Der HAMA Summenscore veränderte sich zwischen Anfang und Ende der Beobachtungszeit in den 3 Behandlungsgruppen wie folgt:

Kava-Kava-Spezialextrakt   27,3 (Anfang) – 15,6 (Ende)
Oxazepam   27,8 (Anfang) – 16,6 (Ende)
Bromazepam   27,3 (Anfang) – 13,4 (Ende)

Alle 3 Behandlungsgruppen zeigten eine signifikante Angstreduktion zwischen Anfang und Ende der Therapie. Zwischen den Behandlungsgruppen bestand diesbezüglich kein signifikanter Unterschied.

2. Begleitvariablen
Etwa 85 % der Patienten waren nach CGI vor Therapie mäßig bis deutlich krank. In allen drei Behandlungsgruppen war ein ähnlich großer Trend in Richtung „Positive Befindlichkeit".

Der HAMA-Summenscore zu Anfang der Therapie sowie der Verlauf der CGI belegen, daß es sich bei den eingeschlossenen Patienten um solche mit leichten bis mittelschweren Angstsyndromen handelte.

3. Verträglichkeit
Vorzeitig beendet wurde die Studie von 4 Patienten der Bromazepam- und je 2 Patienten der Oxazepam- und Kava-Gruppe. Gründe für die Studienabrüche in der Kava-Gruppe waren unzureichende Wirksamkeit und Unzuverlässigkeit des Patienten. Unerwünschte Ereignisse im kausalen Zusammenhang mit der Gabe von Kava-Spezialextrakt wurden nicht beobachtet, in zeitlichem Zusammenhang notierten die Prüfärzte je einmal Magendruck und nächtliche Übelkeit sowie Antriebsminderung und Verkrampfung unter Streß.

4. Nachbeobachtung
Die Angstausprägung ging unter der Gabe des Kava-Spezialextrakts weiter zurück – und zwar unabhängig von der anfänglichen Behandlungsart. Nebenwirkungen wurden auch während dieser Nachbeobachtungszeit nicht beobachtet. Eine Umstellung von Benzodiazepinen auf Kava-Spezialextrakt ist also prinzipiell möglich.

Fazit

Bei Patienten mit leichten bis mittelschweren Angstsyndromen, die schwerpunktmäßig durch die ICD-10 Klassifikation 41.1 (generalisierte Angststörungen) annähernd beschrieben werden können, ist der Kava-Spezialextrakt vergleichbar wirksam wie die Benzodiazepine Oxazepam und Bromazepam. Die Wirksamkeit ist bereits innerhalb einer Woche deutlich, nach 6 Wochen signifikant. Eine Umstellung von Benzodiazepinen auf Kava-Spezialextrakt scheint prinzipiell möglich. Jedoch muß beachtet werden, daß der Wirkungseintritt der Benzodiazepine wesentlich früher (innerhalb von Stunden) als derjenige von Kava-Spezialextrakt (innerhalb einer Woche bis 10 Tage) liegt.

Zusammenfassung

Angst ist als Warnsignal ein notwendiger Bestandteil des Menschen. Angst ist immer ein psychosomatischer Vorgang. Die Symptomatik ist sehr vielgestaltig, häufig liegen Mischformen mit anderen Erkrankungen vor. Für die Bedürftigkeit und Art der Therapie sind vor allem die Einschätzung des Schweregrads der Erkrankung, aber auch Kenntnisse über Ätiologie und eine einheitliche Klassifikation (ICD-10, DSM-IV) wichtig. Der Kava-Spezialextrakt ist bei der Behandlung von Patienten mit leichten bis mittelschweren chronischen Angststörungen klinisch relevant wirksam. Dies belegen placebo- und referenzkontrollierte Studien mit validierten Meßskalen.

Anschrift des Verfassers:
Prof. Dr. H. Woelk
Psychiatrisches Lehrkrankenhaus der Universität Gießen
Licher Straße 106
35394 Gießen

Johanniskraut als pflanzliches Antidepressivum

V. Schulz

Berlin

Einleitung

Johanniskraut (Hypericum perforatum L.) zählt zu den klassischen europäischen Heilpflanzen. Die therapeutische Anwendung, z.B. bei psychiatrischen Erkrankungen, ist seit dem Mittelalter bekannt [3]. Die systematische Prüfung der Wirksamkeit, insbesondere derjenigen gegen Depressionen, blieb dagegen den letzten 15 Jahren vorbehalten [13]. Anders als bei der Neuentwicklung synthetischer Arzneimittel stand hierbei die Prüfung der klinischen Wirksamkeit und Verträglichkeit im Vordergrund, während pharmakologische Untersuchungen nur ergänzenderweise durchgeführt worden sind. Die vorliegende Arbeit soll einen Überblick über aktuelle klinische und klinisch-pharmakologische Studien geben; detaillierte Ergebnisse werden auszugsweise referiert.

Differenziert nach der Herstellungsweise des Wirkstoffes können die Studien in 2 Gruppen eingeteilt werden:

Für einen als „LI 160" bezeichneten methanolischen Hypericumextrakt[1]) wurden 9 und mit einem nahe damit verwandten Präparat[2]) zusätzlich 4 kontrollierte Studien seit 1991 publiziert.

Tabelle 1. Kontrollierte klinische Studien mit dem methanolischen Hypericumextrakt LI 160 und einem nahestehenden Präparat (*enthielt bis zu 50% eines pharmazeutischen Hilfsstoffes, so daß die Tagesdosis bezogen auf den „nativen" Extrakt in diesen 5 Studien 450–900 mg betrug).
HAMD = Hamilton-Depressions-Skala, CGI = Clinical-Global-Impressions-Skala, B-L = Beschwerdenliste nach von Zerssen, BEB = Beschwerde-Erfassungsbogen nach Kasielke, KAI = Kurztest der allgemeinen Informationsverarbeitung nach Lehrl, SAD = Patienten mit saisonal abhängiger Depression, D-S = Depressivitäts-Skala nach von Zerssen, Bf-S = Befindlichkeits-Skala nach von Zerssen.

Erstautor, Jahr [Literaturstelle]	Fallzahl	Tagesdosis	Dauer (Tage)	Vergleichs- therapie	Zielparameter
Halama, 1991 [9]	50	450–900 mg*	28	Placebo	HAMD, B-L, CGI
Johnson, 1992 [16]	12	450–900 mg*	42	Placebo	Pharmako-EEG
Sommer, 1993 [38]	105	450–900 mg*	28	Placebo	HAMD
Johnson, 1993 [17]	24	900 mg	42	Maprotilin	Pharmako-EEG, Bf-S
Harrer, 1993 [11]	102	900 mg	28	Maprotilin	HAMD, D-S, CGI
Hübner, 1993 [15]	39	900 mg	28	Placebo	HAMD, B-L, CGI
Martinez, 1993 [25]	20	900 mg	35	Lichttherapie	HAMD (SAD-Patienten)
Lehrl, 1993 [24]	50	450– 900 mg*	28	Placebo	HAMD, KAI
Staffeldt, 1993 [39]	12	300–1800 mg	1–28	Placebo	Pharmakokinetik
Schmidt, 1993 [33]	32	900 mg	7	Placebo	Interaktionen mit Alkoholgenuß
Schulz, 1993 [36]	12	900 mg	28	Placebo	Schlaf-EEG, D-S, Bf-S
Hänsgen, 1993 [8, 45]	101	900 mg	42	Placebo	HAMD, D-S, CGI, BEB
Vorbach, 1993 [41]	135	900 mg	42	Imipramin	HAMD, D-S, CGI

[1]) Jarsin® 300,
[2]) Jarsin®, beide Lichtwer Pharma GmbH, Berlin

Eine Übersicht dieser Studien findet sich in der Tabelle 1. Daraus geht hervor, daß bei den insgesamt 13 Studien 665 Patienten eingeschlossen waren. Die Tagesdosis, bezogen auf den nativen Extrakt, reichte von 300–1800 mg, bei depressiven Patienten von 450–900 mg täglich. Die Behandlungsdauer betrug bei den Patientenstudien 4–6 Wochen, bei den klinisch-pharmakologischen Untersuchungen zum Teil auch weniger. Zwei Probandenstudien wurden im Crossover-Design [16, 36], alle übrigen Studien im Parallelgruppenvergleich, 9 gegen Placebo, 3 gegen Standard-Pharmakotherapie und eine gegen Lichttherapie durchgeführt. Alle Studien bei Patienten mit depressiven Verstimmungen und Depressionen hatten die Bewertung mit der Hamilton-Depressions-Skala (HAMD) als konfirmatorischen Zielparameter, so daß eine gute Vergleichbarkeit sowohl dieser Studien untereinander als auch mit solchen anderer Hypericumpräparate (Tabelle 2) oder synthetischer Antidepressiva [22, 23] gegeben ist.

Die 2. Gruppe umfaßt 12 Studien mit 5 Hypericumpräparaten auf der Basis ethanolischer Extrakte. Eine Übersicht über diese Studien findet sich in der Tabelle 2. Acht dieser 12 Studien sind mit sogenannten Fluidextrakten durchgeführt worden, wobei in den Publikationen jeweils nur die Menge der eingenommenen Flüssigkeit als Dosis angegeben wurde, nicht dagegen die Trockenmasse der Extrakte. Daher wurde in der Tabelle grob orientierend davon ausgegangen, daß diese Fluidextrakte etwa 10–15 % Trockenmasse enthalten, was bei den angewandten Tagesdosen von 3 ml bzw. 4,5 ml Wirkstoffmengen von 300–450 mg bzw. 450–675 mg entsprechen würde. Ein besonderes Problem ergibt sich aus der Tatsache, daß Studien mit pflanzlichen Flüssigpräparationen wegen des charakteristischen Geschmackes des Verum nicht zuverlässig zu verblinden sind. Drei weiteren Studien aus der Tabelle 2, die mit Feststoffpräparaten durchgeführt worden sind, lagen Tagesdosen des Extraktes von 200–600 mg zugrunde. Leider enthält jedoch das betreffende Präparat Baldrianextrakt als zusätzliche Komponente, so daß auch hier die Ergebnisse nicht eindeutig zu interpretieren sind.

Tabelle 2. Kontrollierte Studien mit ethanolischen Hypericumextrakten. Bei den Flüssigpräparationen Hyperforat® und Psychotonin® M wurde für die Berechnung der Dosis in mg ein Feststoffanteil von 10–15% zugrunde gelegt. Bei Sedariston® (*) handelt es sich um ein Kombinationspräparat, das neben Hypericum- auch Baldrianextrakt enthält.
HAMD = Hamilton-Depressions-Skala, HAMA = Hamilton-Angst-Skala, CGI = Clinical-Global-Impressions-Skala, B-L = Beschwerdeliste nach von Zerssen, D-S = Depressivitäts-Skala nach von Zerssen, Bf-S = Befindlichkeits-Skala nach von Zerssen, DSI = Depressivitäts-Skala nach Zung, STAI = State-Trait-Anxiety-Inventory, BEB = Beschwerde-Erfassungsbogen nach Kasielke, KAI = Kurztest der allgemeinen Informationsverarbeitung nach Lehrl, SAD = Patienten mit saisonal abhängiger Depression.

Erstautor, Jahr [Literaturstelle]	Fall-zahl	Tages-dosis	Dauer (Tage)	Handels-Präparat	Vergleichs-Therapie	Zielparameter
Hoffmann, 1979 [14]	60	4,5 ml (450–675 mg)	42	Hyperforat®	Placebo	Eigene Skala
Panijel, 1985 [28]	100	200–400 mg	14	*Sedariston®	Diazepam	CGI, B-L, STAI
Steger, 1985 [40]	93	400–600 mg	42	*Sedariston®	Desipramin	CGI, D-S, B-L
Schlich, 1987 [32]	49	3 ml (300–450 mg)	28	Psychotonin® M	Placebo	HAMD, STAI
Kniebel, 1988 [19]	130	300–600 mg	42	*Sedariston®	Amitriptylin	HAMD, CGI, Bf-S
Schmidt, 1989 [34]	40	4,5 ml (450–675 mg)	28	Psychotonin® M	Placebo	HAMD
Werth, 1989 [46]	30	4,5 ml (450–675 mg)	23	Psychotonin® M	Imipramin	HAMD
Kugler, 1990 [21]	80	4,5 ml (450–675 mg)	28	Psychotonin® M	Bromazepam	DSI, STAI
Harrer, 1991 [12]	116	3 ml (300–450 mg)	42	Psychotonin® M	Placebo	HAMD, HAMA, D-S
Osterheider, 1992 [27]	46	?	?	Psychotonin® M	Placebo	HAMD, HAMA, CGI
Bergmann, 1993 [1]	80	?	42	Esbericum®	Amitriptylin	HAMD, Bf-S
Quandt, 1993 [28a]	88	4,5 ml (450–675mg)	28	Psychotonin® M	Placebo	HAMD

Auf der Basis der Hamilton-Depressionsskala führten die Studien der Tabelle 2 mehrheitlich ebenfalls zu signifikant positiven Ergebnissen. Wegen der genannten methodischen Schwächen sollen diese Studien jedoch nachfolgend nicht mehr eingehend dargestellt werden.

Zur Bewertung der Therapiesicherheit liegen zum gegenwärtigen Zeitpunkt mit dem Extrakt LI 160 eine Anwenderbeobachtung unter Einschluß von 3250 Patienten [48] und eine Studie mit 32 Probanden zur Prüfung der Wechselwirkung mit gleichzeitiger Alkoholeinnahme [33] vor. Die Einflüsse auf Aufmerksamkeit und Reaktionsvermögen wurden als ergänzende Zielkriterien in einer Studie mit 65 depressiven Patienten geprüft [35]. Eine umfangreiche Prüfung zur Phototoxizität am Menschen in Verbindung mit den pharmakokinetischen Eigenschaften von Hypericin/Pseudohypericin [39] ist gegenwärtig in Durchführung. Partielle Informationen zur Phototoxizität lassen sich außerdem aus veterinärmedizinischen Untersuchungen herleiten [6, 37].

Wirkstoff, Zubereitung und Dosierung

Die Wirkstoffe der Johanniskrautpräparate sind komplexe Gemische. Die Zusammensetzung der entsprechenden Extrakte hängt sowohl von der Qualität der Droge als auch von den Herstellungsbedingungen ab. Deshalb soll an dieser Stelle kurz auf Fragen der pharmazeutischen Spezifikation eingegangen werden.

Die traditionelle arzneiliche Anwendung von Johanniskraut ist der Teeaufguß. Der wäßrige Auszug von 2–3 g getrockneter Droge war die Einzeldosis im medizinhistorischen Sinne. Fertigpräparate, wie sie heute mehrheitlich verwendet werden, gehen von methanolischen (Tabelle 1) oder ethanolischen (Tabelle 2) Extrakten aus. Die Mengenverhältnisse der Drogen zu den daraus gewonnenen Extrakten betragen bei den Feststoffpräparaten etwa 4:1 bis 7:1. Dividiert man die traditionelle Mindesteinzeldosis von 2 g (entsprechend einer Tasse Tee) durch die Verhältniszahl 7, so kommt man in etwa auf die äquivalente Einzeldosis von 300 mg Extrakt, die sich auch in den nachfolgend berichteten Studien als wirksam erwiesen hat.

Johanniskrautextrakte enthalten wenigstens 10 Stoffe oder Stoffgruppen, die zu den arzneilichen Wirkungen beitragen könnten [2, 6, 7, 20, 29, 31, 44]. Eine Zuordnung des antidepressiven Wirkprinzips zu bestimmten Inhaltsstoffen war jedoch bisher nicht eindeutig möglich [2, 7, 47]. Daher ist lediglich eine Normierung im Sinne der pharmazeutischen Qualität der Extrakte möglich, die auf der Basis charakteristischer Leitsubstanzen vorgenommen wird. Als solche gelten insbesondere die Hypericine. Bei einfachen wäßrigen Extraktformen wie Teezubereitungen fanden sich auf der Basis von HPLC-Trennungen und nachfolgender selektiver Messung des Hypericins und Pseudohypericins sowohl in einem Kaltwasseransatz als auch im Teeaufguß sowie in Heißwasserextraktionen unter verschiedenen Bedingungen Temperatur- und Zeitoptima von 80 °C und 10 min. Dabei wurden 10–20 % des Hypericin- und 30–40 % des Pseudohypericinanteils der Droge im Auszug erfaßt, wobei 90 % davon bereits nach 5 min nachweisbar waren [44].

Vergleichende Extraktionsversuche mit organischen Lösungsmitteln (10 min/80 °C) zeigen bei Methanol die beste Erfassung des Hypericin(H)- und Pseudohypericin(PH)-Anteiles (75 % H : 80 % PH), gefolgt von Ethanol (34 % H : 37 % PH), Aceton (ca. 20 %, 1 : 1) und Isopropanol (ca. 10 %, 1 : 1), während Ethylacetat überhaupt nicht als Extraktionsmittel geeignet ist. Mit 80 % Methanol in Wasser erfolgte innerhalb von 30 Minuten eine nahezu quantitative Extraktion beider Hypericine. Ein so gewonnener Extrakt kann auf einen mittleren Gehalt von etwa 0,2 % bis 0,3 % Gesamthypericine eingestellt werden [44].

Pharmakodynamik und Pharmakokinetik

Studien mit Probanden zur Pharmakodynamik

Ebenso wie zur experimentellen Pharmakologie liegen auch nur wenige Studien zur Pharmakodynamik von Johanniskrautpräparaten am Menschen vor. Beispielhaft soll an dieser Stelle nur auf die Studie von Schulz und Jobert [36] eingegangen werden. In dieser Studie wurde der Einfluß des Hypericumextraktes LI 160 auf das Schlaf-EEG in einer doppelblinden placebokontrollierten Studie bei älteren Probandinnen im Cross-over-Design geprüft. Das mittlere Alter betrug 60 ± 5 Jahre. In die Aufnahmeuntersuchung wurden die Befindlichkeitsskala Bf-S und die Depressivitätsskala D-S aufgenommen. Der mittlere Bf-S-Wert betrug 17,8 ± 10,9 Punkte, der Wert auf der D-S betrug 12,5 ± 10,3 Punkte. Für die Studie waren aus einer größeren Gruppe von Probandinnen (n = 24) diejenigen ausgesucht worden, deren Bf-S-Punktwert im oberen Bereich der Gesamtgruppe lag.

Die Prüfung umfaßte für jede Probandin zwei 4wöchige Behandlungssequenzen (Placebo und Verum), die durch eine 14tägige Auswaschphase getrennt waren. Die Verumbehandlung wurde mit dem Hypericumextrakt LI 160 in einer Tagesdosis von 3 x 300 mg durchgeführt. Die 12 Probandinnen wurden in zwei Gruppen eingeteilt. Die Gruppen erhielten während der ersten 4 Wochen LI 160 und im zweiten Behandlungsabschnitt Placebo oder umgekehrt.

Jede Probandin verbrachte insgesamt 4 Nächte (Prüftage 2, 30, 44 und 72) zur polygraphischen Schlafaufzeichnung im Schlaflabor. Jeder dieser Nächte war eine Adaptionsnacht vorgeschaltet (Prüftage 1, 29, 43 und 71). An den Prüfungen 2 und 44 wurden die Baseline-Messungen der ersten und zweiten Behandlungsphase erhoben. Zwischen den Prüftagen 2 und 29 sowie 44 und 71 wurde dreimal täglich zu den Mahlzeiten entweder LI 160 (300 mg) oder Placebo in Form von Dragees eingenommen.

Die Einschlafdauer und die Gesamtschlafzeit veränderten sich unter der Behandlung mit dem Verum nicht systematisch. Bei Analyse der Einzelwerte zeigten sich jeweils bei 7 von 12 Probandinnen unter beiden Behandlungen eine Abnahme der Wachzeit, während die Wachzeit bei je 5 Probandinnen zunahm. Beim langsamwelligen Schlaf (Stadien 3 und 4) nahm der mittlere prozentuale Anteil unter der Verumbehandlung von 1,5 % auf 6,0 % zu (9 von 12 Probandinnen zeigten einen Anstieg von prä nach post), während der Wert unter Placebo von prä 4,1 % auf post 2,5 % abnahm (5 von 12 Probandinnen zeigten eine Zunahme, 7 eine Abnahme).

Die automatische Schlafanalyse erlaubte eine genaue quantitative Analyse der langsamwelligen Aktivität im Schlaf-EEG. Unter der Behandlung mit LI 160 kam es bei 10 von 11 Probandinnen zu einer Zunahme der langsamwelligen Aktivität im Schlaf-EEG, während unter Placebo nur 5 von 11 Probandinnen eine Zunahme zeigten. Im Gegensatz zu den trizyklischen Antidepressiva oder den nicht selektiven MAO-Hemmern verursachte das Hypericumpräparat weder eine Verlängerung der REM-Latenz, noch eine Suppression des REM-Schlafes. Bezüglich der Einordnung in bezug auf den Wirkmechanismus kamen die Autoren zu dem Schluß, daß das gemessene Wirkprofil von Johanniskraut mit keinem der klassischen synthetischen Antidepressiva übereinstimmt. Die Zunahme der Schlafstadien 3 und 4 sei jedoch möglicherweise mit dem klinisch beobachteten antidepressiven Effekt im Zusammenhang zu sehen. Der fehlende Einfluß auf den Wachanteil deute darauf hin, daß kein sedierendes Potential vorhanden sei, sondern Johanniskrautpräparate eher aktivierend auf den Vigilanztonus einwirkten [36].

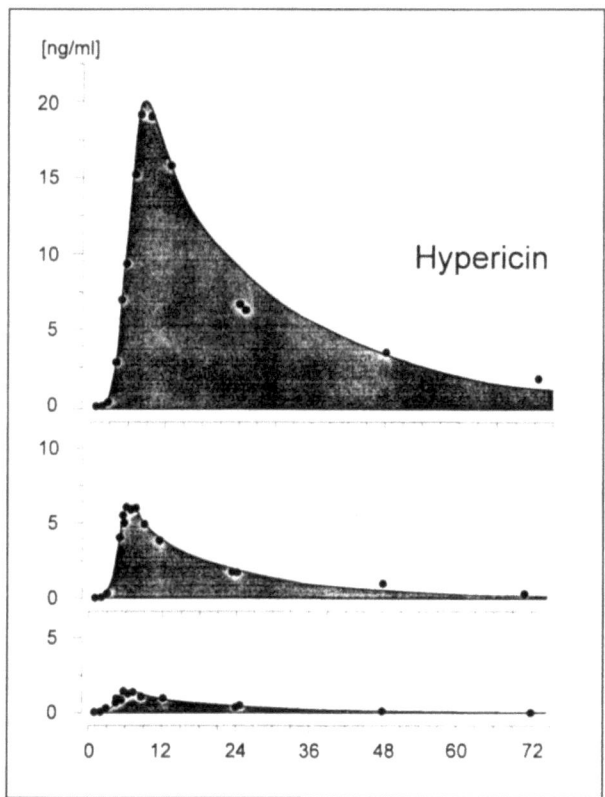

Abb. 1. Konzentrations-Zeit-Verlauf von Hypericin im Plasma bei 3 Probanden, die jeweils 300 mg (unten), 900 mg (Mitte) bzw. 1800 mg (oben) Hypericumextrakt LI 160 in Form von Dragees eingenommen haben. Der erhaltene Konzentrationsverlauf ergibt sich durch Kurvenanpassung mittels nichtlinearer Regressionsanalyse [39].

Studien mit Probanden zur Pharmakokinetik

Die Inhaltsstoffe des Johanniskrautextraktes umfassen neben den Flavonoiden (Quercetin, Hyperosid und Rutin), Gerbstoffen und Procyanidinen auch Biapigenin und das Phloroglucin-derivat Hyperforin sowie die Naphthodianthronderivate Hypericin und Pseudohypericin. Der Deutsche Arzneimittel-Codex (DAC) von 1986 definiert Hypericin als Leitsubstanz und schreibt vor, daß die zum Extrakt zu verarbeitende Johanniskrautdroge mindestens 0,04 % Dianthrone der Hypericingruppe, berechnet als Hypericin, enthalten muß.

Über das pharmakokinetische Verhalten der Leitsubstanz Hypericin beim Menschen liegen die Ergebnisse einer randomisierten Doppelblindstudie vor [39]. An der Studie nahmen 12 männliche Probanden im Alter zwischen 25 und 30 Jahren teil. Die Studie gliederte sich in zwei Teilbereiche: In Teil 1 erhielten die Probanden in 2wöchigem Abstand drei verschiedene Einzeldosen entsprechend 300, 900 oder 1800 mg (1, 3 oder 6 Dragees) des Hypericumex-traktes LI 160 standardisiert auf 900 µg Gesamthypericin pro Drageee, bestimmt nach der DAC-Methode (UV-photometrische Messung). Die spezifische HPLC-Bestimmung der ver-wendeten Charge ergab einen Gehalt von 250 µg Hypericin und 500 µg Pseudohypericin je Dragee. Die Differenz zu dem Gesamtwert von 900 µg könnte auf die Protohypericine, die Protopseudohypericine und die Zyklohypericine entfallen.

Die Probanden erhielten jeweils 6 Dragees, von denen je nach Dosis entweder 5, 3 oder keines ein Placebo war. Die Einnahme der Dragees erfolgte morgens. Die quantitative Bestimmung von Hypericin und Pseudohypericin erfolgte mittels Hochdruckflüssigkeits-Chromatographie (HPLC).

Die Verläufe der Plasmakonzentrationen von Hypericin nach Gabe von 1, 3 bzw. 6 Dragees des Hypericumpräparates sind in der Abbildung 1 exemplarisch für 3 Probanden dargestellt. Die höchsten Konzentrationen lagen bei der Dosis von 300 mg Hypericumextrakt (entsprechend 250 µg Hypericin) zwischen 1,0–2,0 ng/ml. Der Maximalspiegel für Hypericin war nach 5,2 Stunden erreicht. 24 Stunden nach Einnahme lagen die Talspiegel für Hypericin zwischen 0,3–0,7 ng/ml, und auch drei Tage nach Gabe der niedrigsten Einzeldosis waren immer noch meßbare Mengen von Hypericin (Medianwert: 0,1 ng/ml) im Plasma zu finden. Dieser langen Verweildauer im Körper entsprach eine Halbwertszeit von 24,8 Stunden (Medianwert).

Als weiterer Bestandteil des Extraktes wurde Pseudohypericin im Plasma nachgewiesen. Die Maximalspiegel von Pseudohypericin lagen bei einer Dosis von 300 mg Hypericumextrakt (entsprechend 500 µg Pseudohypericin) zwischen 2,0 und 5,4 ng/ml. Die Maximalspiegel waren bei 3 geprüften Dosierungen etwa doppelt so hoch wie die des Hypericins. Das entspricht dem Mengenverhältnis der beiden Substanzen im Dragee. Der Maximalspiegel von Pseudohypericin wurde nach 2,7 Stunden erreicht, die Eliminationshalbwertszeit reichte von 16 bis 36 Stunden [39].

Klinische Studien bei Patienten mit Depressionen

Therapiestudien im Vergleich mit Placebo

Im Zeitraum von 1991 bis 1994 wurden ingesamt 5 placebokontrollierte Doppelblindstudien mit Feststoffpräparaten publiziert oder abgeschlossen, wobei das eingesetzte Prüfpräparat vollständig [8, 15] oder teilweise [9, 24, 38] mit der Spezifikation von LI 160 identisch war. Bei dem teilidentischen Extrakt wurden bis zu 50 % eines pharmakologisch indifferenten „Stellmittels" (Glucosesirup) zugesetzt, um den Gehalt an Gesamthypericinen auf einen Sollwert von 0,12 % einzustellen. Der Stellmittelanteil war bei diesen Studien in die Dosisberechnung mit eingegangen. Die Dosis auf der Grundlage des nativen Extraktes war bei diesen Studien um bis zu 50 % niedriger gewesen, betrug jedoch mindestens 450 mg pro Tag. Die Studien von Hübner et al. [15] und Hänsgen et al. [8, 41] waren mit dem Präparat durchgeführt worden, das der endgültigen Spezifikation entsprach, wobei die Tagesdosis von 900 mg identisch war mit der Menge des nativen Extraktes. Das Design aller 5 Studien war ähnlich; über die letztgenannte Studie [41] soll hier beispielhaft berichtet werden.

Hänsgen et al. führten eine multizentrische Studie mit insgesamt 102 Patienten aus 17 Praxen niedergelassener Ärzte für Neurologie und Psychiatrie durch. Einzuschließen waren männliche und weibliche Patienten im Alter von 18–70 Jahren, die die Kriterien einer Major Depression nach DSM-III-R erfüllten. Als weiteres Einschlußkriterium galt ein Gesamtscore der Hamilton-Depressionsskala (HAMD) von 16–26. Die Dauer der depressiven Episode durfte minimal 2 Wochen und maximal 6 Monate betragen. Die Patienten wurden in der Reihenfolge ihres Vorsprechens in die Studie aufgenommen und erhielten über 4 Wochen entweder 3 x 1 Dragee LI 160 oder 3 x 1 Dragee des äußerlich identischen Placebos. In der 5. und 6. Woche erhielten die Patienten beider Gruppen 3 x 1 Dragee Verum. Die Medikation wurde jeweils für 2 Wochen ausgegeben.

Vor Beginn der Behandlungsphase sowie nach 2, 4 und 6 Behandlungswochen erfolgten Kontrolluntersuchungen mit psychometrischen Messungen. Die Verlaufskontrolle zur Beurteilung der Wirksamkeit und Verträglichkeit erfolgte mit den nachfolgend genannten validierten psychometrischen Verfahren: Hamilton-Depressionsskala (HAMD), Depressivitätsskala nach von Zerssen (D-S), Beschwerde-Erfassungsbogen (BEB) und Clinical-Global-Impressions-Skala (CGI). Mit dem Beschwerde-Erfassungsbogen (BEB) werden Wirkungen auf die Gesamtsymptomatik erfaßt und bereichsspezifisch gemessen. Er enthält 7 inhaltlich homogene Symptomskalen.

Die Protokolle von 96 Patienten waren entsprechend den im Prüfplan festgelegten Kriterien statistisch auswertbar. Die soziodemographischen Daten dieser Patienten sind in der Tabelle 3

Tabelle 3. Soziodemographische Daten und Zuordnung der Indikationen nach DSM-III-R der insgesamt 135 Patienten einer Vergleichsstudie zwischen dem Hypericumpräparat LI 160 und Imipramin [43].

Medikation	LI 160	Imipramin
Patienten (n)	67	68
männlich (n)	34	37
weiblich (n)	33	31
Alter (Jahre)	$52,8 \pm 13,0$	$54,0 \pm 12,1$
Gewicht (kg)	$69,8 \pm 11,1$	$75,6 \pm 11,4$
Größe (cm)	$168,2 \pm 6,6$	$170,2 \pm 6,3$
Major Depression (einzelne Episode, 296.2)	22 (32,4 %)	27 (40,3 %)
Major Depression (rezidivierend, 296.3)	14 (20,6 %)	15 (22,4 %)
Depressive Neurose (300.4)	18 (26,4 %)	15 (22,4 %)
Anpassungsstörung bei depressiver Verstimmung (309.0)	14 (20,6 %)	10 (14,9 %)

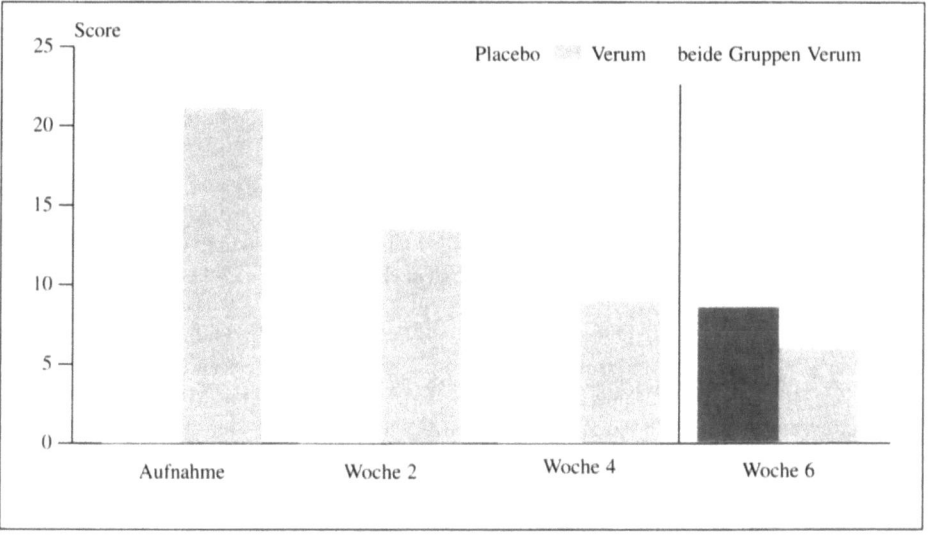

Abb. 2. Verlauf des Hamilton-Gesamtscores in einer placebokontrollierten Doppelblindstudie mit 102 Patienten. Zu den Kontrollzeitpunkten entsprechend Woche 2 und Woche 4 statistisch signifikanter Gruppenunterschied zwischen Verum und Placebo (p < 0,001). In der 5. und 6. Woche, in der beide Gruppen die Verummedikation erhielten, deutliche Verbesserung in der ursprünglichen Placebogruppe [41].

zusammengestellt. Die Verum- und die Placebogruppe waren bezüglich ihrer soziodemographischen Merkmale und der Ausgangswerte in den Untersuchungsvariablen homogen. Von 5 Patienten (4 Placebo, 1 Verum) wurde die Studie vorzeitig beendet. Die Abbruchgründe waren: nicht mehr in der Praxis erschienen (1 Verum, 1 Placebo), weitere Teilnahme wegen anhaltender Beschwerden abgelehnt (2 Placebo), stationäre Einweisung wegen Verschlechterung des Krankheitsbildes (1 Placebo).

Die Abbildung 2 zeigt die Veränderung des Hamilton-Gesamtscores im Verlauf der 6wöchigen Therapie. Unter Verum verminderte sich der Score innerhalb von 4 Wochen von 21,0 auf 8,9, unter Placebo von 20,4 auf 14,4. Die Differenzen zwischen Verum und Placebo sind sowohl nach 2 Wochen als auch nach 4 Wochen (jeweils $p < 0,001$) statistisch signifikant. Bemerkenswert ist die weitere Verbesserung in der ursprünglichen Placebogruppe, die in der 5. und 6. Woche ebenfalls die Verummedikation erhielt, sowie die kontinuierliche weitere Verbesserung der Verumgruppe im gleichen Zeitraum. Die Hamilton-Response-Rate (Absinken des Ausgangswertes um 50 % bzw. Erreichen eines Endwertes von unter 10) betrug in der 4. Woche unter Verum 70 % und unter Placebo 24 %.

Die statistischen Mittelwerte der Depressivitätsskala nach von Zerssen (D-S) veränderten sich unter Verum von 21,2 Punkten nach 4 Wochen auf 9,3 Punkte und damit in den für Gesunde üblicherweise angegebenen Normalbereich. In den letzten beiden Behandlungswochen sank der Wert weiter auf 6,3 Punkte ab, während unter Placebo der Normalbereich im Gesamtverlauf der Behandlung nicht erreicht wurde. Der statistische Unterschied ist auch bei diesem Kriterium in der 2. und 4. Woche signifikant (Verum vs. Placebo jeweils $p < 0,001$). Auch hier führte die anschließende Verummedikation in der Placebogruppe (Wochen 5 und 6) zu einer Symptomreduktion, die vom Skalenwert her den Veränderungen in der Verumgruppe in der 1. und 2. Behandlungsphase entspricht.

Von 3 der insgesamt 96 Patienten wurden leichte Nebenwirkungen angegeben: 1 Verumpatient klagte über Schlafstörungen und Kopfschmerzen, 2 Placebopatienten über gastrointestinale Beschwerden [8, 41].

Therapiestudien im Vergleich mit Standardbehandlungen

Das Präparat LI 160 wurde in 3 kontrollierten Studien im Vergleich mit antidepressiven Standardtherapien geprüft, und zwar in Doppelblindstudien gegen Imipramin und gegen Maprotilin sowie in einer weiteren Studie gegen Lichttherapie.

Beispielhaft soll an dieser Stelle auf die Vergleichsstudie mit Imipramin näher eingegangen werden. Imipramin, das 1957 als Antidepressivum eingeführt wurde, wird von der WHO als „essential drug" eingestuft und dient heute weithin als Referenzsubstanz für die Entwicklung und Wirksamkeitsbeurteilung neuer Antidepressiva. Imipramin wirkt depressionslösend und stimmungsaufhellend.

Die Studie wurde von Oktober 1992 bis Mai 1993 als multizentrische, randomisierte, doppelblinde Vergleichsstudie in 20 Prüfzentren durchgeführt [43]. Die Randomisierung erfolgte in den 4er Blöcken, so daß eine gleichmäßige Verteilung der beiden Prüfpräparate auch bei einer geringeren Fallzahl in einem Prüfzentrum gewährleistet war. Geprüft wurde der Johanniskrautextrakt LI 160 in einer Tagesdosierung von 3 x 300 mg. Die Imipramin-Tagesdosis betrug 3 x 25 mg. Die Prüfmuster waren in Form, Farbe, Geschmack und Konsistenz nicht unterscheidbar. Die Herstellung erfolgte in Form von Dragees; im Fall von Imipramin durch Dragee-Ummantelung eines bekannten Präparates, das in Tablettenform im Handel ist. Die Zerfallsdauer des zusätzlichen Drageemantels im Wasser betrug ca. 10 Minuten. Die Einnahmedauer betrug 6 Wochen. Kontrolluntersuchungen erfolgten zu Studienbeginn und am Ende der 1., 2., 4. und 6. Woche.

In die Studie wurden männliche und weibliche Patienten im Alter von 18–75 Jahren aufgenommen. Einschlußkriterien waren gemäß DSM-III-R die typische Depression mit einzelner Episode (296.2) oder mit mehreren Episoden (296.3), die depressive Neurose (300.4) und Anpassungsstörungen mit depressiver Verstimmung (309.0). Spezielle Ausschlußkriterien waren: schwere Depressionen, bei denen eine stationäre Behandlung erforderlich ist; schizophrene Erkrankungen oder erhebliche Agitiertheit, die eine Zusatzmedikation erforderlich macht; anamnestisch bekannter Suizidversuch oder akute Suizidalität; chronische Alkohol- und Medikamentenabhängigkeit; akute Verwirrtheitszustände. Die Einnahme von zerebral wirksamen Medikamenten, insbesondere anderen Psychopharmaka, war nicht gestattet. Außerdem durften solche Patienten nicht einbezogen werden, die innerhalb von 2 Wochen vor Beginn der Studie MAO-Hemmer oder innerhalb der letzten 3 Monate Medikamente für Forschungszwecke eingenommen hatten. Vor Beginn der Studie war eine mindestens zweiwöchige Auswaschphase einzuhalten. Alle für eine Therapie nichtpsychischer Erkrankungen notwendigen Medikamente waren erlaubt und wurden zusammen mit sämtlichen studienrelevanten Daten in Dokumentationsbögen erfaßt.

In die Studie wurden 135 Patienten aufgenommen. Die soziodemographischen Daten gehen aus der Tabelle 3 hervor. 67 Patienten wurden mit dem Johanniskrautpräparat behandelt, 68 mit Imipramin. Zum Aufnahmezeitpunkt fanden sich zwischen den Patienten beider Behandlungsgruppen keine statistisch relevanten Unterschiede, so daß es sich um vergleichbare Kollektive handelte. Die Zuordnung der Patienten in beiden Behandlungsgruppen zu den Diagnoseschlüsseln entsprechend DSM-III-R geht ebenfalls aus der Tabelle 3 hervor. Fünf Patienten beendeten die Behandlung vorzeitig. Wegen Verschlechterung des Zustandes brachen unter LI 160 ein (Tag 20) und unter Imipramin zwei (Tag 3 und 7) Patienten die Therapie ab. Ohne nähere Begründung lehnten zwei weitere Patienten unter Imipramin die weitere Teilnahme am 7. bzw. 16. Behandlungstag ab. Somit standen die vollständigen Dokumentationsbögen von 130 Patienten (66 LI 160, 64 Imipramin) für die statistische Auswertung zur Verfügung.

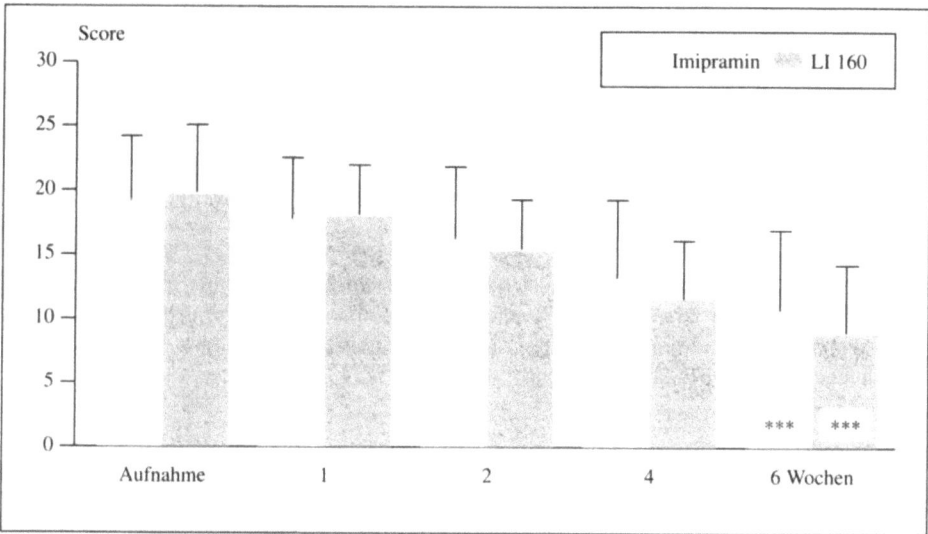

Abb. 3. Vergleichsstudie des Hypericumpräparates mit Imipramin. Mittelwerte und Standardabweichungen der Gesamtscores der Hamilton-Depressions-Skala (HAMD) im Verlauf der 6wöchigen Therapie. Die Verlaufsbeobachtung ergab keine signifikanten Unterschiede zwischen beiden Präparaten [43].

Die Werte der Hamilton-Depressions-Skala nahmen im Behandlungsverlauf in beiden Gruppen gleichsinnig ab: von 20,2 auf 8,8 unter LI 160 und von 19,4 auf 10,7 unter Imipramin (Abb. 3). In beiden Gruppen kam es im Behandlungsverlauf zu einer statistisch signifikanten Reduktion des HAMD-Scores (p < 0,001). Im Gruppenvergleich zeigte sich kein signifikanter Unterschied. Ein gleichgerichteter therapeutischer Effekt zeigte sich auch bei der Auswertung der Depressivitäts-Skala (D-S), wo die Werte zur besseren Vergleichbarkeit mit den Ergebnissen der Hamilton-Skala transformiert wurden. Hier nahm der mittlere Punktwert nach 6wöchiger Therapie in der mit Johanniskraut behandelten Gruppe von 39,6 auf 27,2, in der Imipramingruppe von 39,0 auf 29,2 ab.

Die CGI-Skala wird nach 3 Kriterien ausgewertet, nämlich dem therapeutischen Effekt, der Zustandsänderung bei Therapieende und der Änderung des Schweregrades der Erkrankung. Bei allen 3 Kriterien zeigten sich in beiden Behandlungsgruppen gleichartige Verbesserungen, die unter der Einnahme von LI 160 jeweils etwas stärker ausgeprägt waren. So nahm der mittlere Score-Wert bei der Beurteilung des therapeutischen Effektes nach 6 Wochen in der Johanniskrautgruppe von 1,3 auf 3,1, in der Imipramin-Gruppe von 1,2 auf 2,7 zu. Die Zustandsänderung bei Therapieende wurde unter LI 160 etwas positiver beurteilt als unter Imipramin. Auch bei der Änderung des Schweregrades profitierten die Patienten der Johanniskrautgruppe etwas mehr als die mit Imipramin behandelten Patienten: Unter LI 160 wurden 81,8 % der Patienten bezüglich des Schweregrades ihrer Erkrankung als gebessert eingestuft im Vergleich zu 62,5 % der Patienten unter Imipramin, als unverändert oder gleich 18,2 % der LI 160- und 34,4 % der Imipramin-Patienten. Verschlechterungen traten unter dem Johanniskrautpräparat bei keinem, unter Imipramin dagegen bei zwei Patienten auf.

Die statistische Auswertung wurde neben dem Gesamtkollektiv auch in Untergruppen vorgenommen. Bemerkenswert war das Ergebnis bei der Gruppe derjenigen Patienten, deren Hamilton-Gesamtscore bei Therapiebeginn ≥ 21 betrug. In diesem Kollektiv war die Wirksamkeit unter LI 160 (26 Patienten) derjenigen unter Imipramin (25 Patienten) sowohl bei der Verbesserung des Hamilton-Gesamtscores als auch hinsichtlich des therapeutischen Effektes und der Änderung des Schweregrades in der CGI-Skala signifikant (p < 0,05) überlegen. Die Abbildung 3 zeigt die entsprechenden Verläufe in dieser Untergruppe in bezug auf den Hamilton-Gesamtscore.

Unerwünschte Arzneimittelwirkungen wurden unter LI 160 von 8 Patienten (11,9 %) angegeben. Insgesamt wurden 11 Symptome genannt, am häufigsten Mundtrockenheit (4 Fälle) und Schwindel (2 Fälle). Unter Imipramin wurden von 11 Patienten (16,2 %) insgesamt 22 Symptome genannt. Am häufigsten waren Mundtrockenheit (9 Fälle), gefolgt von Schwindel bzw. Unruhe (je 3 Fälle) und von Obstipation (2 Fälle). Während 10 der insgesamt 11 Symptome unter Johanniskraut als leicht eingestuft wurden, fanden sich unter Imipramin 15 leichte, 4 mittlere und 3 schwere Nebenwirkungen.

Bei keiner der beiden Medikationsgruppen ergaben sich während des Therapiezeitraumes klinisch relevante Veränderungen hinsichtlich der Sicherheitsparameter Blutdruck, Herzfrequenz, Hämoglobin, Erythrozyten, Leukozyten, Thrombozyten, Differentialblutbild, GOT, GPT, Gamma-GT, alkalische Phosphatase, Kreatinin, die entsprechend dem Prüfprotokoll vor Beginn und am Ende der Studie gemessen wurden [43].

Studien zur Therapiesicherheit

Zur Beurteilung der Therapiesicherheit wurden eine Anwendungsbeobachtung bei 3250 Patienten mit depressiven Verstimmungen und Depressionen [48] und eine Studie zur Prüfung der Wechselwirkung mit Alkohol bei 32 Probanden durchgeführt [33].

Anwendungsbeobachtungen sind nach § 67 Abs. 6 des 2. Arzneimittelgesetzes dazu bestimmt, „Erkenntnisse bei der Anwendung zugelassener Arzneimittel zu sammeln". Dabei werden ausschließlich Daten erhoben, die bei der therapeutisch notwendigen Anwendung des Arzneimittels in der routinemäßigen ärztlichen Diagnostik und Versorgung von Patienten anfallen. Anwendungsbeobachtungen ermöglichen in der Regel den Einschluß einer wesentlich größeren Anzahl von Patienten als kontrollierte klinische Studien. Sie sind daher vor allem für die Erfassung seltener Nebenwirkungen, für demographische Fragestellungen, aber auch für gewisse Aussagen zur Wirksamkeit nützlich, sofern dafür sehr große Kollektive benötigt werden.

An der Anwendungsbeobachtung mit dem Hypericumpräparat LI 160 beteiligten sich insgesamt 663 Arztpraxen. 62 % davon entfielen auf Ärzte für Allgemeinmedizin und praktische

Tabelle 4. Demographische Daten zu den Patienten einer Anwendungsbeobachtung mit 3250 depressiven Patienten [48].

Demographische Daten zu den Patienten	
Gesamtzahl der Patienten:	3250/100%
Weibliche Patienten:	2471/ 76%
Männliche Patienten:	730/ 23%
Nicht zugeordnet:	49/ 1%
Mittleres Alter der Patienten:	51 ± 15 Jahre
Mittlere Größe:	167 ± 8 cm
Mittleres Gewicht:	69 ± 11 kg
Mittlerer Broca-Index:	1,20 ± 0,18

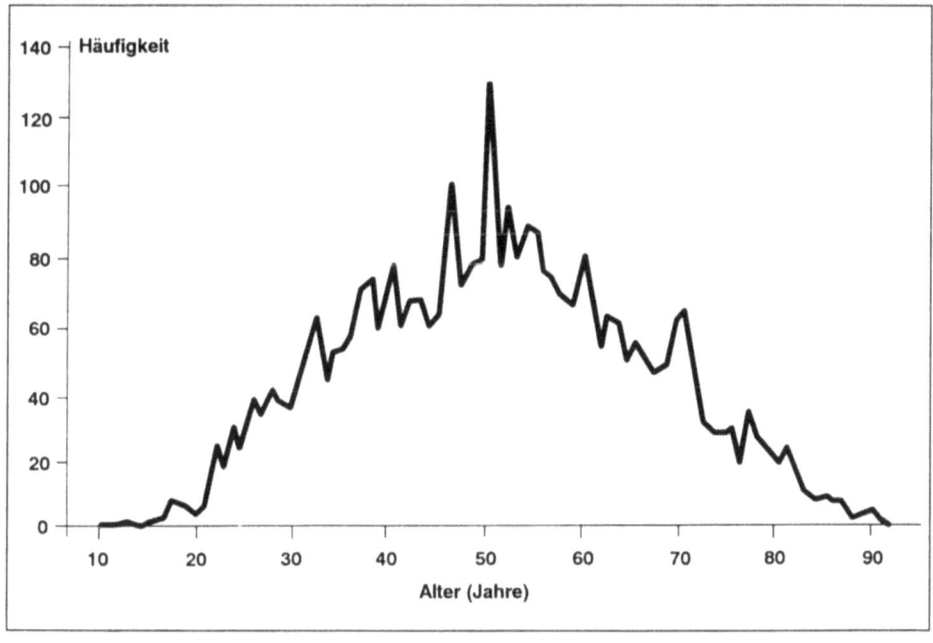

Abb. 4. Altersverteilung von insgesamt 3250 depressiven Patienten im Rahmen einer Anwendungsbeobachtung [48].

Ärzte, 14 % auf Ärzte für Neurologie/Psychiatrie und 13 % auf Ärzte für Innere Medizin.

Die Tabelle 4 enthält die demographischen Daten der Patienten. Besonders auffällig ist, daß etwa 3mal so viele Frauen wie Männer wegen depressiver Verstimmungen behandelt worden sind. Das mittlere Alter lag bei etwa 50 Jahren, wobei Patienten von weniger als 20 bis zu 90 Jahren beteiligt waren. Die Abbildung 4 zeigt, daß die Häufigkeit der Behandlungsfälle vom 20. bis zum 50. Lebensjahr kontinuierlich zunimmt und danach bis zum 90. Lebensjahr wieder abnimmt.

Die Tabelle 5 enthält eine Zusammenstellung der unerwünschten Arzneimittelwirkungen, die im Verlauf der Therapie von insgesamt 79 Patienten (2,43 % der Fälle) genannt wurden. Unter den Nebenwirkungen stehen gastrointestinale Beschwerden und allergische Reaktionen mit je etwa 0,5 % an der Spitze der Häufigkeit. Zum Abbruch führten mutmaßliche unerwünschte Arzneimittelwirkungen bei 1,45% der Fälle, wobei allergische Reaktionen am häufigsten als Gründe für den Abbruch genannt wurden. Da unter der Rubrik „allergische Reaktionen" insbesondere solche der Haut genannt wurden, ist hier ein Zusammenhang von phototoxischen Reaktionen durch die in dem Extrakt enthaltenen Hypericine möglich [5, 37].

In einer randomisierten placebokontrollierten Doppelblindstudie im Cross-over-Design wurde geprüft, ob unter der Therapie mit dem Johanniskrautextrakt LI 160 Wechselwirkungen mit Alkohol auftreten können [33]. Die Stichprobe bestand aus 32 freiwilligen männlichen und weiblichen gesunden Probanden im Alter zwischen 25 und 40 Jahren. Eine Gruppe erhielt 7 Tage lang 3mal täglich 1 Dragee mit 300 mg Johanniskrautextrakt LI 160 und anschließend 7 Tage lang 3mal täglich ein in Form, Größe, Farbe und Geschmack identisches Placebo. Die zweite Gruppe nahm in den ersten 7 Tagen Placebo und anschließend das Verumpräparat ein. Am 7. und 14. Einnahmetag mußten sich die Probanden in einem standardisierten Versuch bei einem Atemalkohol-Konzentrationsbereich von 0,21 bis 0,38 mg/l – entsprechend einer Blutalkoholkonzentration zwischen 0,45 und 0,8 ‰ – weitgehend intelligenzunabhängigen psychometrischen Tests (Wiener Determinationsgerät nach Mierke, Test d2 nach Brickenkamp, Tracking-Reaktions-Test) unterziehen.

Insgesamt ging es bei dieser Studie um die Erfassung von Veränderungen solcher Leistungen, wie sie zum einwandfreien Bedienen von Maschinen und zum Führen von Kraftfahrzeu-

Tabelle 5. Anwendungsbeobachtung entsprechend Tabelle 4. Spontan genannte Nebenwirkungen der Therapie mit dem Hypericumpräparat. Unter den „weiteren Nebenwirkungen" wurden von je 2 Patienten genannt: Mundtrockenheit, Schlafstörungen, Herzklopfen, Schwächegefühl, Verschlechterung der Begleiterkrankung. Je ein Patient nannte: Tremor, Kreislaufbeschwerden, Lichtempfindlichkeit, Sehstörungen, Miktionsbeschwerden, Augenbrennen, Euphorie und Verspannung [48].

Unerwünschte Arzneimittelwirkungen unter n = 3250 Behandlungsfällen	n	%
Gatrointestinale Beschwerden (Übelkeit 6, Bauch-/Magenschmerzen 5, Inappetanz 3, Durchfall 2, gastrointest. Beschwerden 2)	18	0,55
Allergische Reaktionen (Allergie 6, Hautausschlag 6, Pruritus 5)	17	0,52
Müdigkeit	13	0,40
Unruhe	8	0,26
Schwindel	5	0,15
Weitere Nebenwirkungen*	18	0,55
UAW	79	2,43

gen erforderlich sind. Als Hauptzielparameter diente die mit dem Wiener Determinationsgerät nach Mierke erfaßte Reaktionszeit. Von Testtag 7 zu Testtag 14 zeigte sich in beiden Gruppen ein geringfügiger Leistungszuwachs. Dessen Äquivalenz konnte für beide Stichproben gesichert und damit eine Wechselwirkung von Johanniskraut und Alkohol auf die psychomotorische und mentale Leistung ausgeschlossen werden [33].

Diskussion

Epidemiologische Untersuchungen zeigen, daß die Prävalenz depressiver Symptome in der Bevölkerung 13–20 % beträgt, die der „Major depression" 1,5–5 % [29]. Die Lebenszeit-Prävalenz behandlungsbedürftiger depressiver Erkrankungen beläuft sich auf 4 bis 18 %, da depressive Erkrankungen eine hohe Rezidivrate haben und Verstimmungen in Depressionen übergehen können. Unbehandelte Depressionen dauern im Mittel zwischen 6 und 9 Monate. Die Dauer der medikamentösen Behandlung beträgt in der Praxis zwischen einem Monat und einem Jahr. Die antidepressive Wirkung setzt nicht sofort mit Beginn der Pharmakotherapie, sondern verzögert ein. Je nach Beurteilungskriterien wird in der Literatur eine Latenzzeit von 2–3 Wochen angegeben [22].

In den gültigen Arzneimittel-Prüfrichtlinien für Antidepressiva, wie sie sowohl von der WHO [5] als auch von der zuständigen EG-Kommission [4] herausgegeben worden sind, wird für den Behandlungszeitraum eine Mindestdauer von 4 Wochen empfohlen. Allerdings weist die EG-Richtlinie zugleich auch auf ethische Probleme hin und empfiehlt deshalb, im Falle placebokontrollierter Doppelblindstudien den unbedingt notwendigen Zeitraum von 4 Wochen nicht zu überschreiten. Die statistischen Differenzen zwischen Verum und Placebo werden nach 6 Wochen im Vergleich zu 4 Wochen Therapie nicht geringer, sondern deutlicher, so daß eine über den Zeitraum von 4 Wochen hinausgehende Verlängerung der Placebotherapie kaum zu rechtfertigen ist. Ein kürzlich erhobener Vorwurf gegen die Behandlungsdauer von 4 Wochen bei placebokontrollierten Studien mit Hypericumpräparaten [42] war deshalb nicht sachgerecht.

Die Response-Raten, gemessen an der Hamilton-Depressions-Skala (Absinken um 50 % des initialen Score bzw. unter einen Gesamtwert von 10), unterscheiden sich bei den verschiedenen antidepressiven Substanzen kaum. Sowohl bei den trizyklischen als auch bei den neueren synthetischen Antidepressiva sprechen im Mittel etwa 70 % aller Patienten auf die Therapie an. Je höher der initiale HAMD-Score ist, je stärker ist die relative Besserung. Für die Gesamtbewertung des therapeutischen Erfolges ist jedoch zu berücksichtigen, daß je nach Qualität der ärztlichen Betreuung mit einer Placebo-Response-Rate zwischen 10 % und 40 % zu rechnen ist [22].

Die entsprechenden Placebo-Response-Quoten betrugen in den 5 unter 4.1 referierten Johanniskraut-Studien 12–47 %. Die Response-Quoten unter dem Verum betrugen mit dem stellmittelhaltigen Extrakt (Tagesdosis des Nativanteiles 450–900 mg, siehe Tabelle 1) 42–67 %; in den Studien mit der Tagesdosis von 900 mg Nativextrakt betrugen sie 70 %.

Die Ergebnisse sprechen dafür, daß die Wirksamkeit des geprüften Johanniskrautextraktes in der Tagesdosis von 900 mg derjenigen der synthetischen Standard-Antidepressiva nicht nachsteht.

Weitere Hinweise auf die Dosisabhängigkeit der Wirkung bzw. die wirksame Tagesdosis lassen sich durch den Vergleich mit den Studien entsprechend der Tabelle 2 ziehen. Die zugrundegelegten Dosierungen betrugen dort zwischen etwa 200 und 700 mg/d. Damit wurden mehrheitlich ebenfalls signifikante Ergebnisse erzielt, wenn auch mehrheitlich schwächeren Aus-

maßes bzw. schlechter beurteilbar. In ihrer Gesamtheit deuten die Studien mit Hypericumpräparaten darauf hin, daß die Schwelle der Wirksamkeit etwa bei einer Tagesdosis von 300 mg
alkoholischem Nativextrakt, die volle Wirkdosis vermutlich bei 900 mg/die liegt.

Bei den Vergleichsstudien mit synthetischen Antidepressiva betrugen die Dosierungen
sowohl für Imipramin als auch für Maprotilin 3 x 25 mg pro Tag. Von etwa 50 kontrollierten
klinischen Studien mit Imipramin wurde zwar die Mehrzahl mit einer Dosierung von 150 mg
pro Tag durchgeführt [22]. Diese Dosierung wird jedoch wegen der hohen Nebenwirkungs-
quote bei ambulanten Patienten kaum angewendet. Die durchschnittliche Tagesdosis beträgt
vielmehr in der Praxis für Imipramin und andere trizyklische Antidepressiva bei ambulanten
Patienten etwa 50–75 mg pro Tag [22]; die Arzneimittelkommission der Deutschen Ärzte-
schaft empfiehlt 75 mg pro Tag. Somit waren die Dosierungen für die Vergleichspräparate in
der Studie von Vorbach et al. [43] und Harrer et al. [23] praxisnah gewählt. Darüber hinaus war
auch zu berücksichtigen, daß unter 3 x 50 mg Imipramin in den ersten Behandlungstagen bei
etwa $1/3$ der Patienten charakteristische Nebenwirkungen zu erwarten sind, die die Verblindung
der Vergleichsgruppen zumindest teilweise in Frage gestellt hätten.

In einer kürzlich publizierten Übersicht zu den Studien mit Hypericumpräparaten [42]
wurde außerdem kritisiert, daß als Einschlußkriterium meist ein Hamilton-Gesamtscore von
> 16 zugrundegelegt wurde, während bei Antidepressiva-Studien mit synthetischen Arznei-
mitteln ein Wert > 18 als verbindlich gelte. Wörtlich wurde in diesem Zusammenhang ausge-
führt: „Dieser recht geringe untere Grenzwert führt zu dem Einschluß höchstens mittelgradig
depressiver Patienten. Somit steht für schwerere Formen der Depression der Nachweis der
antidepressiven Wirkung aus."

Abgesehen von der Tatsache, daß die numerische Höhe des Hamilton-Gesamtscores mit
dem Schweregrad der Depression nicht uneingeschränkt gleichgesetzt werden darf, verkennen
die Kritiker in diesem Zusammenhang sowohl ethische als auch therapeutische Prinzipien.
Unter ethischem Aspekt sind Arzneimittelstudien stets in der Folge „Tier vor Mensch, Proband
vor Patient, leichtkranker Patient vor schwerkrankem Patienten" durchzuführen. Aus therapeutischer Sicht gilt die Erfahrung, daß in aller Regel bei schwerkranken Patienten stärkere
medikamentöse Effekte als bei leichtkranken Patienten zu erzielen sind. Im speziellen Falle
des HAMD-Scores ist Letzteres in Handbüchern nachzulesen [22, S. 48]. Der überwiegende
Einschluß von Patienten mit leichteren Formen der Depression bei den placebokontrollierten
Studien mit Hypericumpräparaten hatte somit gute Gründe und schließt deren Wirksamkeit
über längere Zeiträume und bei schwereren Erkrankungsfällen keineswegs aus.

Von den trizyklischen Antidepressiva ist bekannt, daß sie den REM-Schlaf verkürzen und
bei höheren Dosierungen zu einer Verkürzung der Schlafdauer führen [22]. Unter der Therapie mit LI 160 wurde die Schlafdauer im Vergleich mit Placebo tendenziell ebenfalls verkürzt,
der prozentuale Anteil des REM-Schlafes wurde dagegen erhöht [36]. Messungen evozierter
Potentiale ergaben zwischen LI 160 und Maprotilin gewisse Ähnlichkeiten [17]. Weder aus
den klinisch-pharmakologischen Studien mit Probanden, noch aus den Studien mit depressiven Patienten ergaben sich Hinweise dafür, daß Hypericumextrakte akute sedierende oder
akute aktivierende Effekte haben.

Während in 3 der 5 placebokontrollierten Studien unter Verum überhaupt keine Nebenwirkungen berichtet wurden [9, 15, 24], gaben in der Studie von Sommer et al. 2 von 52 Verum-
patienten Juckreiz bzw. Müdigkeit [38] und in der Studie von Hänsgen et al. 1 von 33 Verum-
patienten Schlafstörungen [8, 41] an. Mehrfach höher war die Quote der erfragten Nebenwirkungen in den Vergleichsstudien gegen Standard-Therapien. Hieraus wird einmal mehr die
Problematik erfragter Nebenwirkungen im Rahmen kontrollierter klinischer Studien, insbesondere solcher gegen Pharmaka mit differenten Nebenwirkungsprofilen, deutlich. Da die Patienten über sämtliche Nebenwirkungen auch der Vergleichspräparate aufgeklärt werden müs-

sen, ergibt sich in diesem Falle zwangsläufig ein negativer Suggestiveffekt für das Prüfpräparat [22].

Ein realistischeres Bild für die Häufigkeit von Nebenwirkungen ergibt sich aus den spontanen Meldungen, die im Rahmen von Anwendungsbeobachtungen gesammelt werden [48]. Entsprechende Daten von 3250 Patienten wurden für LI 160 in der Tabelle 5 zusammengestellt. Sowohl bei den UAW-Meldungen als auch bei den dadurch bedingten Therapieabbrüchen stehen „allergische Reaktionen", insbesondere solche der Haut, bei 0,34 % bzw. 0,52 % der Patienten an der Spitze der Häufigkeit, während Nebenwirkungen, die mit besonderer Häufigkeit bei synthetischen Antidepressiva auftreten, wie sedierende, anticholinerge oder kardiovaskuläre Effekte [22], mit LI 160 kaum beobachtet wurden. Insgesamt wurden unter dem Hypericumpräparat nur bei 2,43 % der Patienten Nebenwirkungen genannt, was um den Faktor 5–10 unter der Häufigkeit von unerwünschten Arzneimittelwirkungen im Rahmen der Therapie mit den synthetischen Antidepressiva liegt [22, 23].

Unter Bezugnahme auf das Krankheitsbild des Hypericismus bei Weidetieren (6) wird im Rahmen der Therapie mit Hypericumpräparaten vor phototoxischen Reaktionen gewarnt [26]. Obwohl entsprechende Krankheitsbilder bei Menschen noch nie berichtet worden sind, scheint diese Warnung aus einer Reihe von Erwägungen begründet zu sein. Die pharmakokinetischen Untersuchungen von Staffeldt et al. [39] haben u.a. gezeigt, daß bei Anwendung therapeutischer Dosen des Hypericumpräparates LI 160 Plasmaspiegel von Hypericin und Pseudohypericin in der Größenordnung von 5–10 ng/ml auftreten können. Bei Schafen mit Hypericismus wurden Plasmaspiegel gemessen, die nur um etwa eine Zehnerpotenz über den „therapeutischen" Werten lagen. Auch wenn man berücksichtigt, daß bei den Weidetieren die Blutspiegelmessungen nicht synchron mit der Intoxikation, sondern mehrere Tage später erfolgt sind, geben auch gezielte Fütterungsversuche Hinweise darauf, daß der Quotient von therapeutischer und phototoxischer Dosis in der Größenordnung von 30–50 und damit relativ niedrig liegen könnte [37]. Gezielte humantoxikologische Untersuchungen zur Erfassung der phototoxischen Schwellendosis werden gegenwärtig durchgeführt, so daß in Kürze eine präzisere Einschätzung des nahezu einzigen ernstzunehmenden Risikos der antidepressiven Therapie mit Hypericumpräparaten möglich sein wird.

Wechselwirkungen von Hypericumpräparaten mit anderen Arzneimitteln sind bisher nicht bekannt geworden. Denkbar wäre eine Verstärkung photosensibilisierender Effekte anderer Arzneimittel (z.B. Tetrazykline). Wechselwirkungen mit Ethanol konnten demgegenüber ausgeschlossen werden [35].

Literatur

1. Bergmann R, Nüßner J, Demling J (1993) Behandlung leichter bis mittelschwerer Depressionen. TW Neurol Psychiatr 7: 235–240
2. Bladt S, Wagner H (1993) MAO-Hemmung durch Fraktionen und Inhaltsstoffe von Hypericum-Extrakt. Nervenheilkunde 12: 349–352
3. Czygan FC (1993) Kulturgeschichte und Mystik des Johanniskrautes. Zeitschrift für Phytotherapie 14: 276–282
4. Feiden K (1992) Arzneimittelprüfrichtlinien. Wiss Verlagsgesellschaft Stuttgart 2.98: 1–6
5. Feiden K (1992) Arzneimittelprüfrichtlinien. Wiss Verlagsgesellschaft Stuttgart 7.3: 1–15
6. Giese AC (1980) Hypericism. Photochem Photobiol Rev 39: 229–255
7. Hänsel R, Keller K, Rimpler H, Schneider G (Hrsg) (1993) Hagers Handbuch der Pharmazeutischen Praxis, Bd 5. Springer, Berlin, Heidelberg, New York, S 474–495
8. Hänsgen KD, Vesper J, Ploch M (1993) Multizentrische Doppelblindstudie zur antidepressiven Wirksamkeit des Hypericum-Extraktes LI 160. Nervenheilkunde 12: 285–289

9. Halama P (1991) Wirksamkeit des Johanniskrautextraktes LI 160 bei depressiver Verstimmung. Nerven-heilkunde 10: 250–253

10. Hamilton M (1967) Development of a rating scale for primary depressive illness. Brit J Soc Clin Psychol 6: 278–296

11. Harrer G, Hübner WD, Podzuweit H (1993) Wirksamkeit und Verträglichkeit des Hypericum-Extraktes LI 160 im Vergleich mit Maprotilin. Nervenheilkunde 12: 297–301

12. Harrer G, Schmidt U, Kuhn U (1991) „Alternative" Depressionsbehandlung mit einem Hypericum-Extrakt. TW Neurol Psychiatr 5: 710–716

13. Harrer G, Schulz V (1993) Zur Prüfung der antidepressiven Wirksamkeit von Hypericum. Nervenheilkunde 12: 271–273

14. Hoffmann J, Kühl ED (1979) Therapie von depressiven Zuständen mit Hypericin. Z Allg Med 55: 776–782

15. Hübner WD, Lande S, Podzuweit H (1993) Behandlung larvierter Depressionen mit Johanniskraut. Ner-venheilkunde 12: 278–280

16. Johnson D, Siebenhüner G, Hofer E, Sauerwein-Giese E, Frauendorf A (1992) Einfluß von Johanniskraut auf die ZNS-Aktivität. TW Neurol Psychiatr 6: 436–444

17. Johnson D, Ksciuk H, Woelk H, Sauerwein-Giese E, Frauendorf A (1993) Wirkungen von Johanniskraut-Extrakt LI 160 im Vergleich mit Maprotilin auf Ruhe-EEG und evozierte Potentiale bei 24 Probanden. Ner-venheilkunde 12: 328–330

18. Kielholz P, Adams C (1978) Die Depression und ihre Behandlung. Dtsch Ärztebl 75: 493–497

19. Kniebel R, Burchard JM (1988) Zur Therapie depressiver Verstimmungen in der Praxis. Z Allg Med 64: 689–696

20. Krämer W, Wiartalla R (1992) Bestimmung von Naphthodianthronen (Gesamthypericin) in Johanniskraut (Hypericum perforatum L.). Pharm Z Wiss 137: 202–207

21. Kugler J, Weidenhammer W, Schmidt A, Groll S (1990) Therapie depressiver Zustände. Z Allg Med 66: 21–29

22. Laux G (1993) Trizyklische Antidepressiva. In: Riederer P, Laux G, Pöldinger W (Hrsg) Neuro-Psycho-pharmaka, Ein Therapie-Handbuch, Bd 3: Antidepressiva und Phasenprophylaktika. Springer, Wien, New York, S 11–87

23. Laux G, Delini-Stula A (1993) Nicht-trizyklische Antidepressiva. In: Riederer P, Laux G, Pöldinger W (Hrsg) Neuro-Psychopharmaka, Ein Therapie-Handbuch, Bd 3: Antidepressiva und Phasenprophylaktika. Springer, Wien, New York, S 105–257

24. Lehrl S, Willemsen A, Papp R, Woelk H (1993) Ergebnisse von Messungen der kognitiven Leistungsfähig-keit bei Patienten unter der Therapie mit Johanniskraut-Extrakt. Nervenheilkunde 12: 281–284.

25. Martinez B, Kasper S, Ruhrmann S, Möller HJ (1993) Hypericum in der Behandlung von saisonal abhängi-gen Depressionen. Nervenheilkunde 12: 302–307

26. NN (1984) Monographie Hyperici herba (Johanniskraut). Bundesanzeiger Nr. 228 vom 05.12.1984

27. Osterheider M, Schmidtke A, Beckmann H (1992) Behandlung depressiver Syndrome mit Hypericum (Johanniskraut) – Eine placebokontrollierte Doppelblindstudie. Fortschr Neurol Psychiatr 60, Sonderheft 2: 210–211

28. Panijel M (1985) Die Behandlung mittelschwerer Angstzustände. Therapiewoche 41: 4659–4668.

28a. Quandt J, Schmidt U, Schenk N (1993) Ambulante Behandlung leichter und mittelschwerer depressiver Verstimmungen. Der Allgemeinarzt 2: 97–102

29. Riederer P, Laux G, Pöldinger W (Hrsg.) Neuropsychopharmaka, Ein Therapie-Handbuch, Band 3: Antide-pressiva und Phasenprophylaktika. Springer-Verlag, Wien, New York 1993, S. 1–10

30. Reh C, Laux P, Schenk N (1992) Hypericum-Extrakt bei Depressionen – eine wirksame Alternative. Thera-piewoche 42: 1576–1581

31. Roth L (1990) Der Hypericismus. In: Roth L (Hrsg) Hypericum – Hypericin. Botanik, Inhaltsstoffe, Wir-kung. Ecomed, Landsberg S 135–138

32. Schlich D, Braukmann F, Schenk N (1987) Behandlung depressiver Zustandsbilder mit Hypericinium. Psy-cho 13: 440–447

33. Schmidt U, Harrer G, Kuhn U, Berger-Deinert W, Luther D (1993) Wechselwirkungen von Hypericum-Extrakt mit Alkohol. Nervenheilkunde 12: 314–319

34. Schmidt U, Schenk N, Schwarz I, Vorberg G (1989) Zur Therapie depressiver Verstimmungen. Psycho 15: 665–671

35. Schmidt U, Sommer H (1993) Johanniskraut-Extrakt zur ambulanten Therapie der Depression; Aufmerk-samkeit und Reaktionsvermögen bleiben erhalten. Fortschr Med 111: 339–342

36. Schulz H, Jobert M (1993) Der Einfluß von Johanniskraut-Extrakt auf das Schlaf-EEG bei älteren Proband-innen. Nervenheilkunde 12: 323–327

37. Siegers CP, Biel S, Wilhelm KP (1993) Zur Frage der Phototoxizität von Hypericum. Nervenheilkunde 12: 320–322

38. Sommer H, Harrer G (1993) Placebo-kontrollierte Studie zur Wirksamkeit eines Hypericum-Präparates bei 105 Patienten mit Depressionen. Nervenheilkunde 12: 274–277
39. Staffeldt B, Kerb R, Brockmüller J, Ploch M, Roots I (1993) Pharmakokinetik von Hypericin und Pseudo-hypericin nach oraler Einnahme des Johanniskraut-Extraktes LI 160 bei gesunden Probanden. Nervenheil-kunde 12: 331–338
40. Steger W (1985) Depressive Verstimmungen. Z Allg Med 61: 914–918
41. Vesper J, Hänsgen KD (1995) Antidepressive Wirksamkeit eines hochdosierten Hypericum–Extraktes. Münch Med Wschr (im Druck)
42. Volz HP, Hänsel R (1995) Hypericum (Johanniskraut) als pflanzliches Antidepressivum. Psychopharmako-therapie 2 (im Druck)
43. Vorbach EU, Hübner WD, Arnoldt KH (1993) Wirksamkeit und Verträglichkeit des Hypericum-Extraktes LI 160 im Vergleich mit Imipramin. Nervenheilkunde 12: 290–296
44. Wagner H, Bladt S (1993) Pharmazeutische Qualität der Hypericum-Extrakte. Nervenheilkunde 12: 362–366
45. Warnecke G (1986) Beeinflussung klimakterischer Depression. Z Allg Med 62: 1111–1113
46. Werth W (1989) Psychotonin M versus Imipramin in der Chirurgie. Der Kassenarzt 15: 64–68
47. Winterhoff H, Hambrügge M, Vahlensieck U (1993) Testung von Hypericum perforatum L. im Tierexperi-ment. Nervenheilkunde 12: 341–345
48. Woelk H, Burkard G, Grünwald J (1993) Nutzen und Risikobewertung des Hypericum-Extraktes LI 160 auf der Basis einer Drug-Monitoring-Studie mit 3250 Patienten. Nervenheilkunde 12: 308–313

Anschrift des Verfassers:
Prof. Dr. Volker Schulz
Wallenroder Straße 8–10
13435 Berlin

Oleum menthae piperitae: Wirkmechanismen und klinische Effektivität bei Kopfschmerz vom Spannungstyp

H. Göbel, H. Stolze, M. Dworschak, A. Heinze

Klinik für Neurologie der Christian-Albrechts-Universität Kiel

Gesundheitsproblem Kopfschmerzerkrankungen

Primäre Kopfschmerzerkrankungen wie Migräne und Kopfschmerz vom Spannungstyp gehören zu den häufigsten Erkrankungen in der ärztlichen Praxis. Insgesamt geben 71,4 % der Bundesbürger an, zumindest zeitweise während ihres Lebens an Kopfschmerzen zu leiden [11]. Problematisch bei der Verwendung von Analgetika ist, daß die Migräne und der Kopfschmerz vom Spannungstyp oft über Jahre oder Jahrzehnte bestehende Kopfschmerzleiden darstellen [13]. Chronische Kopfschmerzkrankheiten gehören aufgrund ihrer weiten Verbreitung zu den großen Gesundheitsproblemen unserer Zeit. Für den Betroffenen bedeutet sie Leid und Behinderung, für das Gesundheitswesen und die Gesellschaft extreme Kosten – direkt durch die medizinische Versorgung, indirekt über Arbeitsausfall und vorzeitige Berentung [9]. Wenn man die Zahl von 2,4 Millionen Bundesbürgern betrachtet, die allein unter täglich auftretenden Kopfschmerzen leiden, läßt sich die Dimension der Problematik chronischer Schmerzen erahnen [11, 13].

Bei sehr häufigen oder täglichen Kopfschmerzen verbietet sich die Einnahme von Analgetika wegen nicht zu akzeptierender Nebenwirkungen, wie etwa der Generierung von medikamenteninduzierten Dauerkopfschmerzen [9, 10]. In Anbetracht der Tatsache, daß 85 % der ca. 3 Milliarden Analgetika-Einzeldosierungen, die in der Bundesrepublik im Zuge einer Selbstmedikation gekauft werden [20], gegen Kopfschmerzen eingenommen werden und der Kopfschmerz bei der Rangliste der Selbstmedikation an erster Stelle steht [3], erfährt die Forschung auf dem Gebiet verträglicher Behandlungsmöglichkeiten von Kopfschmerzen eine große Bedeutung [28].

Oleum menthae piperitae

Die Hauptbestandteile (50-86 %) des Öls aus der Pflanze Mentha piperita sind Menthol und Menthon [5, 26], weiterhin sind eine Reihe anderer organischer Substanzen in niedrigerer Konzentration enthalten, die bei der pharmakologischen Wirkung von Pfefferminzöl eine untergeordnete Rolle spielen. Pfefferminze ist eine seit dem Altertum bekannte und bis heute in der traditionellen Medizin für verschiedene Erkrankungen häufig eingesetzte Heilpflanze [2, 22]. Eines der Hauptanwendungsgebiete von Pfefferminzpräparaten sind Kopfschmerzen, zu deren Therapie schon Plinius der Ältere die Anwendung von Auflagen aus frischen Pfefferminzblättern auf die Schläfen empfahl [24]. Pfefferminzöl wird außerdem bei Erkrankungen des Gastrointestinaltraktes, die vermehrt mit Meteorismus, Spasmen und Koliken einhergehen, angewandt. Hier ist insbesondere das Colon irritabile zu erwähnen [21]. Weiterhin wird Pfefferminzöl lokal bei Schmerz- und Verspannungszuständen der Muskulatur eingesetzt.

Über die Resorptionszeit von Pfefferminzöl durch die intakte Haut findet man in der Literatur stark variierende Angaben, die zwischen wenigen Minuten [26] und zwei Stunden [19] liegen. Bei Läsionen im Bereich der Haut erfolgt die Resorption jedoch wesentlich schneller. Als Nebenwirkung der lokalen Anwendung von Menthol sind allergische Reaktionen (Typ-IV-Reaktion) der Haut beschrieben worden. Das Risiko einer Sensibilisierung gilt jedoch als gering. So kam Menthol als möglicher Auslöser einer Kontaktdermatitis lediglich bei 1 % einer Reihe von untersuchten Hauttesten in Frage [25]. Allgemein wird die Toxizität von Menthol als sehr gering eingestuft. Über die systemischen Wirkungen von Pfefferminzöl bzw. seiner Hauptbestandteile Menthol und Menthon ist wenig bekannt. Der First-pass-Metabolismus in der Leber ist hoch, für Menthol wird ein enterohepatischer Kreislauf beschrieben [5, 26]. Die inaktivierten Metaboliten werden jedoch größtenteils über die Niere eliminiert [5, 26]. Die Wirkmechanismen von Pfefferminzöl bei lokaler Anwendung sind dank einiger Untersuchungen aus jüngster Zeit in ihren Grundzügen bekannt.

I. Wirkung auf Kälte- und Schmerzrezeptoren

Bei lokaler Anwendung von Pfefferminzöl auf der Haut, selbst in geringen Mengen, kommt es zu einer Sensibilisierung und Stimulation von Kälte- und Druckrezeptoren mit konsekutiver Auslösung eines lang anhaltenden Kältegefühls im Bereich der Applikation. Wärmerezeptoren bleiben dagegen unbeeinflußt. Man nimmt an, daß es sich bei der Wirkung an den Kälte-

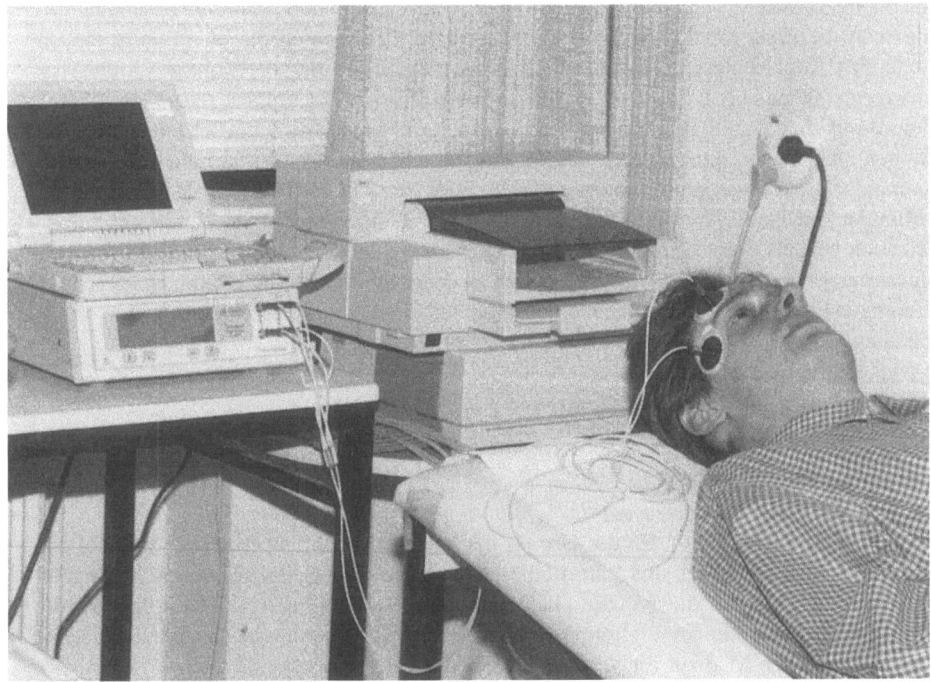

Abb. 1. Laserdopplersonographische Messung des Blutflusses der Kopfhautkapillaren bei einem Patienten nach Lokalapplikation von Pfefferminzöl. Die Lösungen wurden in luftdicht abgeschlossene Meßkammern, in deren Zentrum die Meßsonden fixiert waren, auf zufällig verteilten Stellen der Stirn- und Schläfen-Kopfhaut aufgetragen. Die Messungen erfolgten mit einem speziellen Laserdopplergerät und wurden durch entsprechende Anwendersoftware auf einen PC übertragen.

rezeptoren entweder um enzymatische Veränderungen [8] oder aber um sterische Veränderungen der Calziumkanäle dieser Nervenzellen handelt [31]. Neueste Ergebnisse zeigen, daß durch Menthol eine Veränderung der Zellmembran der Kälterezeptoren mit darauffolgender Verminderung des Ausstroms von Calziumionen bewirkt wird, die zu einer vermehrten elektrischen Aktivität der Kälterezeptoren führt [15, 27]. Durch die Stimulation der Kälterezeptoren lassen sich möglicherweise auch die analgetischen Effekte von Pfefferminzöl erklären (s. u.), da die Kältereize, die über langsam leitende A-delta-Fasern fortgeleitet werden, zu einer Blockierung des durch die C-Fasern fortgeleiteten Schmerzes im Bereich der Substantia gelatinosa des Rückenmarks durch segmentale Hemmung führen können [23]. Daüber hinaus wird beschrieben, daß geringe Konzentrationen von Menthol lediglich ein Kältegefühl vermitteln, während hohe Konzentrationen Menthol (2-5 %) eine lokal anästhesierende Wirkung entfalten [5].

II. Hemmung von Serotonin und Substanz P

In einer Arbeit von Hills und Aaronson [17] über die Wirkung von Pfefferminzöl an der glatten Muskulatur des Gastrointestinaltraktes im Tierexperiment konnte gezeigt werden, daß Pfefferminzöl 5-Hydroxytryptamin- (Serotonin) und Substanz-P-induzierte Kontraktionsantworten der Muskulatur wirkungsvoll, nicht kompetitiv hemmt. Beide Substanzen spielen bei nozizeptiven Regulationsmechanismen des trigeminovaskulären Systems, das für die Generie-

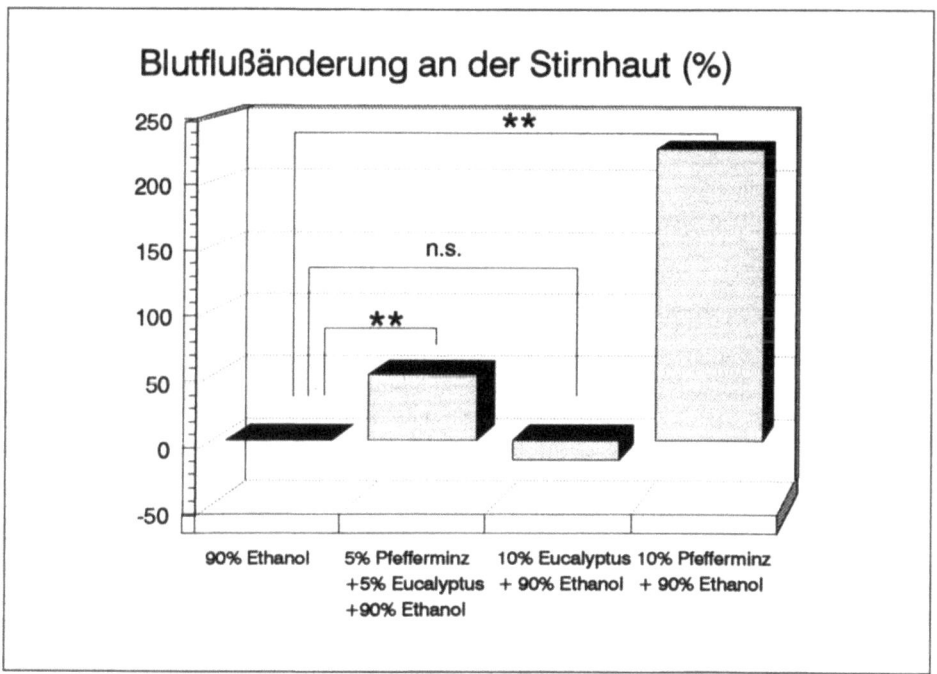

Abb. 2. Messung der Hautdurchblutung mittels Laserdoppler nach Applikation von Pfefferminz- und Eukalyptusöllösungen bei Gesunden (N = 15). Die Blutflußänderung wurde auf die Lokalapplikation von Ethanol (90%) als Basismessung bezogen.

rung von Kopfschmerzen verantwortlich ist, eine entscheidende Rolle. Diese Effekte können erklären, daß es bei lokaler Anwendung von Pfefferminzöl über die obengenannten Mechanismen zur Auslösung analgetischer Effekte durch Inhibition nozizeptiver Afferenzen kommen kann. Zentral stimulierende Effekte von Pfefferminzöl [7, 16] additiv zu den obengenannten Mechanismen, könnten zudemn endogene antinozizeptive Systeme aktivieren.

III. Muskelrelaxierende Wirkung

Pfefferminzöl übt einen relaxierenden Einfluß auf die glatte Muskukatur aus, wahrscheinlich bedingt durch eine reversible sterische Änderung des spannungsabhängigen Calziumionenkanals [17]. 10%iges Pfefferminzöl in ethanolischer Lösung führt zu einer signifikanten Reduktion der EMG-Oberflächenaktivität des M. temporalis [16]. Die erhöhte Anspannung der perikranialen Muskulatur mit erhöhten Oberflächen-EMG-Aktivitäten wird als eine Begleiterscheinung des Kopfschmerzes vom Spannungstyp beschrieben, allerdings zeigt sich auch bei Migränepatienten teilweise eine erhöhte perikraniale Muskelaktivität [1, 13].

IV. Blutflußsteigerung in Hauptkapillaren

Die lokale Applikation von Pfefferminzöl auf der intakten Haut im Bereich des Gesichts führt beim Gesunden zu einer erheblichen Steigerung des Blutflusses in den Hautkapillaren [14]. Diese neuen Erkenntnisse des Effekts von Pfefferminzöl auf die Hautdurchblutung wurden durch Messung von auf der Hautoberfläche aufgesetzten Laser-Dopplersonden gewonnen (Abb. 1). Die durchschnittliche relative Zunahme des Flow nach Applikation von 10%igem Pfefferminzöl betrug 25 % verglichen mit der Lokalapplikation von reinem Ethanol (Abb. 2). Dagegen führt die Anwendung von Eukalyptusöl (10 %), dessen Hauptbestandteil Cineol ist, zu einer durchschnittlichen Abnahme des Flow um 16 % verglichen mit reinem Ethanol (Abb. 2). Eine physiologische Erklärung für dieses Phänomen ist die Vasodilatation durch den calziumantagonistischen Effekt von Pfefferminzöl [17, 5]. Denkbar ist weiterhin eine Vasodilatation bedingt durch die Aktivierung nozizeptiver Afferenzen und Auslösung eines Axonreflexes mit nachfolgender Gefäßerweiterung.

V. Effekte auf antinozizeptive Reflexe

Die Dauer der späten exterozeptiven Suppression (ES2) wird beim Menschen durch 10%iges Pfefferminzöl in ethanolischer Lösung signifikant reduziert [16]. Die ES2 entsteht durch serotoninerg vermittelte muskuläre Inhibition bei Kaumuskelaktivität und plötzlicher schmerzhafter Reizung des N. trigeminus [12, 15]. Die ES2 wird als quantitativ meßbar antinozizeptiver Schutzreflex aufgefaßt. Die Latenz und Dauer der motorischen Suppression kann quantitativ als Ausdruck der antinozizeptiven Aktivität experimentell bestimmt werden. Eine Verminderung der nozizeptiven Reizung führt zu einer geringeren Ausprägung der Reflexantwort [29]. Die Reduktion der antinozizeptiven Antwort durch Pfefferminzöl belegt eine Reduktion der peripheren afferenten nozizeptiven Erregung mit der Folge einer reduzierten Suppressionsdauer.

VI. Reduktion der Schmerzempfindlichkeit

Die experimentelle Schmerzempfindlichkeit für Hitzereize wird durch 10%iges Pfefferminzöl in ethanolischer Lösung sehr signifikant um 40,3 % reduziert [16]. Auch die Schmerzempfindlichkeit für experimentelle Ischämie der perikranialen Muskulatur wird durch 10%iges Pfefferminzöl in ethanolischer Lösung signifikant um 27 % reduziert [16]. Die Messung von Parametern der experimentellen Schmerzempfindlichkeit bei Einsatz unterschiedlicher Substanzen auf nozizeptive Mechanismen geben [12].

VII. Effekte auf den psychologischen Status

Die Dimension „Leistungsbezogene Aktivität", gebildet von den Eigenschaften „Aktiviertheit" und „Konzentriertheit", wird durch die Kombination von Pfefferminz- und Eukalytusöl (10 g Pfefferminzöl, 5 g Eukalyptusöl und Ethanol 90 % ad 100 g) signifikant um 78 % erhöht [16]. Die Erfassung der Befindlichkeitsdimensionen wurde mit quantitativen standardisierten psychometrischen Verfahren durchgeführt [18]. Die Dimension „Emotionale Gereiztheit", gebildet von den Eigenschaften „Erregtheit", „Empfindlichkeit" und „Ärgerlichkeit" wird sowohl von der Kombination als auch von 10%igem Pfefferminzöl als Monosubstanz signifikant reduziert [16]. Die Störung der aktuellen psychischen Befindlichkeit ist ein wesentliches Begleitsymptom von Kopfschmerzen und die Normalisierung ein wesentliches Therapieziel.

VIII. Effekte auf kortikale Bereitschaftspotentiale

Die Kombination von 10 g Pfefferminzöl, 5 g Eukalyptusöl und Ethanol 90 % ad 100 g bedingt eine signifikante Reduktion der CNV-Amplitude um 35,3 % [16]. Die Contingente Negative Variation zeigt bei Patienten mit einer Migräne ohne Aura eine signifikant erhöhte Amplitude im Gegensatz zu gesunden Kontrollpersonen. Dieser Unterschied wird als Ausdruck einer noradrenerg vermittelten Hyperaktivität interpretiert [30], die durch die Ölpräparation reduziert werden kann.

Klinische Wirksamkeit bei Kopfschmerz vom Spannungstyp

Kopfschmerz vom Spannungstyp ist das häufigste primäre Kopfschmerzsyndrom. Nach den Ergebnissen neuester, für die deutsche Bevölkerung repräsentativer Daten [11] beträgt die Lebenszeitprävalenz des Kopfschmerzes vom Spannungstyp 38 %. Ein Drittel der deutschen Bevölkerung leidet aktuell an mehr als 30 Tagen pro Jahr und 3 % an mehr als 180 Tagen pro Jahr an dieser Kopfschmerzerkrankung. Nach der IHS-Klassifikation wird als Kopfschmerz vom Spannungstyp ein episodisch oder chronisch auftretender Kopfschmerz bezeichnet, der typischerweise drückend oder ziehend ist, eine leichte bis mäßige Intensität erreicht, meist beidseitig auftritt und sich nicht bei üblicher körperlicher Aktivität verstärkt. Photo- oder Phonophobie wie bei der Migräne können vorhanden sein, Übelkeit und Erbrechen fehlen (ICD 10 NA Code: G44.29). Die Behandlung dieses Kopfschmerzsyndromes ist schwierig, insbesondere wenn die Kopfschmerzen täglich auftreten. Die Suche nach Therapiealternativen für dieses Alltagsleiden ist dringend notwendig. Die tägliche Einnahme von Analgetika zur Kopfschmerzkupierung verbietet sich, da eine Potenzierung der Kopfschmerzen die Regel ist [6, 9, 10, 13].

Unter kontrollierten Bedingungen in Form einer randomisierten, placebokontrollierten Doppelblindstudie gegen Vergleichssubstanz im Cross-over-Design wurde deshalb die analgetische Wirksamkeit und Verträglichkeit einer lokal applizierten Pfefferminzöl-Präparation bei klinischem Kopfschmerz vom Spannungstyp bestimmt. Die Prüfung erfolgte sowohl gegen die Vergleichssubstanz Paracetamol als auch die jeweils entsprechenden Placebozubereitungen (Lösung bzw. Kapseln). Die flüssige Prüfpräparation enthielt 10 % Pfefferminzöl und Ethanol (90 %ig) ad 100 g (Prüfpräparat LI 170, Lichtwer Pharma, Berlin), das Placebo entsprach einer

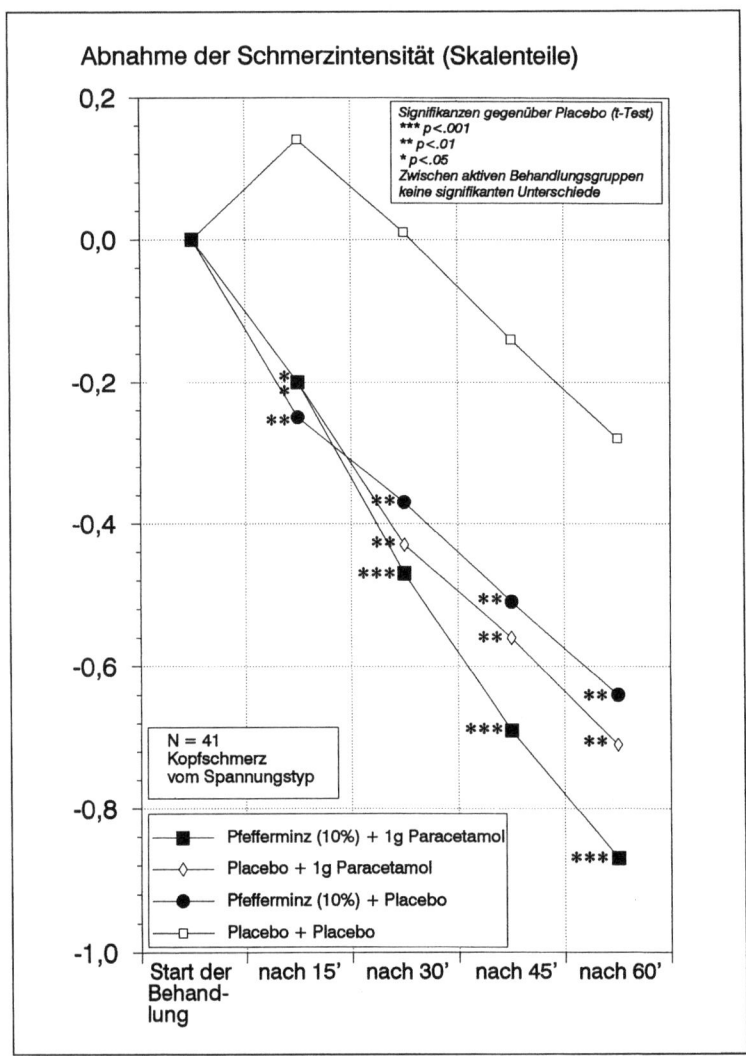

Abb. 3. Randomisierte, placebokontrollierte Doppelblindstudie im Cross-over-Design zum Vergleich der Wirksamkeit von 10%igem Pfefferminzöl in ethanolischer Lösung, 1 g Paracetamol und Placebo bei Kopfschmerz vom Spannungstyp. Die Reduktion der Schmerzintensität wurde mit einem Kategorien-Ratingverfahren standardisiert skaliert und dokumentiert. Im Vergleich zu der Gabe von Placebo ist 10%iges Pfefferminzöl in ethanolischer Lösung bereits nach 15 Minuten in der Lage, eine signifikante Reduktion der klinischen Kopfschmerzintensität zu erzielen. Die signifikante klinische Reduktion der Schmerzintensität setzt sich im Verlauf der Beobachtungszeit von einer Stunde weiter fort. Auch Paracetamol erweist sich als signifikant gegenüber Placebo wirksam. Zwischen der Wirksamkeit von 1 g Paracetamol und 10%igem Pfefferminzöl in ethanolischer Lösung besteht kein signifikanter Unterschied. Bei gleichzeitiger Gabe von 1 g Paracetanol plus 10%igem Pfefferminzöl in ethanolischer Lösung läßt sich ein additiver Effekt feststellen, der jedoch die Signifikanzgrenze nicht überschreitet.

Ethanollösung (90 %ig), der zur Verblindung Spuren von Pfefferminzöl zugesetzt werden. Das Vergleichspräparat enthielt pro Tablette 500 mg Paracetamol, die wirkstofffreie Placebotablette war hinsichtlich Aussehen und Größe mit dem Verum identisch.

In die Prüfung wurden 41 Patienten beiderlei Geschlechts mit Kopfschmerz vom Spannungstyp, gemäß der Kopfschmerz-Klassifikation der Internationalen Kopfschmerzgesellschaft (1989), im Alter zwischen 18 und 65 Jahren aufgenommen. Für die Durchführung der Prüfung wurden je Patient zwei Fläschchen der Verum-Öl-Präparation und je zwei Fläschchen der Placebo-Öl-Präparation, die je 5 ml enthielten und mit einem Dabomatik-Applikator versehen waren, hergestellt. Weiterhin wurden jeweils je Patient zwei Arzneigläser mit 2 Kapseln Paracetamol bzw. 2 Kapseln Placebo vorbereitet. Für jeden Patienten wurden insgesamt ein Set mit vier Packungen Prüfmedikation (bestehend aus jeweils 1 Fläschchen und 1 Arzneiglas pro Kopfschmerzepisode) mit der Beschriftung „Kopfschmerzanfall 1-4" bereitgestellt.

Die Kopfschmerzepisoden wurden doppelblind nach einer im Randomisierungsplan festgelegten Behandlungssequenz therapiert. Jede Kopfschmerzattacke wurde grundsätzlich durch die Einnahme von 2 Kapseln der oralen Medikation (1 g Paracetamol oder Placebo) und durch die kutane Applikation der Öl-Präparation (Pfefferminzöl oder Placebolösung) behandelt. Die Applikation des Öls erfolgte großflächig auf Stirn und Schläfen und war zweimal (nach 15 und 30 Minuten) zu wiederholen. Zur standardisierten Auftragung erhielten die Patienten eine genaue Anleitung. Das Hauptzielkriterium der Untersuchung stellte die klinische Schmerzintensität in Abhängigkeit vom Zeitverlauf nach Behandlungsbeginn der Kopfschmerzanfälle dar. Die Schmerzintensität wurde mit einem Kategorien-Ratingverfahren [12] standardisiert skaliert und dokumentiert. Die Beurteilung der Kopfschmerzintensität erfolgte, wie im Kopfschmerztagebuch vorgesehen, nach 15, 30, 45 und 60 Minuten.

Im Vergleich zu der Gabe von Placebo ist 10%iges Pfefferminzöl in ethanolischer Lösung bereits nach 15 Minuten in der Lage, eine signifikante Reduktion der klinischen Kopfschmerzintensität zu erzielen (Abb. 3.). Die signifikante klinische Reduktion der Schmerzintensität setzt sich im Verlauf der Beobachtungszeit von einer Stunde weiter fort. Auch Paracetamol erweist sich als signifikant gegenüber Placebo wirksam. Zwischen der Wirksamkeit von 1 g Paracetamol und 10%igem Pfefferminzöl in ethanolischer Lösung besteht kein signifikanter Unterschied. Bei gleichzeitiger Gabe von 1 g Paracetamol plus 10%igem Pfefferminzöl in ethanolischer Lösung läßt sich ein additiver Effekt feststellen, der jedoch die Signifikanzgrenze nicht überschreitet. Unerwünschte Arzneimittelwirkungen wurden von den Patienten nicht berichtet.

Bei nachgewiesener Wirksamkeit ist somit der Einsatz von 10%igem Pfefferminöl in ethanolischer Lösung in der Kupierung des Kopfschmerzes vom Spannungstyp eine verträgliche und kostengünstige Alternative zu den bisherigen therapeutischen Möglichkeiten. Pfefferminzöl ist der Standardmedikation Paracetamol hinsichtlich Wirksamkeit und Schnelligkeit des Wirkeintrittes ebenbürtig. Pfefferminzöl ist somit eine mögliche Ergänzung der bislang für diese Indikation zur Verfügumg stehenden, jedoch im Hinblick auf eine Dauertherapie nur eingeschränkt empfehlenswerten Analgetika.

Literatur

1. Bischoff, C (1989) Wahrnehmung der Muskelspannung. Hogrefe, Göttingen, Toronto, Zürich
2. Buchbauer G, Hafner M (1985) Aromatherapie. Pharmatherapie in unserer Zeit 14: 8–18
3. Deutsche Apothekerzeitung (1990) Apothekerbefragung. Dtsch Apoth Z vom 01.03.1990
4. Dorshenko P A, Kostyuk P G, Luk`yantes E A (1989) Blockade of calcium channels by menthol. Biol Memb 61: 42–50
5. Eccles R (1994) Menthol and related cooling compounds. J Pharm Pharmacol 46: 618–630

6. Edmeads J (1994) Entzugskopfschmerz. Münch med Wschr 136 (15): 232-233
7. Fields H L, Basbaum A I (1978) Brain stem control of spinal pain-transmission neurons. Annual Review Physiology 40: 217–248
8. Gildemeister E, Hoffmann F (1956) Die Ätherischen Öle. Band 1, Hrsg. Treibs, Wilhelm. Akademie-Verlag, Berlin, S. 170
9. Göbel H (1994) Kopfschmerztourismus. Münch med Wschr 136 (15): 231–232
10. Göbel H, Diener H C, Ziegler A, Soyka D (1995) Selbstmedikation primärer Kopfschmerzerkrankungen. Deutsche Apothekerzeitung 135 (9): 763–778
11. Göbel H, Petersen-Braun M, Soyka D (1994) The epidemiology of headache in Germany: a nationwide survey of a representative sample on the basis of the headache classification of the International Headache Society. Cephalalgia 14: 97–106
12. Göbel H (1992) Schmerzmessung. Theorie, Methodik, Anwendungen bei Kopfschmerz. Gustav Fischer, Stuttgart, Jena, New York
13. Göbel H (1994) Kopfschmerz. Leiden, die man nicht hinnehmen muß. Springer, Heidelberg S. 1-312
14. Göbel H, Dworschak M, Ardabili S, Stolze H (1995) Effect of volatile oil-preparations on the skin-blood-flow in healthy subjects and patients with migraine measured by laser-doppler. 7th International Headache Congress, Toronto, September 16–20
15. Göbel H, Dworschak M, Wallasch T M (1993) Exteroceptive suppression of temporalis muscle activity: perspectives in headache and pain research. Cephalalgia 13: 15–19
16. Göbel H, Schmidt G, Soyka D (1994) Effect of peppermint and eukalyptus oil preparations on neurophysiological and experimental algesimetric headache parameters. Cephalalgia 14: 228–234
17. Hills J M, Aaronson P (1991) The mechanism of action of peppermint oil on gastrointestinal smooth muscle. Gastroenterology 101: 55–65
18. Janke W, Debus G (1984) Die Eigenschaftswörterliste. Hogrefe, Göttingen, Toronto, Zürich
19. Katz A E, (1947) Parfüm Mod 39: 64
20. Koch T (1992) Analgetika, Selbstmedikation in Deutschland (V). Pharmazeut Z 1/2: 61–62
21. Kölbel C B, Layer P (1992) Pfefferminzöl und die glatte Muskulatur des Gastrointestinaltraktes. Z. Gastroenterol 30: 885–886
22. Mann R D (1984) Modern drug use. An enquiry on historical principles. MTP Press, Lancaster-Boston-The Hague-Dordrecht, p 676
23. Melzack R, Wall P (1966) Pain mechanisms: a new theory. Science 150: 971–9
24. Plinius G S (der Ältere). Historia Naturalis. XX. 53. Ins Deutsche übersetzt und mit Anmerkungen versehen von Wittstein C G, 6 Bde, Leipzig (1881). Zitiert nach Historia Naturalis. Eine Auswahl aus der „Naturgeschichte". Greno, Nördlingen (1987)
25. Ruzki E, Kleniewska D (1970) The epidemiology of contact dermatitis in Poland. Brit J Derm 83: 543–545
26. Saller R, Hellstein A, Hellenbrecht D (1988) Klinische Pharmakologie und therapeutische Anwendung von Cineol (Eukalyptusöl) und Menthol als Bestandteil ätherischer Öle. Internistische Praxis 28/2: 355–364
27. Schafer K, Braun H A, Isenberg C (1986) Effect of menthol on cold receptor activity. J Gen Physiol 88: 757–776
28. Schilcher H (1991) Phythotherapie in der Kinderheilkunde. Handbuch für Ärzte und Apotheker. Wissenschaftliche Verlagsgesellschaft, Stuttgart
29. Schoenen J (1993) Exteroceptive suppression of temporalis muscle activity: methodological and physiological aspects. Cephalalgia 13 (1): 3–11
30. Schoenen J, Timsit-Berthier M (1993) Contingent negative Variation: methods and potential interest in headache. Cephalalgia 13 (1): 28–32
31. Watson H R et al (1978) New compounds with the menthol cooling effect. J Soc Cosmet Chem 29: 185–200

Für die Verfasser:
Priv.-Doz. Dr. med. Dipl. Psych. H. Göbel
Klinik für Neurologie der Universität Kiel
Niemannsweg 147
24105 Kiel

Zusammenfassung und Ausblick

D. Loew

Abteilung für klinische Pharmakologie, Johann-Wolfgang-Goethe-Universität Frankfurt

Anlaß des Symposions „Phytopharmaka in Forschung und klinischer Anwendung" war die Darstellung und kritische Überprüfung der in den letzten Jahren von verschiedenen Arbeitsgruppen experimentell, klinisch-pharmakologisch und klinisch untersuchten pflanzlichen Extrakte.

Das therapeutische Vorgehen bei der Behandlung der chronischen Herzinsuffizienz hat sich mit der Einführung von ACE-Hemmern gewandelt. Zukünftig dürfte neben Digitalis, Diuretika und ACE-Hemmern den definierten Crataegus-Extrakten aufgrund neuer Ergebnisse zur pharmakologischen Wirkung und zum Wirkungsmechanismus der gleiche therapeutische Stellenwert zukommen. Ein auf 2,2 % Gesamtflavonoide standardisierter Weißdornextrakt zeigte im pharmakologisch und klinisch relevanten Konzentrationsbereich 0,1–100 mg/ml ($5,2 \times 10^{-9}$ bis $5,2 \times 10^{-6}$ Mol/l Gesamtflavonoide) drei Hauptwirkungen im Herz-Kreislauf-System: eine positive Inotropie bei nur mäßig gesteigertem Sauerstoffverbrauch, eine Vasodilatation von Koronar- und Skelettmuskelgefäßen bei erhöhtem Blutfluß und eine Verlängerung der Refraktärzeit am Myokard, eine Wirkung ohne arrhythmogenes Potential. Während die positiv inotrope Wirkung auf einen gesteigerten Ca^{2+}-Influx (Zunahme der maximalen Anstiegssteilheit des Aktionspotentialaufstrichs) und eine vermehrte intrazelluläre Ca^{2+}-Freisetzung zurückgeführt werden kann, ist die Gefäßerweiterung Folge der Zunahme einer K^+-Kanaloffenwahrscheinlichkeit (Membranhyperpolarisation der glatten Gefäßmuskelzellen). Die im Gegensatz zu bislang untersuchten Inodilatatoren verlängerte effektive Refraktärzeit könnte auf einen neuen inotropen Mechanismus deuten (Siegel, Casper).

Diese experimentellen Befunde berechtigen die Anwendung von standardisierten Crataegus-Extrakten bei der Herzinsuffizienz. Aufgrund des hohen Indikationsanspruchs „chronische Herzinsuffizienz" sind an entsprechende Crataegus-Extrakte zwangsläufig die gleichen Anforderungen hinsichtlich des Nachweises von Qualität, Wirksamkeit und Unbedenklichkeit zu stellen wie für chemisch-synthetische Substanzen. Von einem Arzneimittel zur Behandlung der chronischen Herzinsuffizienz werden heute verbesserte Lebensqualität, Reduktion der Morbidität und verlängerte Überlebenszeit gefordert. Als klinisch relevante Endpunkte der Lebensqualität gelten Verbesserung der Belastungskapazität, der subjektiven Symptome anhand der NYHA- oder SAS-Skalen sowie Verminderung der Morbidität. Vielfach werden hämodynamische Variablen wie Ejektionsfraktion, die Ergebnisse von Ultraschall, Szintigraphie, Angiographie und Röntgenbefund sowie neurohumorale Parameter wie Plasmanoradrenalin oder ANF-Konzentrationen bzw. Beeinflussung von Rhythmusstörungen als wirksamkeitsbestimmende Zielgrößen herangezogen. Hierbei handelt es sich um sogenannte sekundäre Surrogate, die das pharmakodynamische Wirkprofil beschreiben. Nicht nur in einer prospektiven multizentrischen Doppelblindstudie mit dem Crataegus-Extrakt LI 132 im Vergleich zu Captopril bei 132 Patienten mit stabiler Herzinsuffizienz im Stadium NYHA II, sondern auch in einer Übersicht zu anderen Studien konnte anhand objektiver hämodynamischer Parameter und Verringerung der subjektiven Beschwerden überzeugend eine verbesserte Lebensqualität bei Patienten mit einer Herzinsuffizienz NYHA II nachgewiesen werden. Entscheidend ist eine ausreichend hohe Dosis des Crataegus-Extraktes, unter Umständen bis zu 900 mg über 4–8 Wochen (Tauchert).

Die Hirnleistungsstörung im Alter bedeutet nicht nur für den Einzelnen, sondern auch für das Umfeld ein großes sozialmedizinisches und sozioökonomisches Problem. Es muß deshalb die vordringlichste Aufgabe sein, Ursachen des hirnorganischen Psychosyndroms aufzuklären und für eine adäquate Therapie und damit eine Erhöhung der Lebensqualität der Betroffenen zu sorgen. Nach Krieglstein et al. steigert der anhand autoradiographischer Methoden untersuchte Ginkgo-biloba-Extrakt EGb 761 die Hirndurchblutung, erhöht die Hypoxietoleranz, verbessert den zerebralen Energiestoffwechsel und verringert das zytotoxische Hirnödem. Die Besonderheit eines Extraktes gegenüber einer chemisch definierten Monosubstanz besteht darin, daß das pharmakologische Wirkprofil von der qualitativen und quantitativen Zusammensetzung der einzelnen Fraktionen abhängt. Von einzelnen Fraktionen in dem Ginkgo-biloba-Spezialextrakt konnten unterschiedliche pharmakologische Effekte gezeigt werden, wie z. B. Radikalfängereigenschaft, Erhöhung der Hypoxietoleranz, protektive und kurative Wirkung auf das Hirnödem, Einfluß auf den Gehirnstoffwechsel. Für die zerebroprotektiven Eigenschaften von EGb 761 sind wahrscheinlich die nichtflavonoiden Bestandteile des Extraktes verantwortlich. Ginkgolid A, Ginkgolid B und Bilobalid erwiesen sich in verschiedenen experimentellen Modellen als neuroprotektiv. Hierbei war Bilobalid bereits in niedriger Dosis sogar nach postischämischer Applikation wirksam.

Angesichts der Verschiebung der Alterspyramide ist mit einer Zunahme von Hirnleistungsstörungen, insbesondere der senilen Demenz von Alzheimer-Typ, der Multi-Infarkt-Demenz sowie Mischformen aus beiden zu rechnen. Zu den Symptomen gehören u. a. Gedächtnisschwäche, Konzentrationsschwäche, Vigilanzminderung, Denkstörungen, Auffassungsstörungen, Orientierungsstörungen, affektive Störungen und Persönlichkeitsveränderungen. Nach den derzeitigen Anforderungen zum Nachweis der Wirksamkeit sind Therapieeffekte von Nootropika auf den drei Wirksamkeitsebenen ärztliches Gesamturteil, objektivierende Leistungsmessung und Alltagsbewältigung zu erfüllen. Wegen der rheologischen und neuroprotektiven Eigenschaften werden Extrakte aus Blättern des Ginkgobaums seit Jahren bei Patienten mit Demenzerkrankungen klinisch geprüft. Faßt man alle Studien zusammen, so ist Ginkgo biloba auf dem Gebiet der kognitiven Störungen gut untersucht. Es konnten insbesondere Verbesserungen der basalen kognitiven Leistungen wie Aufmerksamkeit, Konzentrationsfähigkeit und Reaktionsfähigkeit, aber auch höher integrierter Leistungen wie Gedächtnis und Lernen erzielt werden. Bisher gibt es jedoch noch keine ausreichenden Belege, daß auch die Alltagsbewältigung durch den Patienten verbessert und der Pflegeaufwand verringert ist (Kurz).

Kretzschmar referierte anhand pharmakologischer Untersuchungen über die analgetische, muskulär-entspannende, tranquilisierende, schlafbegünstigende, antikonvulsive und lokalanästhetische Wirkung von Kava-Kava-Pyronen. Hierbei sind die Inhaltsstoffe in ihrer Gesamtheit für die zentralnervösen Effekte des lipophilen Kava-Extraktes verantwortlich. Die einzelnen Wirkqualitäten beeinflussen sich pharmakodynamisch und pharmakokinetisch. Mögliche Wirkungsmechanismen sind allosterische Beeinflussung des $GABA_A$-Rezeptor-Komplexes, eine Hemmung des spannungsabhängigen NA^+-Kanals sowie Angriff am H_3-Rezeptor.

Angst gehört ebenso wie der Schmerz zum Wesen der menschlichen Existenz und ist ein notwendiges Warnsignal. Hierbei handelt es sich um einen psychosomatischen Vorgang mit einer vielgestaltigen Symptomatik. Die Behandlung von Angstzuständen gehört zu den vordringlichen Aufgaben ärztlichen Handelns. Für die Bedürftigkeit und Art der Therapie sind Einschätzung des Schweregrades der Erkrankung und Kenntnisse über die Ätiologie und eine einheitliche Klassifikation (ICD-10, DSM-IV) wichtig. Definierte Kava-Spezialextrakte sind in der Behandlung von Patienten mit leichten bis mittelschweren chronischen Angstzuständen wirksam. Dies wird durch zahlreiche klinische Studien nicht nur im Vergleich zu Placebo, sondern auch zu Benzodiazepinen wie Oxazepam und Bromazepam anhand allgemein anerkannter Parameter wie dem HAMA-Gesamtscore und Begleitvariablen wie CGI, KEPS, EAAS, EWL 60-S belegt. Entscheidend ist eine ausreichende Dosierung von 3 x 100 mg (Woelk).

Zur Aufklärung des Mechanismus der antidepressiven Wirkungen wurde Johanniskraut-Extrakt an verschiedenen pharmakologischen Modellen in vitro und in vivo untersucht. Die früher postulierte MAO-Hemmung konnte in neueren Studien ebensowenig bestätigt werden wie die später geprüfte Hemmwirkung auf die Catechol-O-Methyltransferase (COMT). Jüngste Rezeptorenbindungs-Studien in vitro ergaben jedoch Hinweise dafür, daß Johanniskraut-Extrakt im Sinne eines Uptake-Inhibitors für Serotonin wirken könnte. Am Ganztier ergaben sich dosisabhängige Effekte, insbesondere am Modell des „Despair"-Verhaltens von Ratten im Schwimmtest nach Porsolt. Hier zeigte ein Hypericum-Extrakt in der Dosierung von 125 mg/kg in etwa die gleiche Wirkstärke wie Imipramin in der Dosierung von 10 mg/kg. Da Hypericum in der klinischen Therapie ebenfalls etwa 10fach höher dosiert wird als Imipramin, läßt sich hieraus eine gewisse Porportionalität zwischen den tierexperimentellen und klinischen Prüfergebnissen herleiten. Isoliertes Hypericin war in demselben tierexperimentellen Modell bei äquivalenter Dosierung wesentlich schwächer wirksam als der Hypericum-Gesamtextrakt (Winterhoff).

Bis zum gegenwärtigen Zeitpunkt liegen die Ergebnisse von 28 kontrollierten klinischen Studien mit Hypericum-Präparaten, darunter 16 Studien mit einem genau definierten methanolischen Extrakt, bei insgesamt 2000 Patienten vor. Die Wirksamkeit als Antidepressivum, gemessen mit der Hamilton-Depressionsskala (HAMD) war das gemeinsame Zielkriterium bei allen neueren Studien. In der Mehrzahl der Studien konnte die therapeutische Wirksamkeit entweder im Vergleich mit Placebo oder mit einer Standardtherapie (chemisch-synthetische Antidepressiva) statistisch signifikant nachgewiesen werden. Die Mindestbehandlungsdauer betrug 4 Wochen, die Mindestdosis 300 mg des nativen Extraktes. Äquivalente Wirksamkeit konnte von Jarsin® nach 4- bis 6wöchiger Therapie gegenüber Imipramin und Maprotilin (beide 75 mg pro Tag) nachgewiesen werden. Die Verträglichkeit war weit besser als diejenige der synthetischen Antidepressiva. Leichte Nebenwirkungen traten unter Hypericum nur bei etwa 3 % der Behandelten auf. Insbesondere führte die Therapie mit Hypericum nicht zur Sedierung, was für die Therapie in der ambulanten Praxis ein maßgeblicher Vorteil ist (Schulz).

Die benigne Prostatahyperplasie (BPH) ist mit Abstand das wichtigste urologische Leiden des älteren Mannes. Die Inzidenz steigt exponentiell mit dem Alter an und beträgt nach größeren Statistiken im 5. Lebensjahrzehnt ca. 55 %, im 6. Dezenium ca. 73 % und im 7. bzw. 8. Lebensjahrzehnt ca. 95 %. Pathohistologisch handelt es sich um eine Proliferation des parurethralen Drüsenepithels, insbesondere des Drüsenstromas, wobei fibromuskuläre Volumenanteile dominieren. Ätiopathogenetisch wird für die Entstehung der BPH Dihydrotestosteron (DHT) verantwortlich gemacht, das in der Prostata unter dem Einfluß von 5α-Reduktase aus Testosteron gebildet wird. Neben den Androgenen sind auch die Östrogene beteiligt. Sie werden ebenfalls intraprostatisch aus Testosteron durch die Aromatase gebildet. Infolge des Sekretstaus besteht sehr häufig bei der BPH eine Kongestion und nichtinfektiöse Prostatitis mit lymphozytär-plasmazellulärer Infiltration. Für diese entzündlichen Veränderungen kommen u.a. die aus der Arachidonsäure entstehenden Eicosanoide in Frage. Pflanzliche Extrakte aus Sabalfrüchten, Brennesselwurzeln und Kürbissamen besitzen ein breites pharmakologisches Wirkprofil, in dem sie nicht nur die α-Reduktase, die Aromatase, sondern auch die Zyklooxygenase und die Lipoxygenase hemmen und damit zusätzlich antiphlogistisch und dekongestionierend wirken (Koch).

Zur symptomatischen Behandlung der irritativen und obstruktiven Beschwerden stehen verschiedene Therapieprinzipien zur Verfügung. Mit den α-Rezeptorenblockern wird lediglich der Tonus im Bereich des Blasenhalses herabgesetzt, der α-Reduktasehemmer Finasterid wirkt ausschließlich antiandrogen und nicht auf das stromale Gewebe. In randomisierten, placebokontrollierten klinischen Studien konnte von standardisierten Extrakten aus Sabal fructus (Sägepalmenfrüchte), Urticae radix (Brennesselwurzel), Extractum pollinis siccum (Roggenpollenextrakt) eine positive Beeinflussung obstruktiver und irritativer Beschwerden bei benigner Prostatahyperplasie nachgewiesen werden.

Untersuchungen des Hormonstatus bei Frauen mit einem prämenstruellen Syndrom (PMS) der letzten Jahre haben gezeigt, daß beim PMS insbesondere bei gleichzeitiger Mastodynie eine latente Hyperprolaktinämie besteht. Prolaktin wird in den laktotropen Zellen der Hypophyse gebildet und stimuliert in hohen Plasmakonzentrationen das Mammagewebe zur Milchproduktion. Darüber hinaus ist die Prolaktinsekretion nach Mitternacht, unter Streßbedingungen und bestimmten Arzneimitteln, wie z. B. trizyklischen Antidepressiva, erhöht. Molekularbiologisch sind zwei differente Dopaminrezeptoren mit verschiedenen Subtypen zu unterscheiden. Verantwortlich für die Prolaktinsekretion ist der Dopamin-Subtyp-Rezeptor D2. Er kommt am stärksten im Corpus striatum von Säugern vor. Zur Senkung des erhöhten Prolaktinspiegels werden im allgemeinen chemisch-synthetische Substanzen, sog. Dopaminagonisten wie z. B. Bromocryptin, eingesetzt. In verschiedenen experimentellen In-vitro- und In-vivo-Untersuchungen der letzten Jahre konnte nun gezeigt werden, daß ein definierter Agnuscastus-Extrakt eine dopaminerge und damit prolaktinsenkende Wirkung besitzt. Dopamin (10^{-4} M) hemmte die basale Prolaktinsekretion um ca. 25 % und in gleicher Weise ein definierter Agnus-castus-Extrakt bzw. Mastodynon®. Der dosisabhängige prolaktininhibitorische Effekt von Agnus castus und Mastodynon® N konnte durch den Dopamin-Rezeptorblocker Haloperidol antagonisiert werden. Zellbiologische Untersuchungen haben nun gezeigt, daß die einzelnen Fraktionen in Agnus castus unterschiedlich stark die Prolaktinfreisetzung hemmen. R 5000 und R 1000 waren in einer Konzentration von 3,3 mg/ml Kulturmedium etwa gleich stark wirksam, während R 500 einen nur sehr schwachen Effekt hatte. Nach den bisherigen Ergebnissen enthält der untersuchte Agnus-castus-Extrakt mindestens 3 verschiedene dopaminerge Komponenten. In einer multizentrischen Doppelblindstudie bei 56 Frauen mit einem prämenstruellen Syndrom und gleichzeitiger Mastodynie reduzierte Mastodynon® N signifikant den mittleren Prolaktinspiegel im Vergleich zu Placebo (Wuttke, Jarry).

In einer klinisch-pharmakologischen Studie wurde bei männlichen Probanden der cirkadiane Rhythmus von Prolaktin und der dosisabhängige Einfluß eines standardisierten Agnuscastus-Extraktes auf die Prolaktinsekretion sowie die subjektive und objektive Verträglichkeit untersucht. Anhand der 24-Stunden-Prolaktinsekretionsprofile konnte der cirkadiane Rhythmus im Sinne eines schlafabhängigen Anstiegs bestätigt werden. Dieser blieb zwar primär unter den verschiedenen Dosen erhalten, wurde aber unterschiedlich beeinflußt. Nach der niedrigen Dosis kam es zu einem Anstieg und nach der mittleren und der hohen Dosis zu einer Suppression der AUC_{0-24}. Die Effekte wurden nach der TRH-Stimulation noch deutlicher. In der weiteren Auswertung ist der Einfluß des untersuchten Agnus-castus-Extraktes auf die individuellen Ausgangswerte von Prolaktin vorgesehen (Merz et al.).

Mehr als 10 000 chemische Substanzen müssen heute für den klinischen Einsatz eines Arzneimittels gescreent werden. Eine höhere Trefferquote versprechen Naturstoffe, da sie im Verlauf der Evolution bereits vorselektioniert und optimiert sind. Im Rahmen eines Screening-Programms des US National Cancer Institute (NCI) wurden über 70 000 Extrakte auf Anti-HIV-Aktivität getestet. Dabei stieß man auf eine Pflanzenart aus Kamerun aus der Gattung der Ancistrocladus mit besonders hoher Anti-HIV-Aktivität. Das aktive Prinzip sind ganz neuartige Quateraryl-Alkaloide, die sogenannten Michellamine. Michellamine, z. B. Michellamin B, sind aktiv gegenüber verschiedenen HIV-Stämmen in verschiedenen Wirtszellen, auch gegenüber wirkstoffresistenten Stämmen, und greifen in verschiedene Stadien des viralen Lebenszyklus ein, hemmen die Reservetranskriptase und die Zell/Zell-Fusion (Bringmann).

Phytopharmaka stehen in der Tumorbehandlung zwischen naturwissenschaftlicher Medizin und Erfahrungsmedizin im Spannungsfeld der Diskussion. Die Auffassungen bewegen sich von totaler Ablehnung bis hin zu mehr als einer Alternative der klassischen Krebsbehandlung. Neben fehlender oder mangelhafter Qualität fehlen häufig präklinische, pharmakologische und toxikologische Untersuchungen zum Nachweis der antitumoralen Wirksamkeit und Unbedenklichkeit. Die klinischen Studien weisen oft schwere methodische Mängel auf, so daß der breite und unkritische Einsatz von pflanzlichen Extrakten derzeit aus wissenschaftlicher, ethischer und sozioökonomischer Sicht nicht zu vertreten ist (Gastl).

Primäre Kopfschmerzerkrankungen wie Migräne und Kopfschmerz vom Spannungstyp gehören zu den häufigsten Erkrankungen in der ärztlichen Praxis. Therapeutisch werden meist chemisch-synthetische Substanzen eingesetzt, obwohl verschiedene Gesichtspunkte auch für den Einsatz von ätherischen Ölen sprechen. In einer doppelblinden und placebokontrollierten Studie wurde der Effekt von Pfefferminz- und Eukalyptusöl auf neurophysiologische Parameter und psychologische Funktionen des ZNS bei 32 gesunden Probanden untersucht. Es kamen vier verschiedene Präparationen zur topischen Anwendung. Präparation 1 (LI 1701) enthielt 10 g Pfefferminzöl, 5 g Eukalyptusöl und Ethanol 90 % ad 100 g, Präparation 2 (LI 1702) 10 g Pfefferminzöl, Spuren von Eukalyptusöl und Ethanol 90 % ad 100 g, Präparation 3 (LI 1703) enthielt Spuren von Pfefferminzöl, 5 g Eukalyptusöl und 90 % Ethanol ad 100 g und das Placebopräparat lediglich Spuren von Pfefferminzöl, Eukalyptusöl sowie Ethanol. Die vier Testpräparationen wurden an verschiedenen Tagen randomisiert im Bereich der Stirn und Schläfen aufgetragen. Die fixe Kombination Pfefferminzöl, Eukalyptusöl und Ethanol zeigte eine signifikante Überlegenheit gegenüber den anderen Präparationen für die Parameter EMG-Aktivität, contingente negative Variation und leistungsbezogene Aktivität. Die Ergebnisse zeigten, daß bei Anwendung von ätherischen Pflanzenölpräparaten, insbesondere Pfefferminzöl, analgesierende und modulierende Effekte auf neurophysiologische Mechanismen ausgeübt werden können (Göbel et al.).

Die vorliegenden pharmakologischen, klinisch-pharmakologischen und klinischen Ergebnisse belegen, daß es sich lohnt, mit Phytopharmaka zu befassen. Von verschiedenen pflanzlichen Extrakten konnten in experimentellen Untersuchungen pharmakodynamische Wirkprofile aufgezeigt werden, die sich in klinischen Studien bestätigten und die beanspruchten Anwendungsgebiete belegen. Da pflanzliche Extrakte keine einzelne wirksamkeitsbestimmende Substanz, sondern vielfach mehrere Inhaltsstoffe mit zum Teil synergistischen Wirkkomponenten enthalten, stellt sich zwangsläufig das Problem der Übertragbarkeit von Ergebnissen unterschiedlicher Extrakte. Für chemisch definierte Substanzen ist dieses Problem durch den Nachweis der Bioverfügbarkeit/Bioäquivalenz gelöst, bisher jedoch nicht für qualitativ verschiedene pflanzliche Extrakte. Es ist deshalb eine Herausforderung an die klinische Pharmakologie, sich dieses Problems anzunehmen. Es lohnt sich darüber hinaus, weitere Phytopharmaka, die bei krankheitswertigen Indikationen angewandt werden, einer ähnlichen kritischen Bestandsaufnahme zu unterziehen.